Die Affäre Hillmer

Europäische Hochschulschriften

Publications Universitaires Européennes
European University Studies

Reihe VII Medizin
Abt. B Geschichte der Medizin

Série VII   Series VII
b/histoire de la médecine
Section B: History of Medicine

Bd./Vol. 5

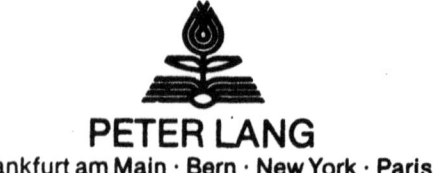

PETER LANG
Frankfurt am Main · Bern · New York · Paris

Aloys Henning

DIE AFFÄRE HILLMER
Ein Okulist aus Berlin in Petersburg 1751

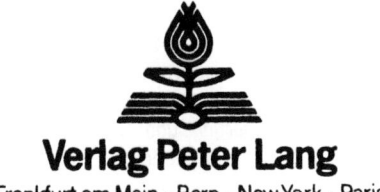

Verlag Peter Lang
Frankfurt am Main · Bern · New York · Paris

CIP-Kurztitelaufnahme der Deutschen Bibliothek

Henning, Aloys:
Die Affäre Hillmer: ein Okulist aus Berlin
in Petersburg 1751 / Aloys Henning. –
Frankfurt am Main ; Bern ; New York ; Paris :
Lang, 1987.
   (Europäische Hochschulschriften : Reihe 7,
   Medizin : Abt. B, Geschichte der Medizin ; Bd. 5)
   ISBN 3-8204-8665-8
NE: Europäische Hochschulschriften / 07 / B

Umschlag:
Codierte schwedische Diplomatenpost über Hillmer

ISSN 0721-3344
ISBN 3-8204-8665-8
© Verlag Peter Lang GmbH, Frankfurt am Main 1987
Alle Rechte vorbehalten.

Das Werk einschließlich aller seiner Teile ist urheberrechtlich geschützt. Jede Verwertung außerhalb der engen Grenzen des Urheberrechtsgesetzes ist ohne Zustimmung des Verlages unzulässig und strafbar. Das gilt insbesondere für Vervielfältigungen, Übersetzungen, Mikroverfilmungen und die Einspeicherung und Verarbeitung in elektronischen Systemen.

Gewidmet Dr. med. Renate Henning, geb. Aust,
und unseren Kindern Katharina, Susanna, Franziska
sowie meinen Eltern Karl und Cäcilie Henning

VORWORT

Lorenz Heister (1683 - 1758) gab 1753 in "Medicinische Chirurgische und Anatomische Wahrnehmungen"[1] als Fußnote den Titel einer Schrift an, die 1751 in Petersburg erschienen war: "Cancellariae medicae Acta cum Oculista Iosepho Hilmero". Ihr Verfasser war der Erste Leibarzt der Zarin Elisabeth, Hermann Kaau Boerhaave, als Direktor der genannten Medizinischen Kanzlei der oberste Arzt Rußlands. Das auf 176 Seiten durchweg russisch gedruckte Buch mit zu Teilen lateinischem Paralleltext ist bibliographisch eine Rarität (das uns als Mikrofilm von der Moskauer Lenin-Bibliothek zur Verfügung gestellte Exemplar trägt auf dem vorderen Innendeckel bzw. auf der Rückseite des Schmutztitels den handschriftlichen Vermerk: *Donum Cacell: $D^{ni}_{\_}$ Auctoris Consil: Status intimi et Archiatr: $D^{r}_{\_}$ Boerhave*) und handelt - versehen mit einschlägigen Dokumenten - von dem mehrmonatigen Rußland-Aufenthalt eines Okulisten aus Berlin, der schließlich wegen Scharlatanerie des Landes verwiesen wurde.

Die von Boerhaave mitgeteilten Fakten sind Gegenstand der vorliegenden Arbeit geworden, wobei sich zeigte, daß die genannte Dokumentation in mehrfacher Hinsicht medizinhistorisch einzigartig ist. Die Genauigkeit ihrer Angaben erlaubt einen umfassenden Einblick in einen wichtigen Abschnitt der Entstehungsgeschichte der Augenheilkunde und in Verbindung damit in das Wesen des im 18. Jahrhundert verbreiteten okulistischen Scharlatanismus. Diese Umstände gaben Veranlassung, das gesamte Buch Boerhaaves aus dem Russischen in das Deutsche zu übertragen und die Übertragung als Anhang dieser Arbeit anzufügen, um so dem deutschsprachigen Leser den Zugang zum Quellenmaterial zu ermöglichen. Bei der Übersetzungsarbeit stellte sich heraus, daß diese Dokumentation die e r s t e Veröffentlichung mit r u s s i - s c h e r ophthalmologischer Fachsprache ist, anhand derer der Leser die Entstehungsprozesse einer solchen Terminologie zum Teil miterleben kann. So ist ihre russische medizinische Sprachgestalt zum Gegenstand eines entsprechenden Exkurses innerhalb der vorliegenden Arbeit gemacht worden. Wegen der Bedeutung des Sprachmaterials wurde in diesem Fall die Wiedergabe russischer Wörter sowohl kyrillisch wie transliteriert vorgenommen - mit Ausnahme eines Textvergleichs (Anm. [298]), der russisches Sprachverständnis voraussetzt; hier wurde auf die Transliteration verzichtet.

Bei der Übertragung der russischen Texte des Anhangs ist - soweit irgend möglich - der russische Satzbau beibehalten worden, da er selbst an den ursprünglich deutsch oder französisch verfaßten Dokumenten orientiert zu sein scheint. Zugleich ergab sich so am einfachsten ohne willkürliche Verwendung altertümlicher Wörter eine vom modernen Deutsch abgehobene Textgestalt, deren Authentizität zum Teil vergleichend überprüft werden konnte (siehe die Bestallungsurkunde Boerhaaves von 1748 als Übersetzung aus dem Russischen, S. 22, und die deutsche Bestallungsurkunde des Archiaters Rieger von 1731, Anm. [103]). Soweit zum russischen Text lateinische Paralleltexte vorliegen, ist mit zwei angemerkten Ausnahmen (Anm. [299] und [304]) der russische bevorzugt worden, da er gegenüber dem lateinischen inhaltlich differenzierter ist. Wieweit ihm holländische Vorlagen vorausgingen, wenn man Boerhaaves zumindest partielle Autorschaft in Betracht zieht, ist unbekannt (siehe auch Anm. [289]).

Das Thema erforderte eine Darstellung des russischen Medizinalwesens im 18. Jahrhundert, die durch medizinische Personalia in der gesamten Arbeit ergänzt wird. Weil der Okulist Josef Hillmer einen Berliner Professorentitel führte, ist preußischen Medizinalstrukturen unter anderem in Anmerkungen und Anhang Raum gegeben worden. Unumgänglich war die Darstellung der Staroperation um 1750.

Für das Angebot, diese Okulisten-Dokumentation zum Gegenstand einer Dissertation zu machen, danke ich Herrn Professor Dr. H. Müller-Dietz ebenso sehr wie für seine geduldige Betreuung der gesamten langwierigen Arbeit, vor allem aber für fruchtbare Gespräche, die unerwartete und schwierige

Aspekte dieser Arbeit vertiefen halfen. Herrn Professor Dr. N. Reiter und den Mitarbeitern seiner Abteilung Balkanologie am Berliner Osteuropa-Institut danke ich besonders für die ständige Bereitschaft, bei Sprachproblemen zu helfen, sowie für wichtige bibliographische Hinweise. Für solche schulde ich auch Dank Mitarbeitern des Geheimen Staatsarchivs in Berlin, wie auch des Reichs- und des Kriegsarchivs in Stockholm sowie des Zentralarchivs der DDR in Merseburg für wichtige dokumentarische Hilfe. Frau Anna de Steen Hansen (Kopenhagen) sowie Frau Elke Raschke (Märsta/Schweden) bin ich sehr dankbar für dänische bzw. schwedische Übersetzungshilfen und Herrn E. Schneider vom Stadtarchiv Spandau in Berlin für ermutigende Hinweise bei der Konzeption des letzten Kapitels. Ständige Unterstützung erfuhr ich durch die Freundschaft meiner Kolleginnen am Berliner Osteuropa-Institut, vor allem durch Renate Baum und Dr. med. Bärbel Zaddach.

INHALTSVERZEICHNIS

	Seite
Vorwort	5
Einleitung	11
Die "Verhandlungen der Medizinischen Kanzlei mit dem Okulisten Josef Hillmer" von Hermann Kaau Boerhaave	19
Das Material der Dokumentation	31
Verzeichnis der "Cancellariae Medica acta"	33
Die Sprachgestalt der "Acta"	36
Zum russischen Medizinalwesen	53
Josef Hillmer	60
Hillmer in Livland und Estland	82
Der Okulist in Petersburg	93
Hillmer in Carskoe Selo	97
Operationsverbot	103
Boerhaaves Kritik	106
Die Staroperation	121
Hillmers "Kuren"	134
Ophthalmologische Bewertung	143
Das Gutachten	154
Hillmers Ausweisung	162
Hofpolitik	172
Zusammenfassung	195
Anhang	197
Anmerkungen	353
Ungedruckte Quellen, Literatur	387
Bildnachweise	399
Namenverzeichnis	400

EINLEITUNG

Zu allen Zeiten hat die Medizin in einem Spannungsfeld für sie typischer Bedingungen gestanden: der Suche des Kranken nach Hilfe und des Willens von Heilkundigen, dem Leidenden zu helfen, wenn möglich ihn zu heilen. In der Vergangenheit überließ ein magisches Weltverständnis diese Aufgabe häufig Schamanen und Priestern, doch hat Heilen bereits über lange historische Zeiträume einem mehr oder weniger ärztlichen Berufsstand den Lebensunterhalt gesichert. Die Heilkundigen waren sich fast immer der Grenzen ihrer Kunst bewußt, obgleich sie diese oft aus Erwerbsgründen wissentlich verschleiert haben. Als Komplement der unzureichenden Kenntnisse und des Unvermögens der Therapeuten nahm in der Vergangenheit der unheilbar Kranke sein Leiden um so eher als schicksal- oder gottgegeben hin. Erst mit dem Aufschwung der Naturwissenschaften im ausgehenden 18. und im 19. Jahrhundert ließ die aufkommende Wissenschaftseuphorie die Menschen mehr und mehr der Überzeugung sein, schließlich könnten alle medizinischen Probleme gelöst werden.

Inzwischen zeigen sich in diesem Wissenschaftszweig Fragwürdigkeiten, die mit dem Bewußtwerden der gestörten Ökologie verknüpft sind. So wird die Medizin heute teilweise als krisenhafter Sektor der Umwelt begriffen und damit als Perversion der ursprünglichen "Heilkunde". Auch wenn wir von diesem jüngsten, erst Kontur gewinnenden Aspekt der Medizin absehen, die geschichtlich faßbaren Abschnitte in der Entwicklung der Heilkunde waren immer von für die jeweilige Epoche charakteristischen Änderungen und Einsichten geprägt: von neuen wissenschaftlichen Erkenntnissen und gesellschaftlichen Gegebenheiten.

Im Europa des 18. Jahrhunderts ist die Heilkunde durch spezifische Merkmale von der voraufgegangener Epochen unterschieden. Sie steht zum einen in der Nachfolge damals noch geltender medizinischer Traditionen, zum Beispiel der Humoralpathologie. Zum anderen wird sie zunehmend vom Drang zu naturwissenschaftlichem Denken geprägt, der seit dem Ausgang der Renaissance ständig anwächst. Diese Situation spiegeln die Stellung und die gesellschaftsbezogenen Funktionen der damaligen Ärzte und Heilkundigen wider. Wissen und Können der fachgerecht geschulten Ärzte entsprachen dem Stand der Medizin, nur konnte diese wegen der gering entwickelten Kenntnisse bei weitem nicht den Bedürfnissen der Kranken gerecht werden.

Dies war auch für die vorangegangenen Epochen kennzeichend und hatte es seit jeher medizinisch nicht ausgebildeten Personen ermöglicht, sich als Heilkundige dem Heilung Suchenden anzubieten, gerade auch bei Gebrechen, denen die Schulmedizin weitgehend hilflos gegenüberstand. Der ungebildete "Heilkundige" mußte dabei nicht so sehr den Zorn enttäuschter Patienten bei vielen von der Sache her zwangsläufigen Mißerfolgen fürchten, wie ein an die moderne medizinische Versorgung gewöhnter Zeitgenosse vermuten mag, weil Kranke damals nur begrenzt mit Heilerfolgen rechnen konnten und die Menschen einen Großteil der Krankheiten ohnehin als schicksalhaft ablaufende Ereignisse mit häufig tödlichem Ausgang hinnehmen mußten und hinzunehmen gewohnt waren.

Im ausgehenden 17. und beginnenden 18. Jahrhundert wandelt sich der Personenkreis der ungebildeten oder nicht ausreichend gebildeten Heilkundigen deutlich gegenüber vorausgegangenen Zeitabschnitten. Gab es bis dahin neben den traditionell ausgebildeten Ärzten und Wundärzten einen Komplex durch die damalige Schulmedizin nicht legitimierter Therapeuten, der sich mit dem Begriff "Quacksalber" summarisch benennen läßt, so wird diese Gruppe fragwürdiger "Heilkünstler" zunehmend von einem neuen Typ des Heilkundigen abgelöst, dem Scharlatan. Zedlers "Universal-Lexikon" definiert 1733:

"Charlatanerie, ist dem Ursprung nach ein Frantzösisch Wort von Charlatan, welches wieder von dem Italiänischen Ziarlare herkommen soll, siehe Menagium origin. della lingua Italica, p. 170. bey den Lateinern wurden dergleichen Leute planos oder auch Circulatores genennet, *Cicero* pro Cluentio 26. *Petronii* Satyric. 140. An und vor sich bedeutet dieses Wort

soviel als eine Windmacherey, das ist, wo man eine Sache
durch äusserlichen Schein groß macht, da doch dieselbe an
und vor sich von keinem Werth ist, weil die gantze Welt will
betrogen seyn, so giebt es in allen Ständen solche Leute,
dahero man denn unter den Gelehrten selbige gleichsam an-
trifft, von welchen Mencke in seiner bekannten Declamation
de Charlataneria eruditorum gehandelt."[2]

Quacksalber und Scharlatan hatten die Umstände der Ausübung
ihres Gewerbes gemein: Als wandernde Therapeuten zogen sie
durch die Länder und boten ihre Kenntnisse und Künste markt-
schreierisch an. Der berufliche Werdegang des Quacksalbers
oder Kurpfuschers verlief außerhalb einer regulären medizinischen Ausbildung. Dagegen ist der "moderne" Scharlatan
nach damaligen Ansprüchen wenigstens medizinisch teilgebil-
det, zum Teil hat er auch eine regelrechte medizinische
Schule durchlaufen. Diese Akzentuierung ist dem bereits erwähnten Drang nach wissenschaftlicher Fundierung der Medizin im neuzeitlichen Sinne zu verdanken. Insofern korrespon-
diert der Scharlatan dem Aufklärungszeitalter. Jedoch stellt
ihn mehr noch als seine Methode, sich auf Jahrmärkten und
bei ähnlichen Gelegenheiten dem Publikum möglichst werbewirksam anzubieten, seine scharlataneske Intention außerhalb der traditionellen Ärzteschaft mit ihren Standespflich-
ten. Dies meint seine Absicht, die hilfesuchenden Patienten
um des größtmöglichen Profites willen über die begrenzten
oder nicht vorhandenen Möglichkeiten medizinischer Hilfe
bewußt zu täuschen. Damit ist vom ethischen und sozialen
Standort des Scharlatans her der Unwissenschaftlichkeit seiner Methoden das Tor weit geöffnet und auch seiner zum Teil
erbitterten Bekämpfung durch die etablierten Ärzte. Diese
konkurrieren mit ihm nicht zuletzt auch wirtschaftlich. Sie
stehen aufgrund der ethischen Verpflichtungen ihres Berufsstandes weit deutlicher im Sog der Aufklärung als der Scharlatan, so daß mit zunehmenden wissenschaftlichen Kenntnissen in der Medizin die Kritik an der halbgebildeten Scharlatanerie ständig zunimmt und letztere eben deshalb gegen
Ende des 18. Jahrhunderts mehr und mehr zum Erliegen kommt.

Dabei hat ähnlich wie schon der Quacksalber auch der Scharlatan eine wirkliche gesellschaftliche Funktion, weil die exakten Kenntnisse der damaligen Medizin noch absolut ungenügend sind. Die Lücken des schulmedizinischen Wissens mit leichter Hand und großen Worten auszufüllen, ist ein vornehmlicher Wesenszug der Scharlatanerie. Insofern ist sie ein echtes Kind des barocken Zeitalters, das einen besonderen Sinn für "schöne" Gesten zu besitzen schien. Dieser Sinn muß auch beim Publikum der Scharlatane vorausgesetzt werden, da der Erfolg jener Heilkünstler nicht nur durch die medizinische Unwissenheit des Volkes zu erklären ist.

Die für den Scharlatan charakteristische vorsätzliche, theatralisch inszenierte Täuschung und die entsprechende Bereitschaft seiner Klientel, sich täuschen zu lassen, hat Grete de Francesco in "Die Macht des Charlatans" als kulturgeschichtliches Phänomen dargestellt, das seine Entstehung der Auf- und Ablösung des mittelalterlichen Weltbildes durch die Renaissance verdankt. Am Beginn der Neuzeit waren die Aufbruchstendenzen in neue, offene Bewußtseinssphären noch nicht durch genügend exakte Kenntnisse gesichert. So konnten Scharlatane mit Pseudo-Wissen, das mit der verführerischen Aura "geheimer" Kenntnisse umgeben wurde, dem mirakelsüchtigen, irrationalen Verlangen nach "Sicherheit" scheinbar Rechnung tragen. Dazu boten sich alle Bereiche an, die sich durch vorgetäuschte Erkenntnisse verfälschen ließen, wie die Astronomie durch Astrologie oder die noch kaum entwickelte Chemie durch Alchimie.

Eine besondere Spezies unter den medizinischen Scharlatanen stellten die Okulisten. Zedler definiert 1740[3]:

"Oculiste, Augenartzt, *Oculista*, *Ophthalmiater*, *Ocularis Medicus*, heisset eigentlich ein solcher Arzt, welcher den Augengebrechen just und wohl abzuhelffen weiß: dasselbige geschehe nun mit inn- und äusserlichen Artzneyen, oder aber durch chirurgische Operationen. Bey den Arabern und Egyptiern hat man ehemals viel kunsterfahrne Oculisten gefunden, immassen selbige Völcker, weil die Wege und Strassen bey ihnen nicht gepflastert waren, von dem daher erregten gesaltzenen und scharffen Staube gar leicht Entzündungen und andere Augengebrechen bekamen, und daher erfahrne Aertzte hoch be-

nöthiget waren. Heutiges Tages finden sich auch in Europa
viel geschickte Oculisten, welche den Staar, die Augen-
läpplein, Augenfelle, und andere Gebrechen, durch ihre geübte Hand und lange Erfahrung glücklich zu curiren wissen;
und zwar lassen sie sich auch angelegen seyn, die empfange-
nen Wunden des Auges, welche die gantze Gestalt ungestalt
machen, förmlich zu heilen, ja gar wenn der Augapfel verdorben, durch Kunst denselben nachzumachen, und allen ein-
gewurtzelten Augenkranckheiten möglichste Hülffe zu schaffen, wie sich denn einige so gar unterstehen wollen, die
aus den Augen frisch verlohrne wässerige, crystalline und
gläserne Feuchtigkeit, durch einen gewissen Safft innerhalb
einer Viertelstunde, eben so vollkömmlich als sie zuvor gewesen, wieder zu ersetzen; davon die in Coppenhagen 1669 in
4. publicirten Franc. Josephus Burrhius Epistolae duae, de
cerebri ortu, & artificio oculorum humores restituendi,
ad Th. Bartholinum, mit mehrern nachzulesen. Der berühmte
Italiänische Ritter, Burrhius, versprach einem gewissen
Kinde die bösen Augen heraus zu nehmen, und selbige unver-
letzt wieder einzusetzen, mit der Versicherung, daß alsdenn
das Kind von seinen bösen Augen sollte befreyet werden;
welches des Kindes Mutter nicht wagen wollen. Bes. Missions
Reisebeschreibung Epist. 26. p. 473."

Der lexikalische Beitrag macht die schillernde Beziehung des
Begriffs Okulist zu dem des Scharlatans deutlich genug. Zu
Beginn des 18. Jahrhunderts gibt es noch nicht das Berufsbild des Augenarztes. Die mit den Augen verbundenen Krankheitsbilder sind zu großen Teilen der Inspektion direkt zu-
gänglich und damit der relativ leichten Diagnose, zum anderen auch der lokalen Behandlung. Das Risiko quoad vitam
einer falschen Diagnose oder Therapie ist vergleichsweise
klein. Die Behinderung durch Einschränkung oder Ausfall des
Sehvermögens ist im 18. Jahrhundert (wie auch bis in jüngste
Zeiten unseres Jahrhunderts in unterentwickelten Regionen)
für viele Menschen ein hinzunehmendes gesundheitliches und
soziales Schicksal. Trotz neuer exakter Vorstellungen über
das Sehorgan sind die Kenntnisse vom Auge noch so gering,
daß regulär geschulte Ärzte außer mit konservativen Behand-
lungsmethoden sich kaum an dieses Organ wagen. Operative Eingriffe am Auge sind empirisch und so unsicher fundiert, daß
die Zuordnung der operativen Augenbehandlung zur Chirurgie
erst noch bevorsteht. Andererseits ist das Starstechen eine
bereits aus der Antike und noch früheren Geschichtsabschnit-
ten tradierte Kunst, die seither ständig ausgeübt wurde und

im 18. Jahrhundert zunehmend durch neue Kenntnisse über die Anatomie des Auges modifiziert wird.

Vor diesem Szenarium ist die Spezies "Okulist" als eine unter zahlreichen Wander-Therapeuten wie Zahnbrecher oder Steinschneider zu sehen. Sozial gehört er zur großen Gruppe der "Fahrenden", ein Status, der ihn außerhalb der durch Standes-, Berufs- und Zunftordnungen geprägten Gesellschaft stehen läßt. "Fahrende" im weitesten Sinne waren seit dem Mittelalter ein wesentliches Kennzeichen der mitteleuropäischen Sozialstrukturen, die nicht ausreichten, allen Menschen gesicherte Einkommens- und Lebensverhältnisse unter rechtlich geordneten Bedingungen zu verschaffen (ein anderer Ausdruck dieser Situation war die große Verbreitung von Klöstern, die in der Regel bei minimalisierten Ansprüchen des Einzelnen großen Gruppen eine gesicherte Existenz ermöglichten). Rechtsordnungen hatten angesichts unzureichender Produktionsverhältnisse vorrangig den Zweck, einmal erworbene ökonomische Möglichkeiten bestimmter Gruppen als Privilegien zu sichern. Nichtprivilegierte waren oft nur Objekte einer kompensierenden Mildtätigkeit und im übrigen weitgehend aus solchen Rechtsordnungen ausgeklammert.

Da die politischen Umwälzungen der beginnenden Neuzeit in Europa vor allem kriegerische Verwüstungen nach sich zogen, war nach dem Dreißigjährigen Krieg die ökonomische Situation derart, daß die Zahl der unterprivilegierten Rechtlosen und damit auch der "Fahrenden" anteilig zugenommen hatte. Die barocke Gesellschaft "lebte" mit ihnen. Rechtsnormen, die im allgemeinen gegen sie angewendet wurden, dienten zu ihrer Disziplinierung. Da die Betroffenen gezwungen waren, ihren Lebensunterhalt weitgehend rechtlich ungesichert zu bestreiten, entwickelten sie neben ihren beruflichen Fertigkeiten eine Vielzahl schauspielerischer Fähigkeiten und Tricks, um ihre Waren und Dienste dennoch an den Mann zu bringen. Die dazu häufig genutzten Täuschungs- und Betrugsmanöver vergrößerten die Konfliktmöglichkeiten mit den für die Rechtsnormen verantwortlichen Obrigkeiten, so daß ein

beträchtlicher Teil des Täuschungsrepertoirs, das im Falle
des Wander-Therapeuten ein wesentliches Merkmal des Scharlatans ausmacht, von vornherein auf das Unterlaufen obrigkeitlicher Anordnungen verwandt wurde.

So schillert das Berufsbild des Scharlatans erheblich: Seine
ärztlichen oder besser heilkünstlerischen Fertigkeiten lassen sich schwer bestimmen, zumal aus heutiger wissenschaftlicher Sicht vor seinem Hintergrund einer weitgehend vorwissenschaftlichen Medizin. Auch seine Täuschungsmanöver sind
oft im Rahmen seiner und seiner Umwelt barocken Lebensgewohnheiten nicht eindeutig zu beurteilen. Beispielsweise
ist die Qualität der von ihm meist in Vielzahl geführten
Titel zum Teil unklar, da viele seiner Zeitgenossen auf
Titel aus sind und Wert legen. Geringe medizinische Erfolgsraten lassen sich auch der damaligen Schulmedizin anlasten.
Mangels einer Standesethik für den Wander-Therapeuten sind
Überschreitungen seiner fachlichen Kompetenzen zum Schaden
der Patienten im konkreten Fall immer wieder neu zu bestimmen, wie die wissenschaftlichen Kontroversen um den sprichwörtlichen Doktor Eisenbarth unter anderem beweisen.

Aus dem 18. Jahrhundert liegt relativ viel Material vor über
einzelne berühmt-berüchtigte Okulisten, wobei deren Ruf und
Ruch bereits auf Zeugnissen ihrer Zeitgenossen basiert. Der
bekannteste unter ihnen ist der Okulist John Taylor (1708-1772).
Eine Vielzahl von Schriften dokumentiert sein Wirken nicht zuletzt deshalb, weil er selbst durch fachbezogene Veröffentlichungen prahlerischen Zuschnitts zu seinem Ruf beigetragen
hat. Die medizingeschichtliche Beurteilung Taylors schwankt
zwischen "hervorragender Augenarzt" (A. Hirsch) und "grenzenlose Charlatanerie" (H. Haeser). Dabei geht der Scharlatanerie-Vorwurf auf Veröffentlichungen von Zeitgenossen Taylors zurück wie C. E. Eschenbachs Bericht von 1752 über Taylors Aufenthalt in Rostock 1751. Eschenbachs Urteil ist so
negativ, daß er sich auch des Taylorschen Doktortitels nicht
sicher ist.[4] Doch hatte der englische Okulist zusammen mit
Albrecht von Haller (1708-1777) in Leiden unter Hermann Boer-

haave Medizin studiert und war sowohl in Basel (1734) als auch in Lüttich und Köln (1735)[5] promoviert worden. Die Frage nach Ursache und Hintergrund seiner Scharlatanerie stellt sich um so eher, als seine ophthalmologische Bildung durchaus dem zeitgenössischen Niveau angemessen gewesen zu sein scheint. Sie soll hier nicht beantwortet werden, sondern als Hintergrund für einen weit weniger bekannten Kollegen Taylors dienen, den deutschen Okulisten Josef Hillmer. Über ihn und einen zeitlich begrenzten Abschnitt seiner Tätigkeit liegt dank besonderer Umstände eine umfangreiche Dokumentation vor, die durch Genauigkeit und Detailreichtum dem heutigen Leser Gelegenheit gibt, das Schillernde des wandernden Okulisten wenigstens in einem Fall exakt zu erfassen und zu beurteilen.

DIE "VERHANDLUNGEN DER MEDIZINISCHEN KANZLEI MIT DEM OKULISTEN JOSEF HILLMER" VON HERMANN KAAU BOERHAAVE

1751 erschien an der Akademie der Wissenschaften in Petersburg ein Buch mit dem zweisprachigen Titel "Cancellariae Medicae acta cum oculista Iosepho Hillmero", russisch "Medicinskoj Kanceljarii postupki s- okulistom- Iosifom- Gil'merom-" mit dem bezeichnenden Zusatz "gedruckt auf Kosten des Direktors". Dieser Halbsatz beinhaltet den Wert des Buches als hochrangige medizinhistorische Quelle. Der Direktor der Medizinischen Kanzlei in Petersburg, Hermann Kaau Boerhaave, versuchte mit einer Dokumentation von 176 Seiten, sich gegen Vorwürfe zu wehren, die augenscheinlich in höchsten Kreisen des russischen Hofes gegen ihn, den obersten Arzt Rußlands, erhoben worden waren. Er hatte den Okulisten Hillmer nach mehrmonatigem Aufenthalt im Baltikum und in Petersburg im Dezember 1751 wegen Scharlatanerie des Landes verweisen lassen. Das Erscheinungsjahr 1751 weist unabhängig vom wirklichen Erscheinungszeitpunkt (1752; siehe S. 87 und 147) genauso wie die Übernahme der Druckkosten durch Boerhaave auf die Dringlichkeit dieser Veröffentlichung, zumindest wie er selbst sie empfand. Da die Auseinandersetzung mit seinen Gegnern in der Dokumentation mit medizinischen Argumenten geführt wird, hat der Verfasser und Herausgeber die äußerste Mühe auf dokumentarische und fachliche Genauigkeit verwandt. Bei letzterer kam ihm zu Hilfe, daß er als leitender Arzt des russischen Medizinalwesens sowohl über Berichte von ihm unterstellten Ärzten - Stadtphysici - aus anderen russischen Städten, in denen Hillmer gewirkt hatte, verfügte, als auch, daß die Petersburger Klientel des Okulisten von einem ihm unterstellten Ärzte-Kollegium unter seiner Beteiligung gutachtlich untersucht werden konnte.

Hermann Kaau Boerhaave wurde am 27. September 1705 im Haag als Sohn der Schwester Margaretha des großen Hermann Boerhaave (1668-1738) geboren, die mit dem angesehenen Haager Arzt Dr. Jacob Kaau verheiratet war. Nach dem Medizinstudium

unter seinem berühmten Onkel in Leiden, der ihn, da selbst
kinderlos, adoptiert und zum Erben eingesetzt hatte, wurde
er 1729 aufgrund seiner Dissertation "De argento vivo" zum
Doktor promoviert. Seine Einladung nach Rußland erhielt er,
nicht zuletzt aus Hochachtung vor dem Namen seines Onkels,
durch den Archiater Johann Bernhard Fischer[6] unter der Regentschaft der Prinzessin Anna Leopol'dovna (1740-1741),
einer Großnichte Peters I., die für den 1740 geborenen
Zaren Ivan VI. die Regierungsgeschäfte führte. Doktor Antonio Ribeiro Nuñez Sanchez[7], zweiter Leibmedikus (neben
Archiater Fischer) des kleinen Ivan VI., hatte Hermann Kaau
Boerhaave vorgeschlagen. In einem vom Ober-Hofmarschall
Graf Löwenwolde am 18..August 1741 herausgegebenen Erlaß
wurde Boerhaave mit einem Jahresgehalt von 2000 Rubeln[8]
oder 5000 Holländischen Gulden als Hofmedikus an den russischen Hof berufen. Dazu wurden ihm die Wohnung mit Heiz-
material und Kerzen sowie ein Wagen mit Pferden gestellt.
Beides war Inhalt eines vier Jahre geltenden Kontraktes,
der Boerhaave Behandlungsfreiheit zugestand unter der Vor-
aussetzung, er erfülle seine ärztlichen Pflichten bei Hofe,
wo er auch seinen Wohnsitz nehmen sollte. Außerdem waren
ihm für seine Abreise aus Holland 600 Rubel zugesagt zur
Bestreitung der Reisekosten auf dem Landwege, unter der Bedingung, daß er die in seinem Besitz befindlichen Manuskripte des verstorbenen Hermann Boerhaave mitbrächte.
Seine Abreise sollte baldmöglichst, spätestens aber einen
Monat nach Erhalt des Vertrages,erfolgen. Am 20. August
wurden ihm die 600 Rubel Reisekosten angewiesen. Doch der
neue Hofmedikus kam erst Ende April 1742 in Petersburg an;
noch auf der Reise war am 23. April seine zweite Frau
(Wendelina Maria Nobelingh) gestorben, die ihm sein einziges Kind, eine Tochter, geboren hatte.

Sogleich nach der Ankunft in Rußland reiste Boerhaave nach
Moskau zur Krönung der Zarin Elisabeth (Elisaveta Petrovna).
Die jüngere Tochter Peters I. war durch einen Staatsstreich
im Dezember 1741 auf den Zarenthron gelangt. Nach Čistovič[9]
hatte Boerhaave die Abreise aus Holland im Hinblick auf den

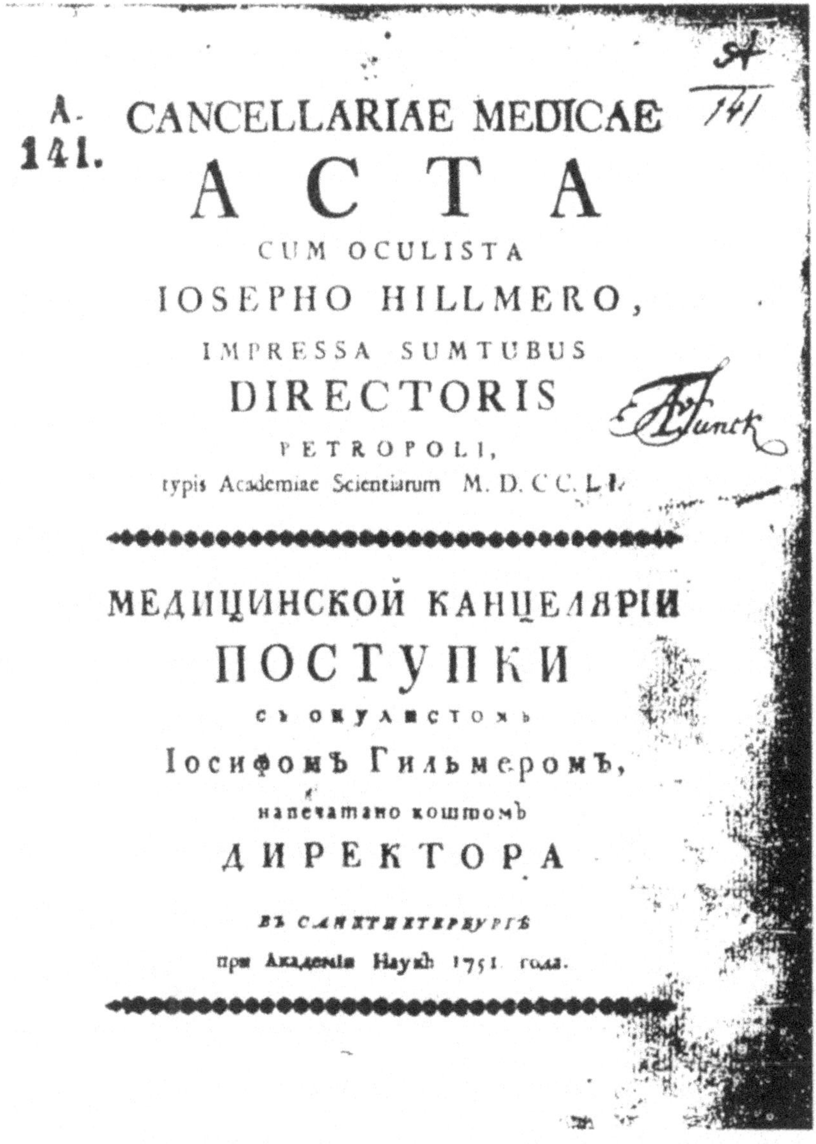

A. 141.

CANCELLARIAE MEDICAE
ACTA
CUM OCULISTA
IOSEPHO HILLMERO,
IMPRESSA SUMTUBUS
DIRECTORIS
PETROPOLI,
typis Academiae Scientiarum M. D. CC. LI.

МЕДИЦИНСКОЙ КАНЦЕЛЯРIИ
ПОСТУПКИ
съ окулистомъ
Iосифомъ Гильмеромъ,
напечатано коштомъ
ДИРЕКТОРА
ВЪ САНКТПЕТЕРБУРГѢ
при Академiи Наукъ 1751 года.

Abb. 1: Titelblatt aus Boerhaave H. Kaau,
Cancellariae Medicae acta...

Umsturz bewußt verzögert, um etwaigen Vorbehalten ihm gegenüber seitens der neuen Herrscherin und ihres Ersten Leibarztes Lestocq[10] sowie des gesamten neuen Hofes vorzubeugen, da er noch unter der gestürzten Regentin ernannt worden war. Diese den Fährnissen seiner Zeit angemessene Vorsicht hat auch nach dem Zeugnis der "Cancellariae Medicae acta" einen deutlichen Wesenszug seiner Persönlichkeit ausgemacht. Im übrigen wurden ihm Gelehrsamkeit, Bescheidenheit und Humanität zugeschrieben. Politische Ambitionen waren ihm fremd. Dies brachte ihn in die Position des Ersten Leibmedikus der Zarin, nachdem der einflußreiche und politisch ehrgeizige Lestocq in Ungnade gefallen und arrestiert worden war.

Am 6. Dezember 1748 erging der folgende persönliche Erlaß[11]: "In allerhöchster Achtung vor der Kunstfertigkeit, dem Eifer und den Mühen, mit welchen der Wirkliche Staatsrat[12] German-Kau Burgaav- [Hermann Kaau Boerhaave] auf Ihrer Kaiserlichen Majestät und der Kaiserlichen, I[hrer]. M[ajestät]. Familie Gesundheit unermüdliche, zuverlässig eifrige Sorge hatte, zeichnet ihn I.K.M. als Geheimen Rat aus, und dabei bestimmt ihn I.K.M. zum Leib-Medikus und Leitenden Direktor über die Medizinische Kanzlei und die gesamte Medizinische Fakultät in I.K.M. Reich, mit dem dabei üblichen Gehalt von siebentausend Rubeln im Jahr, welches ihm aus dem Staats-Kontor zu geben ist, unter Einbeziehung der von ihm jetzt bezogenen dreitausend Rubel in jenes, wobei ihm freie Wohnung und vom Hofe eine Kutsche und Pferde mit den dazu erforderlichen Dienern zu geben sind, wozu es dem Senat obliegt, die darob erforderlichen Erlasse zu verschicken und ihn, Burgaav-, in diesem neuen Amt zu vereidigen. Im übrigen steht er unter der alleinigen Aufsicht I.K.M. und hat unmittelbar von I.K.M. Befehlen abhängig zu sein."

Da die Position des Ersten Leibarztes der Zarin seine ständige Anwesenheit am Hofe erforderlich machte, wo immer dieser sich aufhielt, übertrug Boerhaave bereits am 15. Dezember 1748, anläßlich einer Reise nach Moskau, die Verwaltung der Petersburger Medizinischen Kanzlei Doktor Jakob Grieve[13], der seit

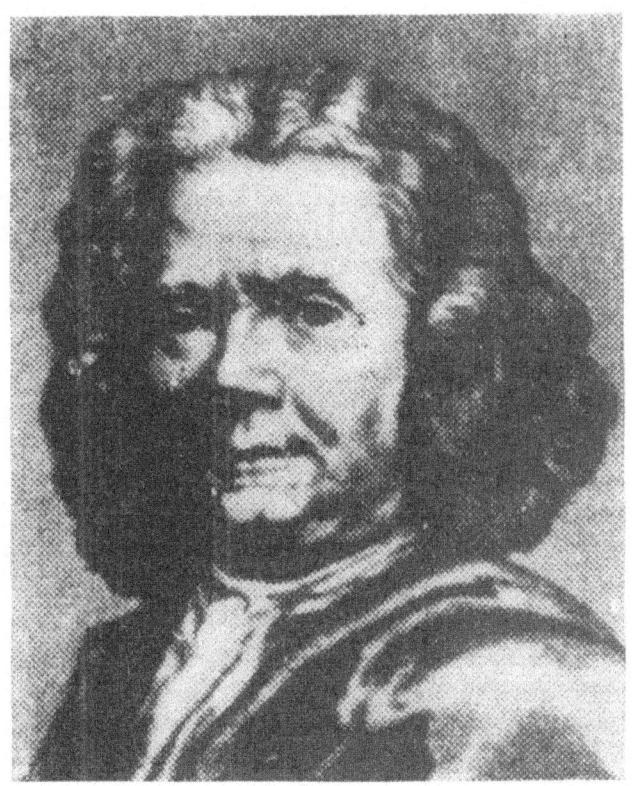

Abb. 2: Hermann Kaau Boerhaave

1747 Stadtphysikus in Petersburg war. 1750 wurde Grieve zum
Medicus consiliarius der Medizinischen Kanzlei ernannt. Im
darauffolgenden Jahr berief Boerhaave einen zweiten Medicus
consiliarius, den Moskauer Stadtphysikus Johann Jakob
Lerche[14]. Dieser wurde gleichzeitig Stadtphysikus in Petersburg, während Grieve das Moskauer Stadtphysikat übernahm.
Čistovič verknüpft die Aufteilung der praktischen Verwaltung
des russischen Medizinalwesens auf diese beiden Ärzte, die
im Auftrag des Leitenden Direktors handelten, mit dem Hinweis, daß Boerhaave diese Amtspflichten wenig bekümmerten,
"weil er Rußland nicht kannte und es nicht mochte".[15] Doch
war bereits in einem Erlaß vom 11. Dezember 1744 die Anstellung eines speziellen Arztes - auf Wunsch Lestocqs - an der
Medizinischen Kanzlei "zur Unterstützung des leitenden
Chefs"[16] vorgesehen. Immerhin scheint Boerhaave in den wenigen Jahren seiner Amtszeit als oberster Arzt Rußlands - er
starb am 7. Oktober 1753 in Moskau - überwiegend konservativ und wenig reformfreudig verfahren zu sein. 1750 hatte
ihn die russische Akademie der Wissenschaften zum Ehrenmitglied ernannt. Neben seinen hier in Rede stehenden, kaum bekannten "Acta" sind außer einer Reihe für die Zarin Elisabeth
eigenhändig geschriebener Rezepte keine literarischen Zeugnisse von ihm überliefert, im Gegensatz zu seinem fast zehn
Jahre jüngeren Bruder Abraham Kaau Boerhaave[17] (1715-1758).

Dieser war 1738 in Leiden aufgrund seiner Dissertation "De
scirrho" zum Doktor promoviert worden, jedoch bereits als
Student der Medizin aufgefallen, als er 1737 "eine in sehr
schönem Latein geschriebene Rede *de gaudiis alchemistarum*
öffentlich auf die vortrefflichste und angenehmste Art
declamirte."[18] Diese trug ihm, zumal er durch eine 1736
plötzlich aufgetretene Taubheit auf schriftliche und Zeichen-
sprache-Konversation angewiesen war, eine eigens geprägte
Goldmedaille der Universität Leiden ein und veranlaßte 1744
die Kaiserliche Akademie der Wissenschaften in Petersburg,
ihn als Ehrenmitglied aufzunehmen. Zu dieser Zeit lebte er
noch im Haag als praktischer Arzt. Auf Zuraten seines Bru-

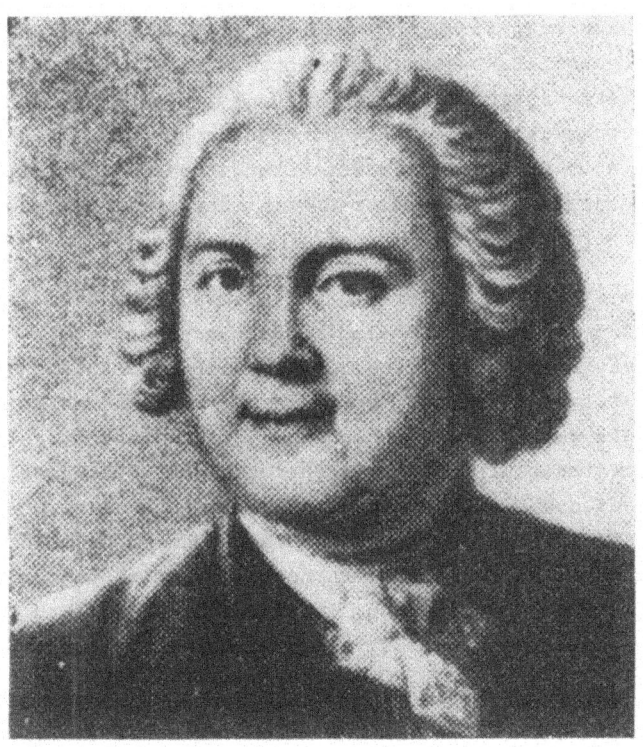

Abb. 3: Abraham Kaau Boerhaave

ders Hermann und nach Einladung durch einen Brief Lestocqs
vom 21. Dezember 1745, in dem dieser ausdrücklich auf seine
und seines Onkels wissenschaftliche Verdienste Bezug nahm[19],
kam Abraham Kaau Boerhaave 1746 nach Rußland und erhielt
eine Anstellung am Petersburger Marinehospital. Nach dem
Tode des Anatomen Weitbrecht[20] wurde er im November 1747
auf den Lehrstuhl für Anatomie und Physiologie an der Akademie der Wissenschaften berufen und zum Ordentlichen Akademiemitglied ernannt. Von ihm liegen eine Reihe von seinen Zeitgenossen hoch bewerteter Veröffentlichungen vor. Besonders
gelobt wurde sein vollendeter Umgang mit der lateinischen
Sprache.

In Latein existiert ein Brief, den Abraham Boerhaave am
4. August 1756 an Antonio Ribeiro Sanchez schrieb[21], der
1747 ehrenvoll aus dem Dienst der Zarin Elisabeth entlassen
worden war. Dieser Brief, in dem Boerhaave auf eine entsprechende Anfrage Ribeiro Sanchez' vom Mai des genannten Jahres
antwortete, enthält als Nebeninformation den deutlichsten
Hinweis auf die Umstände, die den verstorbenen älteren Bruder Hermann 1751 zur Edition der "Cancellariae Medicae acta"
veranlaßt hatten. Sanchez hatte nach dem Schicksal der Manuskripte ihres Onkels gefragt, des Leidener Anatomen Hermann
Boerhaave. Sie waren noch immer nicht veröffentlicht worden.

Abraham Kaau Boerhaave hatte den überwiegenden Teil der wissenschaftlichen Manuskripte geerbt. Davon hatte er seinem
älteren Bruder einige zur Verfügung gestellt, damit dieser
dem Kontrakt von 1741 gerecht werden konnte, der seine Anstellung am russischen Hof betraf: die in seinem Besitz befindlichen Manuskripte seines verstorbenen Onkels nach Rußland mitzubringen. Jedoch besaß Hermann Kaau Boerhaave zu
seinem Leidwesen - so sein jüngerer Bruder im Brief an Sanchez - von ihnen nur einen kleinen, wissenschaftlich unerheblichen Teil. Als Abraham Boerhaave selbst in russischen
Diensten stand, wollte er die nachgelassenen Manuskripte
kommentiert herausgeben, stieß dabei aber auf den Widerstand
seines älteren Bruders. Diesem schlug er deshalb vor, ihn

zum Mitherausgeber der Manuskripte zu machen. Abrahams Bemühungen wurden durch die Affäre Hillmer zunichte gemacht:

"... sed accidit interim, ut huc advolarent duo empirici oculistae, alter Hilmer Berolinensis, alter famosus Taylor. Puerilia contra utrumque, inprimis contra priorem, egit et parum injusta. Structa super sabulum sponte ruisset domus, ut toties ego et omnes ejus amici monuimus. Acta ejus displicuere parum Augustae et toti aulae (praesentes plura narrare possunt quam ego scribere)..."

Als wichtigste Mitteilung nennt uns hier der Briefschreiber die eigentlichen Adressaten der "Cancellariae Medicae acta": den gesamten russischen Hof und vor allem die Zarin selbst. Wenn sie mit ihren Höflingen das Vorgehen ihres Ersten Leibmedikus, des ranghöchsten Arztes ihres Reiches, gegen den Okulisten Hillmer mißbilligte, dann hatte jener angesichts immer drohender Hofintrigen Grund genug, sich mit allen gebotenen Mitteln zu rechtfertigen. Nicht zuletzt war Boerhaaves Amtsvorgänger Lestocq einer Intrige zum Opfer gefallen.[22] Eine weitere Passage des Briefes an Sanchez verdeutlicht die Situation: "Miseratus ejus sortis, qui hic vexabatur negotiis Hillmerianis, quibus intermiscuerat Baronem Munnich pessime mulctatum..." Der als russischer Feldmarschall erfolgreiche Oldenburger Freiherr von Münnich[23] war nach dem Staatsstreich Elisabeths 1741 nach Sibirien verbannt worden und wurde erst nach dem Tod der Zarin 1762 begnadigt. Welcher Art 1751 Hermann Kaau Boerhaaves Beziehung zu dieser bereits seit zehn Jahren verbannten politischen Unperson war, wissen wir nicht. Doch unterstreicht Abraham Boerhaaves Bemerkung die mißliche Situation seines älteren Bruders, der um der Zarin Gunst bangte.

Sie blieb ihm bis an sein Lebensende erhalten, wobei unbekannt ist, wieviel dazu der von ihm betriebene Aufwand mit den "Acta" beigetragen hat. Als Teil der Dokumentation ist der persönliche Bericht Hermann Boerhaaves über den Fall Hillmer, wenn auch weniger deutlich, an den gleichen Personenkreis adressiert, den Abraham Boerhaave in seinem Brief nennt. Im weiteren Sinne zählt dieser selbst zu den Adressaten, weil er das Vorgehen seines älteren Bruders gegen Hillmer (und Taylor) als Kindereien abtut. Der heutige Leser kann sich nach der Lektüre der "Acta" diesem Urteil aus sachlichen Gründen nicht anschließen. Die medizinische Beweislage ist zu eindeutig. Da aber der Kritiker Abraham Boerhaave selbst Mediziner war und von seinen Zeitgenossen für medizinisch gebildeter angesehen wurde als sein älterer Bruder, muß die mehrheitliche Kritik an dessen Vorgehen gegen Hillmer unter Berücksichtigung der damals noch überwiegend vorwissenschaftlichen Situation der Augenheilkunde beurteilt werden. Die Toleranz gegenüber Okulisten entsprach dem Stand der medizinischen Schulweisheit.

Zur genauen Einschätzung der Kritik Abraham Boerhaaves am Verhalten seines Bruders gehören weitere Überlegungen: Der zitierte Brief an Ribeiro Sanchez wurde 1756 geschrieben, fünf Jahre nach der Affäre Hillmer und fast drei nach Hermann Kaau Boerhaaves Tod. Die Querelen um die Herausgabe der Manuskripte hatten die Beziehungen der Brüder Boerhaave belastet. Beim Tod des Älteren waren sie noch nicht beendet. Zusätzliche Uneinigkeit hatte 1753 (?) die Verheiratung[24] der einzigen Tochter Hermann Kaau Boerhaaves, Hermine[25], mit dem aus Kiel gebürtigen Arzt Carl Friedrich (Fedorovič) Kruse (1727-1799) hervorgerufen, der seit 1750 Professor am Petersburger Marinehospital war, 1753 Oberarzt der Petersburger Leibgarde und 1761 Leibarzt der Zarin wurde. Abraham war mit dieser Heirat nicht einverstanden. Im Brief an Sanchez unterstellt er dem Bruder, aus Furcht um die Gnade der Zarin die Tochter Hermine mit Kruse verheiratet zu haben, weil dieser über enge Verbindungen zum Hofe verfügte: "... unde suspicatus fiduciam et clementiam Imperatricis parum mutatam meticulosus confugit ad aniculas, inprimis ad Familiam novi tuo tempore creati Baronis Sivers juncti cum Kniziana; ita quidem, ut pignus fiduciae deposuerit nemine conscio unicam dare filiam in matrimonium novo creato Doctori Medico filio D^{ae} Cruse, qui tuo tempore in nosocomio miser discipulus, postea Leidam tetendit et rediit inde Doctor ventosus et inflatus."

Katharina II. erwähnt in ihren Memoiren für die Jahre 1745 bis 1748 mehrfach ihre Kammerfrau Madame Kruse, deren Schwiegersohn der kaiserliche Kammerherr Sievers gewesen sei. Die Kammerfrau der Großfürstin Katharina war wiederum eine Schwester der Ersten Kammerfrau der Zarin Elisabeth.[26] Das oben angeführte Wort "Kniziana" - so zitiert bei Willemse[24] - muß wohl richtig"Kniaziana" heißen, abgeleitet vom russischen князь (knjaz') für "Großfürst" und meint die Großfürstin (Katharina). Womöglich war Boerhaaves Schwiegersohn der Sohn von Katharinas Kammerfrau und Schwager des Barons Sievers.

Abraham Kaau Boerhaave hatte seine Einwände gegen den Ehebund seiner Nichte dem Bruder Hermann brieflich mitgeteilt. Der aber brachte den Brief der Familie Kruse zur Kenntnis. Eine der Folgen war, daß Abraham auf Betreiben der neuen Verwandten im Herbst 1753 der Zutritt zu seinem sterbenskranken Bruder verwehrt wurde, was Carl Friedrich Kruses Einfluß bei Hofe ausreichend kennzeichnet. Im Brief an Sanchez drückt der jüngere Boerhaave es so aus: "Qualia interim ad Augustam de me delata sunt, percipies."

Gekrönt wurden die Unannehmlichkeiten, die der jüngere Boerhaave dem Streit mit seinem Bruder verdankte, dadurch, daß ihm im Namen der Zarin unter Drohungen der von ihm beanspruchte Teil der Manuskripte entzogen wurde, als sein Bruder gerade gestorben war, er aber noch keine Kenntnis davon hatte. Obwohl er sofort durch den holländischen Botschafter in Petersburg, De Swart, und den Präsidenten der Akademie, Graf Razumovskij[27], seine Rechte geltend machte, wurden ihm diese Manuskripte erst 1757[28] zurückerstattet.

Der ganze Inhalt des Briefes an Sanchez ist also von dem Streit mit dem Bruder geprägt. Dieser war zwar durch den Tod Hermanns seit einigen Jahren beendet, doch litt Abraham Boerhaave 1756 zumindest noch an seinen ärgerlichen Folgen. Zu bedenken bleibt, wieweit dieser Hader das im Sanchez-Brief fünf Jahre nach den Ereignissen um Hillmer formulierte Urteil über Hermann Kaau Boerhaave verschärft hat.

Kindereien warf Abraham seinem Bruder gegenüber beiden Okulisten vor, Hillmer und Taylor; mit Hillmer sei jener darüber hinaus ungerecht verfahren. Dabei sollte er 1756 die Rechtfertigung seines Bruders in den "Cancellariae Medicae acta" gekannt haben. Zu fragen bleibt, warum Hermann Boerhaave diesen dokumentarischen Aufwand nur 1751 auf Hillmers Person verwandt hat, da ja schon 1752 der berühmte Taylor Rußland besuchte.[29] War der Direktor der Medizinischen Kanzlei nach seinen Erfahrungen mit dem Fall Hillmer vorsichtiger geworden? Konnte er mit dem weit bekannteren Taylor nicht so rigoros - ob berechtigt oder unberechtigt - verfahren, oder war für Boerhaave die Bedrohung durch intrigierende Widersacher im Fall Taylor geringer?

Eine ähnliche Dokumentation über Taylors Rußland-Besuch ist nicht bekannt. So lassen sich diese Fragen nicht ohne weiteres beantworten, um so weniger, als die "Verhandlungen der Medizinischen Kanzlei mit dem Okulisten Josef Hillmer" ohnehin ein medizingeschichtliches Unikat unter den Okulisten-Zeugnissen sind.

DAS MATERIAL DER DOKUMENTATION

Der Direktor der Medizinischen Kanzlei in Petersburg hat in seiner Dokumentation alles zusammengestellt, was nach seiner Meinung den Vorwurf entkräften konnte, er hätte den Okulisten Hillmer zu Unrecht des Landes verweisen lassen. Eingeleitet werden die "Acta" durch einen Bericht Boerhaaves. Er nimmt, parallel in Latein und Russisch gedruckt, 63 Seiten oder ein Drittel des gesamten Buches ein (siehe S. 199 ff.). In gleicher Weise zweisprachig gedruckt sind nach der Wiedergabe zahlreicher Dokumente die abschließende Zusammenfassung und das Gutachten des Petersburger Ärztekollegiums über Joseph Hillmer. Der sich anschließende Extrakt aus dem Tagebuch (Journal) der Medizinischen Kanzlei wird in den "Acta" nur als russische Übersetzung des lateinischen Originals wiedergegeben. Mit einer Ausnahme sind auch die übrigen Dokumente der "Acta" ausschließlich russische Wiedergaben der überwiegend deutschen, aber auch französischen Originale. Sie bestehen aus fünf Briefen beziehungsweise Berichten der Stadtphysici von Riga, Pernau, Reval und Narva - Städte, in denen Hillmer auf seiner Reise nach Petersburg praktiziert hatte - mit Verzeichnissen von insgesamt 45 Operierten und einem notariellen Attest über eine Pernauer Patientin, aus drei Einzelgutachten und einer Serie von Gutachten über 77 Patienten Hillmers, darunter 49 operativ behandelte. Sie wurden überwiegend auf Veranlassung Boerhaaves von Petersburger Ärzten und Wundärzten aufgrund von Nachuntersuchungen der Hillmerschen Patienten angefertigt. Weiter sind unter den Dokumenten eine Bittschrift an die Zarin wegen Rückzahlung von 1000 Rubeln seitens Hillmer an eine von ihm ergebnislos operierte Baronin aus Dorpat, vier Briefe über die Staroperation an einem Landrat auf der Insel Ösel und ein wichtiger, weil bezeichnender Brief des Okulisten an den Direktor der Kanzlei. Ein Brief Boerhaaves an Hillmer stellt die bereits erwähnte Ausnahme unter den Dokumenten insofern dar, als er in russischer Übersetzung und in der französischen Originalfassung wiedergegeben ist. Ihn hat Boerhaave selbst verfaßt und eigenhändig geschrieben.

Nimmt man analog zum zweisprachig dokumentierten Brief den
Direktor der Medizinischen Kanzlei auch als Autor der lateinischen Fassungen des Berichts und der Zusammenfassung an
- die Dringlichkeit seiner Selbstverteidigung und der Stil
machen diese Annahme wahrscheinlich -, so muß auch Hermann
Kaau Boerhaave der gekonnte Umgang mit der lateinischen
Sprache, wie vom jüngeren Bruder Abraham hinlänglich bekannt, zugestanden werden.

Gleiches gilt für den Übersetzer, der alle Texte und Dokumente in die russische Sprache übertragen hat. Die von
Peter I. in Petersburg 1724 gegründete Akademie der Wissenschaften verfügte über entsprechend gebildetes Personal. In
den "Acta" wird mehrfach der Übersetzer Libken namentlich
erwähnt, der der Medizinischen Kanzlei zur Verfügung stand
(siehe S. 320, 325 und 326). Im vorliegenden Fall war neben
Kenntnissen moderner und antiker Sprachen zusätzlich subtiles medizinisches Wissen erforderlich. Der Leser der russischen Texte gewinnt den Eindruck, als hätte der Übersetzer die Kenntnisse eines speziell in Augenkrankheiten erfahrenen Arztes oder Wundarztes gehabt. Dies hat bei verschiedenen ophthalmologisch-fachbezogenen Passagen des russischen Textes sprachliche Auffälligkeiten zur Folge, die
einer genaueren Betrachtung wert sind. Ihr soll eine in-
haltliche Übersicht der Dokumentation vorangestellt sein.

VERZEICHNIS DER "CANCELLARIAE MEDICAE ACTA"

Die folgende Unterteilung der "Cancellariae Medicae acta" entspricht der Einteilung der originalen Vorlage, die bis auf den zuerst aufgeführten Bericht Boerhaaves mit entsprechenden Überschriften versehen ist. Die angeführten Seitenzahlen geben die Paginierung des russischen Originals wieder. Sie findet sich bei der Wiedergabe der "Acta" in deutscher Übersetzung im Anhang (siehe S. 199 ff.) auf den jeweils äußeren Seitenrändern.

Bericht des Hermann Kaau Boerhaave, lateinisch und russisch	1
Brief Boerhaaves vom 15.9.1751 an Grieve (Lit. A), französisch und russisch	65
Brief des Stadtphysikus Keiling aus Narva vom 19.9., an die Kanzlei (Lit. G), aus dem Deutschen übersetzt	74
Brief des Stadtphysikus Burchart aus Reval vom 25.9. an Boerhaave (Lit. H), aus dem Französischen	80
Brief des Stadtphysikus von Graf aus Riga vom 30.11. an Boerhaave (Lit. K), aus dem Französischen mit	82
Verzeichnis von vierzehn Operierten	83
Befehl der Medizinischen Kanzlei an Hillmer vom 29.9., unterzeichnet von Boerhaave (Lit. E), aus dem Deutschen	84
Bericht des Stadtphysikus Wissel aus Pernau vom 28.10. mit neun Operationsfällen (Lit. I), aus dem Deutschen mit	86
Übersetzung eines notariellen Attestes vom 28.10. (Lit. I)	90

Bericht des Stadtphysikus Wissel vom 2.12.
an die Medizinische Kanzlei über einen
Todesfall (Lit. I), aus dem Deutschen   91

Attest über die Staroperationen am Protopopen Slonskij vom 20.1.1752 (Lit. F),
aus dem Deutschen   93

Attest über die Staroperationen an Katerina
Polikarpova vom 22.10.1751 (Lit. L),
aus dem Deutschen   95

Zweites Attest über Katerina Polikarpova
vom 28.11. (Lit. L), aus dem Deutschen   96

Auf Befehl Boerhaaves geschriebener Bericht von Foussadier vom 26.10. an die
Medizinische Kanzlei (Lit. M),
aus dem Französischen   97

Atteste über 22 Staroperierte vom Oktober
bis Dezember 1751 (Lit. B.),
aus dem Deutschen   98

Atteste über 15 an den vorderen Augenabschnitten Operierte, vom September bis Dezember 1751 (Lit. C),
aus dem Französischen   114

Berichte über sieben Patienten, die wegen
Trichiasis behandelt worden sind (Lit. D)   125

Berichte über 30 konservativ behandelte
Patienten (Lit. B.C.D.)   127

Bittschrift des Barons von Rosen an die
Zarin wegen der erfolglosen Staroperation
an seiner Mutter vom November 1751
(Lit. N)   137

Bevollmächtigung des Barons von Rosen
durch seine Mutter vom 14.11.   140

Brief des Postmeisters Bukov aus Arensburg
an Postmeister Hofman in Reval vom 8.11.
(Lit. O), aus dem Deutschen   141

Brief Bukovs an Postdirektor Asch in Petersburg vom 13.12., aus dem Deutschen	141
Auszug aus einem Brief des Landrats Güldenstube aus Arensburg vom 8.11., aus dem Deutschen	142
Zusammenfassung, lateinisch und russisch	143
Gutachten über Hillmer vom 4.11.1751 (Lit. P), lateinisch und russisch	146
Extrakt aus dem Journal der Kanzlei vom 4.9. bis 8.12.1751 (Lit. Q), aus dem Lateinischen	159
Brief Hillmers an Boerhaave vom 12.11., aus dem Deutschen	173
Brief Güldenstubes an Stadtphysikus Wissel vom 28.2.1752, aus dem Deutschen (?)	175

DIE SPRACHGESTALT DER "ACTA"

Alle Teile der Dokumentation Boerhaaves liegen in Russisch vor. Bezogen auf den Veröffentlichungszeitpunkt der "Acta" macht deren russische Textgestalt Überlegungen erforderlich, die den Entwicklungsstand der russischen Sprache und den der russischen Medizin betreffen. Unter den Neuerungen, die Rußland den Reformen Peters I. zu verdanken hat, ist eine der wichtigsten die Entstehung des modernen Russisch aus Vorformen, deren Gestalt sich noch heute im Alt-Kirchenslawisch der russisch-orthodoxen Liturgie widerspiegelt. Dieser Prozeß ist eng verknüpft mit den Neuerungen, die jener Zar bewußt auf administrativem Wege eingeführt hatte, um das politisch wenig entwicklungsfähige autokratische Herrschaftssystem Rußlands absolutistisch zu modernisieren. Zu ihnen gehörte der Import westeuropäischer Medizinalstrukturen, in erster Linie, um der reorganisierten russischen Armee und der neugeschaffenen Flotte ein entsprechendes Sanitätswesen zur Seite zu stellen. Im Gegensatz zur kontinuierlichen Entwicklung der Medizin Westeuropas entsteht das russische Medizinalwesen im engeren Sinn erst im Zeitalter der Aufklärung. Der davor liegende Zeitraum ist durch volksmedizinische Praxis und wenige ärztliche Betreuungsmöglichkeiten gekennzeichnet, die der russische Hof sich durch ausländische Ärzte verschaffte.

Beide Aspekte der russischen Geschichte, der sprachliche und der medizinische, bedeuten, daß um 1750 eine russische Medizinalsprache erst teilweise zur Verfügung steht beziehungsweise sich gerade entwickelt. Ein Beleg für diese Situation ist das Nichtvorhandensein russischer augenärztlicher Literatur. In Westeuropa florieren gleichzeitig zahlreiche ophthalmologische Traktate, unter ihnen die von Albrecht Haller herausgegebenen Lehrbücher nach Mitschriften der Vorlesungen des Hermann Boerhaave von 1707 in Leiden, die 1746 zum ersten Mal lateinisch, 1749 aber schon in deutscher und französischer Übersetzung erschienen. So wird das bereits dargestellte Interesse des russischen Hofes an den Vorlesungsmanuskripten eben dieses Hermann Boerhaave verständlich.

Das erste russische Lehrbuch über Augenkrankheiten erschien
erst 1798 in Moskau. Dabei handelt es sich um die russische
Übersetzung des Hallerschen Lehrbuches von Vasilij Titovič:
"Slavnago Germana Boergava Publičnyja Lekcii o Glaznych-
Boleznjach-" - "Die öffentlichen Vorlesungen des berühmten
Hermann Boerhaave über Augenkrankheiten". Der Vergleich der
Titovič-Übersetzung mit verschiedenen von Albrecht von Haller edierten Boerhaave-Ausgaben macht die Annahme wahrscheinlich, Titovič habe für seine Übertragung die zweite Göttinger Auflage von 1750 benutzt: "Hermanni Boerhaave De Morbis
Oculorum Praelectiones Publicae ex codicibus auditorum
editae". Dabei fallen in der russischen Ausgabe Textkürzun-
gen auf, die unter anderem einleitende theoretische Erörte-
rungen älterer medizinischer Autoritäten betreffen. Auch
fehlt jedes Vorwort. Welche Absichten Titovič damit ver-
folgte oder ob dies gar einem Ansinnen der Zensurbehörde
entsprang, ist unklar. Auf der Rückseite des Titelblattes
findet sich jedenfalls der Vermerk "Mit Billigung der Moskauer Zensur". (Diese russische Ausgabe fehlt in der aus-
führlichsten Bibliographie der veröffentlichten ophthalmologischen Vorlesungen Hermann Boerhaaves: Lindeboom, Analecta Boerhaaviana, vol. primum, S. 72 ff.)

Aus der russischen Boerhaave-Edition geht nicht hervor, ob
Titovič bei seiner Übersetzung die Manuskripte zu Rate gezogen hat, die Hermann Boerhaave seinen Neffen Hermann und
Abraham Kaau hinterlassen hatte (siehe S. 20, 26 und 29)
und die in Rußland geblieben sind. Der von Cohen und Cohen-
de Meester 1941 veröffentlichte "Katalog der wiedergefundenen Manuskripte und Briefwechsel von Herman Boerhaave" führt
über 70 Bände Boerhaaviana in der Leningrader Militärärzt-
lichen Akademie auf, darunter als No. 3. ein ophthalmologisches Vorlesungsmanuskript Hermann Boerhaaves von 1720, dessen Inhaltsangabe eine solche Annahme nicht wahrscheinlich
macht.

Während bereits 50 Jahre vor diesem ersten russischen Buch
der Augenheilkunde in den erwähnten westeuropäischen Veröffentlichungen die ophthalmologische Nomenklatur weitgehend

fixiert erscheint, zeigen die 1751 für den russischen Text
der "Cancellariae Medicae acta" verwendeten Begriffe termi-
nologische Unsicherheiten. Sie sind nicht dem Unvermögen
des Übersetzers anzulasten[30], der sowohl des Lateinischen
wie Griechischen mächtig war und sich auch augenscheinlich
in der westeuropäischen medizinischen Fachsprache auskannte.

Die Variationen seiner Übertragungskunst, sich sowohl transkribiert lateinisch bzw. griechisch wie russisch auszudrücken,
sind nicht auf die Fachtermini beschränkt. Er verwendet phan-
tasiereich in gleicher Art wechselweise grammatische Aspekte
der antiken Sprachen wie des Russischen. Diese Arbeitsweise
entspricht derjenigen in vergleichbaren medizinischen Veröffentlichungen in westeuropäischen Sprachen. Doch bietet
die russische Sprache die zusätzliche Hürde ihres kyrilli-
schen Alphabets, die der Übersetzer der "Acta" zum ersten
Mal für die Augenheilkunde überwunden hat.

Er überträgt beispielsweise *in Trichiasi*[31] mit der entsprechenden russischen Präposition въ (v-), die in diesem Fall
den Akkusativ nach sich zieht; das Substantiv wird kyrillisch
transkribiert und in den griechischen Akkusativ flektiert:
въ трихіазинъ (v- trichiazin-). Mit lateinischen Termini verfährt er ähnlich: Aus *per tunicas*[32] wird russisch сквозь
туникасъ (skvoz' tunikas-). Jedoch übersetzt er *ab humore
vitreo*[33] Wort für Wort in das Russische: отъ (ot-, das bei
gleicher Bedeutung "von" den Genitiv bedingt) стклянной мокроты
(stkljannoj mokroty) von стклянная мокрота (stkljannaja
mokrota) - "Gläserne Flüssigkeit". Aus *ex processibus ciliari-
bus*[34] wird изъ (iz-, entsprechend "aus"), das den Genitiv verlangt, wie aus dem Einschub такъ называемыхъ (tak- nazyva-
emych-, "den sogenannten") hervorgeht, dem dann aber einfach
transkribiert процессибусъ циліарибусъ (processibus- ciliari-
bus-) im vom lateinischen *ex* abhängigen Ablativ folgt: изъ
такъ называемыхъ процессибусъ циліарибусъ (iz- tak- nazyvaemych-
processibus- ciliaribus-).

Bei *a cornea transparente*[35] entsteht отъ корнеа транспаренте
(ot- kornea transparente): Auch hier werden die lateinischen
Flexionsendungen beibehalten, obwohl die russische Präposition отъ (ot-) den Genitiv regiert. Das gleiche gilt für die
Übertragung von *a nervulo ciliari*[36] mit отъ нервуло ціларі
(ot- nervulo ciliari). Dagegen wird bei сверхъ корнеи
транспаренте[37] (sverch- kornei transparente) - "über der
cornea transparens" das Substantiv entsprechend der den Genitiv erfordernden Präposition regelrecht russisch flektiert,
während das Adjektiv eine lateinische Ablativendung aufweist
(nach dem zu vermutenden lateinischen *supra*; in diesem wie
in den folgenden Beispielen fehlen lateinische Paralleltexte). Dasselbe Flexionsschema zeigen отъ корнеи
транспаренте[38] (ot- kornei transparente) - "von der cornea
transparens" und позади корнеи транспаренте[39] (pozadi kornei
transparente) - "hinter der cornea transparens".

Bei надъ корнеею пеллуциди[40] (nad- korneeju pellucidi) -
"über der cornea pellucida" steht das Substantiv in der
alten Form des Instrumentals, den die Präposition надъ (nad-)
verlangt. Die Flexionsform des Adjektivs пеллуциди (pellucidi)
bleibt unerklärlich[41] - außer durch einen Fehler. Sie paßt
auch nicht in das nonpronominale substantivische Deklinationsschema, das für russische Adjektive im 18. Jahrhundert noch
möglich war. Dieser Sachverhalt liegt augenscheinlich vor bei
на корнеѣ пеллуцидѣ[42] (na korneě pellucidě) - "auf der cornea
pellucida". Der nach на (na) korrekte Lokativ beim Substantiv erscheint als Flexionsform пеллуцидѣ (pellucidě) des Adjektives пеллуцида (pellucida). So sind auch die substantivischen Formen (im Akkusativ und im Genitiv) der beiden Adjektive in мембрану конъюнктиву отъ угловъ корнеи луциды[43]
(membranu kon'junktivu ot- uglov- kornei lucidy) - "membrana
conjunctiva von den Rändern (Winkeln) der cornea lucida" zu
verstehen. Das Gegenstück findet sich bei *partem posteriorem membranae arachnoideae*[44], aus dem заднюю часть мембраны
арахноидической (zadnjuju čast' membrany arachnoidičeskoj)
wird: Der in der Übersetzung beibehaltene partitive Genitiv
des transkribierten lateinischen anatomischen Begriffes

wird russisch flektiert. Dabei erhält das fremdsprachliche
Adjektiv die entsprechende (heute gebräuchliche) Adjektivendung. Sie taucht in den "Acta" nur selten auf: *qui, omni cognitione anatomica structurae oculi destituti*[45] ist mit которые... объ анатомическомъ сложенiи глаза, никакого знанiя не имъютъ (kotorye... ob- anatomičeskom- složenii glaza, nikakogo znanija ne imějut) - "welche vom anatomischen Aufbau des Auges keinerlei Kenntnis besitzen" übersetzt.

Womöglich werden die dargestellten sprachlichen Kompromisse verwendet, um bei umschriebenen lateinischen Begriffen den Wortcharakter nicht zu stark zu verändern. Diese Absicht wird deutlich bei der zweiteiligen topographischen Angabe надъ корнеа луцида, и прямо противу пупиллы[46] (nad- kornea lucida, i prjamo protivu pupilly) - "auf (über) der cornea lucida und direkt gegenüber der Pupille". Für das erste Glied verzichtet der Übersetzer auf jegliche russische Deklination, im Gegensatz zum bereits zitierten Beispiel надъ корнеею пеллуциди (nad- korneeju pellucidi, siehe Anm. [40]). Der Text ist die Übertragung eines französischen Berichtes (im Lateinischen könnte *in cornea lucida* stehen). Im zweiten Teil ist пупиллы (pupilly) entsprechend der Präposition противу (protivu) der russische Genitiv von пупилла (pupilla).

Lateinische anatomische, pathologische und auch pharmakologische Termini als Satzobjekte werden transkribiert und analog russisch flektiert: So erscheint *ipsam... membranam*[47] als самую мембрану (samuju membranu) - "die Membran selbst", und *uveam laedit*[48] wird zu увеу повреждаетъ (uveu povreždaet-) - "verletzt die uvea". Hier entsprechen die Akkusativobjekte in der Übersetzung denen des Originals. Bei имъетъ сильную офталмiю флегмозу[49] (iměet- sil'nuju oftalmiju flegmozu) - " hat eine starke phlegmonöse Ophthalmie" liegt das Original (ein französischer Bericht) nicht vor. Die Wiedergabe von *ingens inflammatio... aperirent*[50] mit великую инфламмацiю имъли (velikuju inflammaciju iměli) - "sie hatten eine gewaltige Inflammation" macht aus dem lateinischen Subjekt ein Akkusativobjekt. An anderer Stelle wird *inflammationes*[51]

(150)

et hoc folum ejus operationem fufpectam reddit apud rerum gnaros, ut nefciat, qvid agit, dum operatur.

Qvinto. fimulac fine ulla praecautione acum intra oculum introtrufum ad cataractam inclinaverit atque hanc premendo parum folverit, cuspidem acus poft cataractam inflectit, hanc inter et humoris vitrei concavitatem, in qua lentis cryftallinae pars pofterior convexa haeret, atque ita vi non modo cataractam (quod facere opus non habet) ex fede fua laceras ; fed et neceffario partem pofteriorem membranae arachnoideae dictae, quae ab humoris vitrei membrana externa proveniens lentem ambit, laedit : verum et ipfam humoris vitrei membranam lacerare neceffario debet. Si tunc nondum ex voto fubmerfio procedit, acus cufpidem iterum a pofteriore in anteriora flectit et in ipfam lentem introtrudit. Si

больше въ сторону или съ переди, а у иныхъ болѣе въ верхнее или нижнее положеніе, и едино сіе операціи его дѣлаетъ подозрительными у тѣхъ, кои оное дѣло разумѣютъ, такъ, что онъ не твердъ въ дѣйствіи операціяхъ его.

5. Какъ скоро онъ безъ всякой осторожности глазною иглою въ глазъ пришелъ, къ туску превратилъ, и онаго вдавленіемъ нѣсколько освободилъ, иногда подвигаетъ онъ кончикъ той иглы повади туска, внутри содержанія стклянной мокроты, въ коемъ задняя часть хрустальнаго зерна лежитъ, нѣсколько тускъ изъ мѣста его здираетъ, [чего ему чинить не надлежало] но притомъ поврежденъ конечно задюю часть мембраны арахноидійческой, которая отъ наружной мембраны стклянной мокроты происходитъ, и хрустальное зерно въ себѣ содержитъ, и тако конечно разодранъ ему надлежитъ самую мембрану стклянной мокроты. Буде иногда вдавливаніе по желанію не учинено, то слѣдуетъ кончикомъ иглы съ зади къ переду въ самую стклянную мокроту. и еже ли еще не по желанію вы-

поеди

Abb. 4: Seite 150 aus Boerhaave H. Kaau,
Cancellariae Medicae acta...

im Russischen zu возжжении (vozžženii) - "Entzündungen".

Neben russisch flektierten Transkriptionen lateinischer Begriffe werden auch transkribierte lateinische Flexionsendungen für russische Satzobjekte benutzt: Aus *tunicam albugineam elongatam abscindit*[52] wird туникамъ албугинеамъ элонгатамъ сръзываетъ tunikam- albugineam- élongatam- srězyvaet-) - "(er...) eine elongierte tunica albuginea wegschneidet". Das gleiche Schema zeigt толстое бѣльмо, или албугинемъ, которое всю корнеамъ транспарентемъ покрываетъ[53] (tolstoe běl'mo, ili albuginem-, kotoroe vsju korneam- transparentem- pokryvaet-) - "einen dicken weißen Hornhautfleck, oder eine albugo, welche die ganze cornea transparens bedeckt". Bei малое число... трохисціи де албисъ разисъ[54] (maloe čislo... trochiscii de albis- razis-) - "etwas... Trochiscium de albis rasis" ist die transkribierte lateinische Genitivform im Russischen ein von малое число (maloe čislo) - "etwas" abhängiger Genitivus partitivus und ähnelt der bekannten Verwendung dieses Kasus bei Rezepturen. Anzumerken ist, daß alle Zitate der Seiten 114 und 115 der "Acta" (siehe Anm. [43], [46], [49], [53] und [54]) der Übersetzung des gleichen, bereits erwähnten französischen Berichts entnommen sind, wodurch die vielfältige Arbeitsweise des Übersetzers deutlich wird.

Bei einfachen Widergaben medizinischer Begriffe vermischt er Transkriptionen mit Übersetzungen: Aus *ut sunt Perla, Albugo, Leukoma, Staphyloma, Pterygium sive Pannus*[55] wird яко суть жемчуженки, разныхъ родовъ бѣльмы, называемыя албуго, левкома, стафилома, птеригіумъ, или паннусъ (jako sut' žemčuženki, raznych- rodov- běl'my, nazyvaemyja albugo, levkoma, stafiloma, pterigium-, ili pannus-) - "als da sind Perlen, verschiedene Arten von weißem Hornhautfleck, genannt Albugo, Leukoma, Staphyloma, Pterygium oder Pannus".

(Hier ist festzustellen, daß das Wort бѣльмо (běl'mo) - im letzten Beispiel müßte es wegen des Genitivs бѣльмы (běl'my) eigentlich бѣльма (běl'ma) heißen - in den "Acta" 1751 ausschließlich im auch heute geltenden Sinn von "Leukom" vorkommt. Nicht so 1798 bei Titovič - siehe auch Seite 37 -, von dem es fast nur in der Bedeutung "weißer [= grauer] Star" verwandt worden ist, die im modernen Russisch entsprechend altertümlich erscheint.)

Weiterhin gibt es Termini, deren vollständige Übertragung in das Russische eine begriffliche Unschärfe gegenüber der lateinischen Vorlage erkennen läßt: So heißt *apertis et retentis palpebris*[56] russisch по открытіи и держаніи рѣсницъ (po otkrytii i deržanii rěsnic-), das mit "bei (nach) öffnen und Halten der Lider" zu übersetzen ist. Aus *palpebrarum nictatio*[57] wird дрожаніе рѣсницъ (drožanie rěsnic-) - "Zucken der Lider (Lidzucken)". Dabei bedeutet рѣсница (rěsnica), in den "Acta" vereinzelt auch schon ресница (resnica) geschrieben, eigentlich "Wimper" oder *cilium*, und вѣко (věko) steht für "Augenlid" oder *palpebra*. Dies geht deutlich aus den mehrfachen Beschreibungen (ohne lateinischen Paralleltext) von Trichiasis-Behandlungen hervor: изъ вѣкъ... волосы[58] (iz-věk-... volosy) - "aus den Lidern... Haare". In diesem Fall sind anatomisch волосы (volosy, "Haare") identisch mit рѣсницы (rěsnicy, *cilia*, "Wimpern"). Das zeigen folgende Beispiele: до угловъ вѣкъ, гдѣ имѣются ресницы[59] (do uglov- věk-, gdě imějutsja resnicy) - "bis zu den Rändern der Lider, wo sich die Wimpern befinden". In сіе лѣченіе началъ выщипываніемъ съ рѣсницъ волосовъ[60] (sie lěčenie načal- vyščipyvaniem- s-rěsnic- volosov-) - "diese Behandlung begann mit dem Auszupfen von (der Wimpern Haaren) Haaren aus den Wimpern" wird der Sachverhalt anatomisch exakt wiedergegeben. Ob die zweimalige Verwendung von рѣсница (rěsnica) für "Lid" anstelle von вѣко (věko) eine zeitbedingte fachsprachliche Unsicherheit für das Russische zum Ausdruck bringt oder nur eine willkürliche Wortwahl in den entsprechenden Zusammenhängen darstellt - "öffnen und Halten der Lider (Wimpern)" und "Lid (Wimpern) zucken", kann nicht sicher entschieden werden.[61]

Die geringere Differenzierung der russischen Übersetzungen gegenüber den Vorlagen von *a cornea pellucida*[62] gleich отъ круга глазнаго (ot- kruga glaznago) - "vom Augenrund" und *ad distantiam circiter duarum linerarum a tunica cornea*

transparente[63], russisch широною до двý линѣй отъ чернаго
круга (širinoju do dvu liněj ot- černago kruga) - "mit einer
Distanz von zwei Linien vom dunklen Rund", ist am lateinischen Vorbild orientiert: *medius intra nigrum oculi et angulum minorem, qui tempori propior est, duarum linearum spatio
a cornea transparente*[64] wird genau übersetzt mit между чернымъ
кругомъ глаза и меньшимъ очнымъ угломъ къ вискамъ, двѣ линіи
разстояніемъ отъ корнеа транспаренте (meždu černym- krugom-
glaza i men'šim- očnym- uglom- k- viskam-, dvě linii
rasstojaniem- ot- kornea transparente) - "zwischen dem dunklen Augenrund und dem kleinen Augenwinkel schläfenwärts, mit
zwei Linien Abstand von der cornea transparens". Dabei meint
черный (černyj) - "schwarz, dunkelfarbig" im zweiten Beispiel
(Anm. [63]) das durch die Iris dunkelfarbige "Augenrund" im
Gegensatz zur weißen Sklera und keinesfalls die schwarze Pupille. Sonst wären отъ чернаго круга (ot- černago kruga) -
"vom dunklen Rund" nicht identisch mit *a tunica cornea transparente* und die darauf bezogene Maßangabe im russischen Text
ungenau. Im dritten Zitat (Anm. [64]) legt die Verwendung von
черный кругъ глаза (černyj krug- glaza) für die Übersetzung
von *nigrum oculi* aus Analogiegründen die gleiche Interpretation nahe. Die lateinische Vorlage selbst hat hier augenscheinlich die Bedeutung "das Dunkle des Auges" und nicht
das "Schwarze" im Sinne von Pupille (*niger* kann neben
"schwarz" auch "dunkelfarbig" bedeuten). Gestützt wird diese
Überlegung durch die Maßangabe "zwei Linien".[65] Sie entsprechen 5,08 mm. Nimmt man *medius* genau, dann wäre das die
halbe Strecke zwischen dem Limbus und dem Angulus oculi lateralis, dem temporalen Augenwinkel. Sie hat die im alten
russischen Längenmaß angegebene Größe. Die Angabe *medius*
träfe nicht mehr genau zu, übersetzte man *nigrum oculi* mit
Pupille. An Genauigkeit ist dem Autor des lateinischen Textes aber gelegen, weil er hier die Einstichstelle für die
Starnadel angibt.

Im übrigen wird *pupilla* mit dem entsprechenden russischen
Wort wiedergegeben: *in ipsa media pupilla*[66] ist въ срединѣ
зрачка (v- sredině zračka) - "in der Mitte der Pupille".

Der Nominativ dieses Wortes erscheint mehrfach in der alten
Schreibweise зрачекъ (zraček-), neben vielfachen Flexions-
formen, fast ausschließlich in den Berichten über Patienten,
die nur russisch vorliegen, einmal jedoch bereits in der
heute üblichen Form[67]: зрачокъ (zračok-). Daneben finden
sich vereinzelte Transkriptionen (ohne lateinische Parallelen) wie das bereits zitierte противу пупиллы (protivu
pupilly, siehe Anm. [46]) - "gegenüber der Pupille" und
движение ириса и стяганiе пупиллы[68] (dviženie irisa i
stjaganie pupilly) - "Bewegung der Iris und Kontraktion
der Pupille".

Die alternative Verwendung von Fremdworten und russischen
Begriffen sieht man auch bei получила пятна[69] (polučila pjatna)
- "bekam maculae", von пятно (pjatno) - "Fleck", und bei
имъетъ макулу[70] (iměet- makulu) - "hat eine macula" (beide Beispiele ohne lateinische Vorlagen). Analog bedeuten глобусъ[71]
(globus-) und глазное яблоко[72] (glaznoe jabloko), dasselbe:
"Augapfel". Das zweite Zitat ist eine direkte Übersetzung
des deutschen Wortes, während das transkribierte *globus* von
globe de l'oeil abgeleitet zu sein scheint; der Vorspann der
Berichte, aus denen die Beispiele stammen, nennt deutsche
und französische Vorlagen.

Aus *cataractae corpus*[73] macht der Übersetzer корпусъ туска
(korpus- tuska) - "corpus des Stars". Die Transkription von
corpus erscheint auch in anderem Zusammenhang (ohne lateinischen Paralleltext): шляхетнаго Кадетскаго корпуса[74]
(šljachetnago Kadetskago korpusa) - "des adligen Kadetten-
Corps". Auf fällt, daß nur *corpus*, nicht aber *cataractae*
transkribiert wird. Zwar finden sich an anderer Stelle
sechsmal solche Transkriptionen. Sie stehen jedoch sämtlich
in Übertragungen verschiedener französischer Berichte desselben Autors, des Stadtphysikus Burchart aus Reval. Dazu
sind sie zweimal einleitend in einen erklärenden Zusammenhang mit dem entsprechenden russischen Wort gebracht:
сдвижение туска [катаракты][75], (sdviženie tuska [kataraktу] -
"Depression des Stars [der Cataract]" und страдалъ катарактою
[тускомъ][76], (stradal- kataraktoju [tuskom-]) - "litt an

einer Cataract [einem Star]". Im Unterschied zu diesen vereinzelten Beispielen wird das russische тускъ (tusk-) für "Star" hundertmal gebraucht, zum Teil auch in adjektivischer Form: безъ тусковыхъ очковъ[77] (bez- tuskovych- očkov-) - "ohne Starbrille" oder тускные очки[78] (tusknye očki) - "Starbrille" und за хорошаго тускнаго и денежнаго колотеля[79] (za chorošago tusknago i denežnago kolotelja) - "für einen guten Star- und Beutelschneider". Demnach ist der überwiegende Gebrauch des russischen Wortes für den grauen Star seitens des Übersetzers 1751 der Verwendung des russischen Begriffes für Pupille vergleichbar. Nur hat sich зрачок (zračok) - "Pupille" in der russischen Medizinalsprache durchgesetzt, während тускъ (tusk-) - wörtlich "Trübung" aus dem modernen Russisch verschwunden ist und nur noch in dem Adjektiv тусклый (tusklyj) - "trübe" vorkommt (das Wörterbuch von Pavlovskij führt 1911 тускъ (tusk-) in der Bedeutung "Trübung" noch an mit dem speziellen Zitat тускъ на глазѣ (tusk- na glazě) - "Leukom, weißer Fleck auf der Hornhaut"[80]). Als Fachterminus dient heute - wie in anderen Sprachen - das Wort катаракта (katarakta) - "Katarakt". Im übrigen wird das jetzt für "Trübung" gebräuchliche мутность (mutnost') bereits in den "Acta" verwandt: на зрачкѣ видится мутность[81] (na zračkě viditsja mutnost') - "ist an der Pupille eine Trübung zu sehen" (keine lateinische Parallele). Nur ist hier kein Star, sondern der Folgezustand nach einer Starstich-Operation gemeint, der jedoch funktionell für den Patienten dasselbe bedeutet wie ein grauer Star: что... сквозь туманъ нѣкоторые вещи признавать... можетъ[82] (čto... skvoz' tuman- někotorye vešči priznavat'... možet-) - "daß... er durch Nebel einige Gegenstände erkennen... kann".

Auch in der Bedeutung "schwarzer Star" wird тускъ (tusk-) verwendet, jedoch unter Zufügung des entsprechenden russischen Adjektivs: черной тускъ[83] (černoj tusk-). Dabei hat definitionsgemäß der schwarze Star nichts mit einer (sichtbaren) Trübung zu tun, sondern ist durch eine "schwarze", klare Pupille gekennzeichnet. Der deutsche Begriff entspricht der *suffusio nigra*, wobei *suffusio (cataracta)* eine

Sehstörung bezeichnet analog der traditionell aufgefaßten
Einschränkung der Sehfunktion durch eine hinter der Pupille
"herabfließende" Trübung (Star), während *nigra* die "schwarze",
klare Pupille meint. Das Krankheitsbild des "schwarzen Stars"
wurde zu Boerhaaves Zeit überwiegend mit dem mittelalter-
lich-lateinischen Begriff *gutta serena* belegt, wörtlich "hei-
terer Tropfen"; das Adjektiv *serena* meinte wiederum die
nicht durch Trübungen beeinträchtigte Pupille, bei verminderter oder abwesender Sehfunktion. Die *gutta serena* entsprach somit der seit der Antike definierten *amaurosis* -
"Verdunkelung", einer Sehstörung bzw. Blindheit ohne sicht-
bare Veränderung des Auges.[84]

Der Übersetzer der "Acta" gebrauchte in zwei Gutachten für
gutta serena den Begriff темная вода (temnaja voda) - "dunkles Wasser", der den deutschen "schwarzen Star" meint und
anscheinend an *suffusio nigra* orientiert ist: имѣетъ темную
воду, что называется гутта серена[85] (imĕet - temnuju vodu,
čto nazyvaetsja gutta serena) - "hat dunkles Wasser, was man
gutta serena nennt". Das Adjektiv темная (temnaja) entspricht
nigra; es scheint aber in diesem Zusammenhang mit seiner Bedeutung "dunkel, stockfinster" über die Kennzeichnung der
klaren Pupille als "schwarz" hinaus auch die nicht vorhandene
Sehfunktion bei der Amaurose anzudeuten.

Die Entwicklung der russischen medizinischen Fachsprache erhellt auch совершенннаго паралича[86] (soveršennago paraliča) -
"einer völligen Paralyse". Statt als transkribiertes Fremd-
wort tritt *paralysis* hier bereits als Lehnwort параличъ
(paralič-) auf; so wird es noch heute gebraucht.

Веі отъ кантамаюри[87] (ot- kantamajuri) - "vom canthus maior"
liegt vielleicht ein Übermittlungsfehler vor, der zu erklären wäre, wenn der Übersetzer einem Schreiber diktiert hat.
Dies verdeutlicht къ канту минори[88] (k- kantu minori) -
"zum canthus minor" (beide Zitate ohne Paralleltexte).

Ein sachlicher Fehler liegt vor in der Übersetzung von *in
ipsam lentem*[89] mit въ самую стклянную мокроту (v- samuju

stkljannuju mokrotu). Aus dem gemeinten "in die Linse selbst"
wird so "in die gläserne Flüssigkeit (den Glaskörper) selbst".
Dabei ist *lentem cristallinam*[90] richtig mit хрустальное зерно
(chrustal'noe zerno) - "Kristallkern" wiedergegeben. Und im
Kontext des fehlerhaften ersten Beispiels ist *inter... humoris
vitrei concavitatem, in qua lentis crystallinae pars posterior
convexa haeret*[91] (vergl. auch Abb. 4, S. 41) korrekt übersetzt mit внутри содержания стклянной мокроты, въ коемъ задняя
часть хрустальнаго зерна лежитъ (vnutri soderžanija stkljannoj
mokroty, v- koem- zadnjaja čast' chrustal'nago zerna ležit-)
- "in den Raum der gläsernen Flüssigkeit, in welchem der hintere Teil des Kristallkernes liegt". Das Beispiel хрустальная
кожица[92] (chrustal'naja kožica) - "Kristallhäutchen", das im
Textzusammenhang die vordere Linsenkapsel meint, widerlegt
diesen Schluß nicht. Hier wurden anatomische Vorstellungen
übersetzt, die der Hof-Chirurg Barré als Autor eines französischen Berichts niedergeschrieben hatte.

Alle Beispiele belegen den Wandel in der Heilkunde, den zunehmende exakte Kenntnisse über die Anatomie und Physiologie
des Auges zu Beginn des 18. Jahrhunderts bewirkt hatten. Bis
zum Ende des 17. Jahrhunderts galt fast unbestritten, der
graue Star wäre ein Häutchen hinter der Pupille, und die
Linse - nach der Lehre von Galen (129-199 n. Chr.) ursprünglich als eigentlicher Sitz des Sehens angenommen - liege als
"mittlere Augenflüssigkeit" mehr zur Mitte des Glaskörpers.[93]
Die bereits 1583 vom Basler Stadtarzt und Medizinprofessor
Felix Platter (1563-1614) erstmals formulierte Vorstellung,
der Netzhaut komme im Auge die bildaufnehmende Funktion zu
und dem humor crystallinus nur die einer optischen Linse,
konnte sich unter den Medizinern für mehr als hundert Jahre
nicht durchsetzen.[94] 1651 fand die Angabe der Pariser Wundärzte Quarré und Lasnier, sie hätten beim Starstich kein
Häutchen, sondern die Linse selbst hinter der Pupille entfernt, keinen Glauben. Und als Michel Brisseau[95] 1705 an
einem verstorbenen Soldaten den Starstich vornahm und nach
der Obduktion des operierten Auges die getrübte Linse unten
im Glaskörper fand, erklärte die Königliche Akademie der

Wissenschaften in Paris seinen Befund für "eine physiologische Absurdität".[96] Die Kontroverse wurde erst nach langem Streiten und aufgrund neuer Obduktionsbefunde zu Gunsten von Brisseau entschieden.

Diese geschichtliche Situation hat die genannten anatomischen Begriffe, die die Linse betreffen, geprägt. Auch das Wort зерно (zerno), dessen eigentliche Bedeutung "Korn" im Sinne von Getreide ist, gibt noch eine gewisse Unsicherheit wieder, da Getreidekörper deutlich kleiner als Augenlinsen sind. Für den botanischen Begriff "Linse" gibt es das russische Wort чечевица (čečevica), mit welchem sich *lens* angemessen wiedergeben ließe. Tatsächlich findet sich ein einziges Beispiel dafür in der 1757 edierten russischen Übersetzung von Lorenz Heisters "Compendium anatomicum" von 1741 (5. Aufl.). Sie wurde vom Oberwundarzt am Petersburger Marinehospital Martin Šein (1712-1762) besorgt und erschien im genannten Jahr als "Sokraščennaja Anatomia" in Petersburg. Im zweiten Band findet sich auf Seite 99 der Instrumental чечевицею хрустальною (čečeviceju chrustal'noju) von чечевица хрустальная (čečevica chrustal'naja) *lens cristallina* - "Kristallinse".

Heute heißt die Linse des Auges хрусталик (chrustalik) von хрусталь (chrustal') - "Kristall", wovon im 18. Jahrhundert für хрустальное зерно (chrustal'noe zerno) - "Kristallkern" das Adjektiv hergeleitet wurde. Der Wandel der ophthalmologischen Fachsprache im Russischen ist bereits zum Ende desselben Jahrhunderts weitgehend abgeschlossen. Im eingangs zitierten ersten russischen Buch über Augenkrankheiten von 1798 wird *lens cristallina* schon mit хрусталекъ (chrustalek-) wiedergegeben. Auch andere Begriffe im übersetzten Buch nach Hermann Boerhaave , die einem Teil der hier aufgeführten Fachtermini entsprechen, haben eine neue russische Gestalt: Die *cornea pellucida* oder *transparens* heißt wie heute роговая оболочка (rogovaja oboločka) - "Hornhaut" von рог (rog) - "Horn", während оболочка (oboločka) seither für "Membran, Tunika, Häutchen" steht. Folgerichtig findet sich auch die

ЛАВРЕНТІЯ ГЕЙСТЕРА
ВЪ ГЕЛМСТАДСК. УНИВЕРСИТЕТЪ ПРОФЕСС.
ЦЕСАРСКОЙ И БЕРЛИНСКОЙ АКАДЕМІИ

ЛОНДОНСКАГО УЧЕНАГО СОБРАНІЯ
ЧЛЕНА
СОКРАЩЕННАЯ
АНАТОМІА
ВСЕ ДѢЛО АНАТОМИЧЕСКОЕ
КРАТКО ВЪ СЕБѢ ЗАКЛЮЧАЮЩАЯ

Переведена съ Латинскаго языка на Россійской:

Санктпетербургской Адмиралтейской гошпитали
Главнымъ Лѣкаремъ
МАРТИНОМЪ ШЕИНЫМЪ

Напечатана въ Санктпетербургѣ при Императорской
Академіи Наукъ 1757 года

Abb. 5: Titelblatt aus Gejster (Heister) L.,
Sokraščennaja Anatomia (Compendium anatomicum)

moderne союзная оболочка (sojuznaja oboločka) - "Bindehaut"
1798 als Übertragung von *tunica conjunctiva*.

In der "Sokraščennaja Anatomia" von 1757 ist auf den Seiten
227 bis 233 des ersten Bandes die gesamte bei Heister aufgeführte anatomische Augenterminologie in das Russische übertragen. Martin Sein hat dazu in Klammern jeweils die kyrillisch transkribierten lateinischen Begriffe angegeben. Der
allgemeine Gebrauch der entsprechenden russischen war
zu diesem Zeitpunkt anscheinend noch so wenig üblich, daß
der Übersetzer bei vielen Termini mehrere russische Versionen
anführt, die zum Teil weder mit der Fachsprache in Hermann
Kaau Boerhaaves "Acta" von 1751 übereinstimmen, noch mit der
im Hallerschen Lehrbuch nach Hermann Boerhaaves Vorlesungen,
das Titovič als russische Übersetzung 1798 veröffentlichte.
So wird beispielsweise unter оболочки (oboločki) oder плены
(pleny) - beide in der Bedeutung "Häutchen" - für *tunicae*,
die transkribiert als тунице (tunice) erscheinen, für die
Bindehaut - конъюнктива (kon-junktiva) - das Partizip
совокупляющая (sovokuplajuščaja) benutzt, von совокуплять
(sovokupljat') - "vereinen, paaren". Die Pupille heißt altertümlich зъница (zěnica) - "Pupille, Auge" oder einfach
дира (dira) - "Loch". Für die unterschiedlichen traditionellen *humores* des Auges, russisch влажности (vlažnosti) -
"Feuchtigkeiten", ist neben хрусталъная (chrustal'naja) für
transkribiert крсталлинусъ (kristallinus-) auch
горушнообразная (gorušnoobraznaja) entsprechend лентиформисъ
(lentiformis-) angeführt: горушка (goruška) ist der Diminuitiv zu гора (gora) - "Berg", so daß горушнообразная
(gorušnoobraznaja) etwa "hügelförmig" bedeutet und dem Sinne
nach *lentiformis* entspricht. Dabei steht das bereits bekannte
зерно хрустальное (zerno chrustal'noe) - "Kristallkern" für
корпусъ (korpus-) oder ленсъ крсталлина (lens- kristallina).

Die subtile wissenschaftliche Übersetzungsarbeit zeigt wegen
des fachsprachlichen Neulands eine gewisse Künstlichkeit.
1798 waren ihre Termini zum Teil bereits vergessen. Erst
recht war die Zeit der vorsichtigen Transkriptionen mit er-

läuterndem так называемый (tak- nazyvaemyj) - "sogenannt" (siehe S. 38) vergangen. Dem Übersetzer jedoch von 1751 muß man nach allem vorliegenden Material ausgezeichnetes Fachwissen und großes sprachliches Geschick zugestehen.

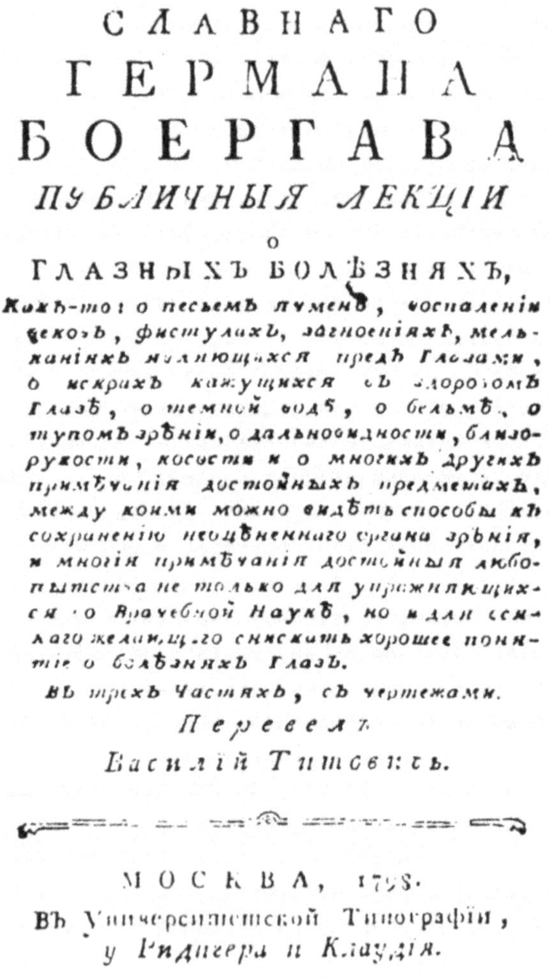

СЛАВНАГО
ГЕРМАНА
БОЕРГАВА
ПУБЛИЧНЫЯ ЛЕКЦIИ
о
ГЛАЗНЫХЪ БОЛѢЗНЯХЪ,

Какъ-то: о песьемъ лумень, воспаленiи вековъ, фистулахъ, загноенiяхъ, мельканiнхъ мелющихся предъ Глазами, о искрахъ кажущихся съ здоровомъ Глазѣ, о темной водѣ, о бельмѣ, о тупомъ зрѣнiи, о дальносмдности, близорукости, косости и о многихъ другихъ примѣчанiя достойныхъ предметахъ, между коими можно видѣть способы къ сохраненiю неоцѣненнаго органа зрѣнiя, и многiя примѣчанiя достойныя любопытства не только дая упражняющихся о Врачебной Наукѣ, но и для всякаго желающаго снискать хорошее понятiе о болѣзняхъ Глазъ.

Въ трехъ Частяхъ, съ чертежами.

П е р е в е л ъ
Василiй Тишовичъ.

МОСКВА, 1798.
Въ Университетской Типографiи,
у Ридигера и Клаудiя.

Abb. 6: Titelblatt des ersten russischen Buches über Augenkrankheiten (siehe auch S. 37)

ZUM RUSSISCHEN MEDIZINALWESEN

Der erste Arzt des Russischen Reiches rechtfertigt die
von ihm durchgesetzte Ausweisung des Okulisten Josef Hillmer mit allen ihm verfügbaren Argumenten. Er veröffentlicht
vorrangig medizinisch fundierte Einzelheiten des Falles
in der Hoffnung, der geneigte Leser werde, so sachkundig
gemacht, die Haltlosigkeit der Vorwürfe gegen ihn, Boerhaave, begreifen.

Einleitend betont er seine oberste Kompetenz in medizinischen Aufsichtsfragen "als von der allerdurchlauchtigsten
Majestät, der Kaiserin und Selbstherrscherin aller Reußen
allergnädigst" eingesetzter Direktor der Medizinischen
Kanzlei (S.200f.). Dieser auffällige Hinweis auf seine Stellung bei Hofe gibt den psychologischen Druck wieder, gegen
den sich Boerhaave wehrt. Gleichzeitig unterstreicht dieser
so seine Loyalität gegenüber der Zarin, da Hillmers Ausweisung notwendig gewesen sei, um Schaden von ihren Untertanen
abzuwenden. Und so beginnt der Bericht überhaupt mit einer
großen Verbeugung vor der Herrscherin: Das Russische Reich
wird als bevorzugt vor vielen europäischen Nachbarn gerühmt,
weil es frei sei von vagabundierenden, betrügerischen Heilkünstlern. Diese Hervorhebung aus berufenem Munde des im
Vergleich zu Westeuropa als rückständig geltenden Riesenlandes ist, im Stil der Zeit, bereits ein Kompliment für
die Zarin. Verstärkt wird es durch die ausdrückliche Würdigung der Verdienste des Herrscherhauses um diese Situation:
Sie sei vor allem den Erlassen Peters I. und seiner Tochter,
der regierenden Elisabeth I., zu verdanken. Hier vereinnahmt
Boerhaave geschickt die Zarin für seinen Standpunkt; von
ihr wissen wir schon, daß sie selbst zu seinen Kritikern
in Sachen Hillmer gehörte. Die schmeichelnde Bezugnahme auf
kaiserliche Erlasse sollte das Vorgehen des obersten Arztes
Rußlands legitimieren. Es entsprach den geltenden russischen
Medizinalregeln.

Die von Boerhaave zitierten Erlasse datieren von 1721, 1729
und 1750. Im Ukaz Peters I. vom 14. August 1721, der vom Re-

gierenden Senat in Petersburg erlassen worden war, wurde
angeordnet: "Kein Doktor oder Stadt-Wundarzt erdreiste sich,
eine Praxis zu betreiben oder zu behandeln, vor der Attestierung durch das Medizinische Kollegium, weil zuweilen
ganz Ungebildete, die völlig ungestraft herumziehen, verwegen kurieren, wodurch sie den Einwohnern großen Schaden
antun können."[97] Diese Verordnung war unter Peter II.
Alekseevič (1727-1730), dem Enkel Peters des Großen, mit
einer Anordnung des Hohen Senats vom 25. Juli 1729 bekräftigt worden: "Verbot der medizinischen Praxis für Leute,
die keine Zeugnisse über Kenntnis der Medizin besitzen."
Danach sollten sich "in Wundarztkünsten unbeglaubigte Wundärzte auf keine Weise das Volk zu kurieren erdreisten und
erst recht nicht die gemeinen Leute, bei harter Geldbuße
und Strafe; worauf von der Medizinischen Kanzlei streng
zu achten ist."[98]

Am 16. März 1750 wurde unter der Regierung Elisabeths I.
unter ausdrücklicher Bezugnahme auf die vorangegangenen
Erlasse vom Regierenden Senat erneut eine Anordnung in
Kraft gesetzt: "Über das Nichtkurieren irgendjemandes für
in der Medikochirurgischen Praxis nicht ausgebildete, von
der Medizinischen Kanzlei unbeglaubigte Wundärzte, bei
harter Strafe." Anlaß war eine Eingabe der Kanzlei, deren
Direktor Hermann Kaau Boerhaave seit 1748 war, an den Senat:
Der Kaufmann Fedor Prjadunov aus Archangelogorod (Archangel'sk)
hatte Petroleum als Universalheilmittel verkauft und damit
Personen unterschiedlichen Standes behandelt. Darüber hinaus
war der Kanzlei bekannt, daß vor allem in Moskau zahlreiche
gewöhnliche Männer und Frauen öffentlich und heimlich kurierten. "... damit nirgends in der Medikochirurgischen Praxis unkundige und von der Medizinischen Kanzlei nicht beglaubigte und für unwürdig befundene Leute jeden Standes,
bei harter Geldbuße und Leibesstrafe, irgendwen zu behandeln
wagten, und auch Kranke nicht solche, bei harter Geldbuße,
zu sich riefen, auf daß von diesen unwissenden Ärzten im
Volke kein Schade entstünde; und wer von solchen unbeglaubigten Wundärzten, insbesondere aber von gemeinen Leuten

männlichen und weiblichen Geschlechts, welche heimlich kurieren und dadurch nicht wenig Schaden im Volk verursachen, erfährt, sollte dies zu ihrer Ausrottung und Behandlung gemäß den Erlassen in der Medizinischen Kanzlei angeben, welchen Denunzianten aus den von solchen illegalen Heilern beigetriebenen Strafgeldern von der Medizinischen Kanzlei eine Belohnung zu zahlen ist nach Maßgabe jener Kanzlei. Und dies ist, wie in Moskau und in St. Petersburg, so auch in allen Gouvernements und Provinzen mit Erlassen Ihrer Kaiserlichen Majestät bekannt zu machen."[99]

Die zunehmende Differenzierung der drei Erlasse und die Verschärfung der angedrohten Sanktionen belegt ein wachsendes Interesse der russischen Regierung am Durchsetzungsvermögen ihrer medizinischen Aufsichtsbehörde. Als zentrale Einrichtung bestand sie in kleineren Vorformen bereits seit 1581. Ivan IV. Groznyj, der "Strenge, Schreckliche", hatte in jenem Jahr in Moskau die erste Apotheke einrichten lassen für die Bedürfnisse des Zaren und seiner Familie. Vermutlich noch im gleichen Jahr wurde für die Beaufsichtigung der Hofapotheke ein Staatsamt geschaffen, die "Apothekerkammer" (aptekarskaja palata), die einem Bojaren aus dem Hochadel unterstand. 1620 wurde sie zum "Apothekeramt" (aptekarskij prikaz) reorganisiert. Der Zustrom ausländischer Mediziner und die Zunahme einheimischer Wundärzte hatte den Aufgabenbereich der ersten Medizinalbehörde des Moskauer Staates zunehmend von der Versorgung des Zarenhofes auf öffentliche Gesundheitsaufgaben verlagert. Sie wurde mit fiskalischen Mitteln, unter anderem aus den Einnahmen der Kronsapotheken, unterhalten. Damit bestritt das Apothekeramt die Besoldung von Medizinalpersonen und den Import ausländischer Pharmaka. Fremde Mediziner und Pharmazeuten, die das Auslands- oder Gesandschaftsamt anwarb, wurden von ihm überprüft und gegebenenfalls einem Examen unterzogen. Auch die Ausbildung einheimischer Wundärzte durch ausländische Mediziner unterlag der Aufsicht des Apothekeramtes, dem "alle Doktoren jener Zeit" unterstanden. Zu seinem Aufgabenbereich gehörten der Seuchenschutz, gerichtsmedizinische Gutachten, die Zu-

sammenstellung medizinischer Schriften wie die Übersetzung
ausländischer Fachbücher, das organisierte Sammeln von Heilkräutern und nicht zuletzt das militärische Sanitätswesen.
Hatten bis in das 17. Jahrhundert die russischen Wundärzte
eine rein handwerkliche, empirische Ausbildung erhalten, so
machte das Apothekeramt 1654 den kurzlebigen Versuch, an
einem Moskauer Krankenhaus eine Schule für die Arzneikunst
einzurichten, an der 30 Soldatenkinder aus den Schützenregimentern (Strelitzen) in mehrjährigem Unterricht zu Truppen-Wundärzten ausgebildet wurden.

Peters I. umfassende Reformen des Heeres und der Flotte machten ein leistungsfähiges Sanitätswesen erforderlich. So erneuerte dieser Zar den Versuch von 1654 und befahl 1706 die
Errichtung eines Militärhospitals in Moskau mit einer angeschlossenen Chirurgenschule. Unter Leitung des holländischen
Anatomen und Leibarztes Peters I. Nicolaus Bidloo (1670-1735)
entwickelte sich diese Hospitalschule ab 1707 mit 50 Schülern zum Vorbild ähnlicher Institutionen in anderen Städten.
"Doktoren" konnten zu dieser Zeit nur an ausländischen Universitäten ausgebildet werden. Erst 1694 hatte als nachweisbarer erster russischer Staatsbürger Petr Vasil'evič
Pos(t)nikov auf Geheiß des Zaren in Padua den medizinischen
Doktorgrad erworben. Und erst 1764 wurde durch einen "Erlaß
für das Medizinische Kollegium" Katharinas II. (1762-1796)
diesem aufgetragen, angesichts der im gleichen Jahr eröffneten medizinischen Fakultät an der Universität Moskau
selbst medizinische Promotionen in Rußland vorzunehmen.
Peter I. mußte sich damit begnügen, etwa 150 ausländische
Ärzte, überwiegend Deutsche und Holländer, nach Rußland
einzuladen.

Die militärmedizinischen Prioritäten gaben auch den vielseitigen Veränderungen im zivilen Bereich der Medizinalverwaltung, die auf des Zaren reformerische Intentionen zurückgingen, ausgeprägte hierarchische, zentralistische Züge. Dabei
hatte Peter I. selbst ein starkes Interesse an Anatomie und
Chirurgie. Auf seiner Reise nach Holland hatte er 1697 auch
Hermann Boerhaave kennengelernt.[100]

1707 verfügte Peter die Umbenennung des Apothekeramtes in "Apotheker-Kanzlei" (aptekarskaja kanceljarija) oder "Kanzlei der Hauptapotheke" (kanceljarija glavnoj apteki), von der 1712 ein Teil in die neue Hauptstadt St. Petersburg verlegt wurde. 1716 ersetzte der Zar im Zuge von Verwaltungsreformen die Bojaren-Aufsicht über die Kanzlei durch die fachliche eines "Archiaters". Erster "Archiater des Russischen Reiches und Praeses der ganzen medicinischen Facultaet"[101] wurde der Schotte und Oxford-Absolvent Robert Areskine (1677-1718), seit 1706 Vorsteher des Apothekeramtes und Leibarzt Peters seit 1713. Sein Nachfolger bis 1731, Johannes Deodatus Blumentrost (1676-1756) aus Mühlhausen, 1719 zum Archiater ernannt, ist durch ein Reformprojekt bekannt geworden. Er empfahl unter anderem, alle Krankenanstalten, alle öffentlichen und privaten Apotheken der Apotheker-Kanzlei zu unterstellen, Arzneien nur nach Taxe verkaufen und die Apotheken von durch die Kanzlei ernannten "Physici" regelmäßig revidieren zu lassen. Der überwiegende Teil seiner Vorschläge wurde vom Regierenden Senat aufgegriffen, darunter auch die Reglementierung der ärztlichen und wundärztlichen Praxis, wie sie im zitierten Erlaß vom 14. August 1721 zum Ausdruck kommt.

Die hier mit der für Rußland neuen Bezeichnung "Physikus" verknüpfte Medizinalaufsicht durch speziell damit beauftragte Mediziner gab es in Moskau seit 1714 oder 1715 und in Petersburg seit etwa 1728. Anfangs wurden "physische Angelegenheiten"[102] fallweise vom Archiater einem Arzt oder Wundarzt übertragen. Erst 1733 weist der Medizinaletat des Archiaters Johann Christoph Rieger[103] für beide Residenzstädte einen "Stadtphysikus" (štad-fizik) in einer selbständigen Haushaltsstelle aus. Die Aufgaben der mit 800 Rubel in Petersburg und 700 Rubel[8] in Moskau jährlich dotierten Stadtphysici umfaßten die allgemeine Gesunderhaltung der Bevölkerung, die Kontrolle der Apotheken und der Apotheker, einschließlich der Arzneitaxen sowie die Aufsicht über die Kräutergärten; Maßnahmen gegen "Straßenärzte", Scharlatane und illegale Arzneihändler, forensische Obduktionen, Untersuchungen erkrankter Beamter, die Musterung von Rekruten und Begutachtung von Invaliden, die Betreuung erkrankter Strafgefangener und nicht zuletzt die Examinierung von Wundärzten und Subchirurgen.[104]

Dem Moskauer Stadtphysikus wurde 1763 dazu die Leitung des "Medizinischen Kontors" übertragen, das 1725 bei der unter Katharina I. (1725-1727) erfolgten Reorganisation der Apotheker-Kanzlei zur "Medizinischen Kanzlei" mit Sitz in Petersburg als deren Dependance entstanden war. Unter dem "Generaldirektor der Medizinischen Kanzlei im ganzen Russischen Imperium" Graf Lestocq, dem Vorgänger Hermann Kaau Boerhaaves, verschwand 1741 der Titel "Archiater". 1763 wurde die Medizinische Kanzlei unter Katharina II. zum "Medizinischen Reichs-Collegium", das einen russischen Nichtmediziner zum Präsidenten erhielt und den übrigen Reichs-Kollegien (Verwaltungsressorts) gleichgestellt war.

Berücksichtigt man die mühevolle Entwicklung des russischen Gesundheitswesens zu Beginn des 18. Jahrhunderts, die in dem skizzierten Ausbau der medizinischen Aufsichtsbehörde zum Ausdruck kommt, dann werden die großen Defizite an ärztlichen Betreuungsmöglichkeiten im russischen Reich um 1750 deutlich: 1737 hatte die Polizei in Pskov die Medizinische Kanzlei um einen Doktor oder Wundarzt gebeten, da innerhalb einer Woche 355 Einwohner an Kopfkrankheit (Meningitis?) erkrankt und acht gestorben waren und es in der Stadt keinen Mediziner gab. Petersburg konnte nicht helfen, "... da die Medizinische Kanzlei nicht über freie Doktoren und Wundärzte für solche Missionen verfügt..."[105]

Eine etwas günstigere Beurteilung muß in diesem Zusammenhang die medizinische Situation in Livland und Estland erfahren, wo Hillmer auf seiner Reise nach Petersburg praktizierte. Die Russen hatten im Nordischen Krieg (1700-1721) die Schweden 1710 aus Riga und Reval vertrieben und 1721 im Frieden von Nystad Livland und Estland zugesprochen bekommen. Unter russischer Herrschaft behielten beide baltischen Provinzen eine rechtliche Sonderstellung, wodurch Peter I. die deutschen Stände dieser Länder des ehemaligen Deutschen Ordensstaates gewann. Die von der russischen völlig verschiedene Geschichte der baltischen Länder hatte seit dem Mittelalter medizinische Strukturen entstehen lassen, die den in Mitteleuropa geläufigen entsprach. So waren zu Peters Zeit im Baltikum Stadtärzte schon seit Jahrhunderten bekannt. Für Riga werden bereits im 14. Jahrhundert solche Medici erwähnt, die anfangs Wundärzte waren; im 16. Jahrhundert sind Rigas Stadtphysici studierte Ärzte.[106] Ähnliches gilt für Estland: 1485 reiste der damalige Revaler "Stadt-Arsten" zum Großfürsten Ivan III. (1462-1505) nach Moskau[107]; und so verwundert uns nicht, daß Josef Hillmer es in den vier baltischen Städten, die er besuchte - Riga, Pernau, Reval und Narva - jeweils mit den zuständigen Stadtphysici zu tun bekam. Riga war zu jener Zeit sogar mit zwei Stadtärzten versehen, und auch in Narva stand dem Stadtphysikus seit 1735 ein zweiter als Gehilfe zur Seite.[108] 1751 waren die baltischen Stadtphysici von der Medizinischen Kanzlei in Petersburg abhängig[109]; sie orientierten sich aber außer an russischen Medizinalvorschriften auch noch an königlich-schwedischen, wie des Stadtphysikus Keiling Bericht aus Narva zeigt (S. 238).

Die zunehmende Eindringlichkeit der drei russischen Medizinalerlasse von 1721, 1729 und 1750 ist vor dem Hintergrund der unzureichenden medizinischen Betreuungsmöglichkeiten durchaus so zu verstehen, daß zahlreiche Wandertherapeuten auch in Rußland versuchten, ihren Lebensunterhalt mit der dilettantischen Befriedigung der Hoffnung Kranker auf Heilung zu verdienen. Insofern ist die barocke Verbeugung Boerhaaves vor der Herrscherin wegen des Mangels an Scharlatanen in ihrem Reich vor allem eine schmeichelhafte Wunschvorstellung. Dennoch gibt sie den Rahmen ab für die Medizinalordnung, mit der sich der Okulist Hillmer in Rußland auseinandersetzen mußte.

JOSEF HILLMER

Die Biographie dieses deutschen Okulisten ist nur lückenhaft aus unterschiedlichen Quellen bekannt, die über sein Wirken an verschiedenen Plätzen Europas berichten. Immerhin lassen sich so fast dreißig Jahre seiner Tätigkeit als Wandertherapeut belegen.

Im September 1746 erschien er zur Messe in Frankfurt am Main, wovon ein erhaltenes Flugblatt vom 18. September desselben Jahres Kunde gibt.[110] Darin nennt er sich "Operateur, Chirurgus Oculista D. Medicinae", der bereits in Ungarn, Oesterreich, Böhmen und anderswo bei unterschiedlichen Gebrechen "Wunder-Curen" vorgenommen hat. Nach Frankfurt war er aus Nürnberg gekommen. Dort hatte er angeblich mehr als 40 blinde Personen sehend gemacht, worüber zum Teil die Zeitungen berichtet hätten.

In seinem Flugblatt weist Hillmer ausdrücklich darauf hin, er sei kein "Marcktschreyer oder so ein gewöhnlicher unerfahrener Land-Betrieger", weil er auf keiner "Bühne oder Theatrum" operiere und "keinen Messen und Jahrmärckten" nachreise. Doch bereits der Stil der Flugschrift mit betontem Selbstlob und vorgeschütztem Zeitmangel, "weilen er an verschiedene Höfe und Städte berufen ist", weist auf Scharlatanerie. Auch erbietet er sich zu Ferndiagnosen aus zugesandtem Urin und preist geheime Wundermittel an. Als Hillmer im Oktober den Rat der Stadt um eine Verlängerung der Praktiziererlaubnis ersuchte, reagierten die Frankfurter Wundärzte mit einer Gegeneingabe: "... so können nur die wenigen nachfolgenden allhier abgelegten Proben von ihm, sogenannten Dr. Hillmer, bezeugen, wie schändlich das Publikum von ihm hintergangen und defraudiert werde; allermaßen er um des leidigen Geldes willen alle curable und NB. incurable Staren operieret, welche aber von einer so kurzen Hülfsdauer sind..."[111] Außerdem hatte er "en compagnie" mit einem anderen Marktschreier, Schäffer, eine Hydrozele auf Bruchschneidermanier unnötigerweise mit der Entfernung eines Hodens operiert. Hillmer antwortete in einem Brief an den Magistrat großspurig als zu Unrecht Gekränkter; nur war er inzwischen in das sichere Heidelberg abgereist und meinte, man bezichtige ihn, "an einer gewissen Person Tod schuld" zu sein. Da dies gar nicht zutraf, spricht hier augenscheinlich sein schlechtes Gewissen.

Georg Fischer schildert einen Aufenthalt Hillmers in Lübeck in den vierziger Jahren als Beispiel für die Quacksalberei von Starstechern; danach bekümmerte sich der Okulist weder um Kontraindikationen noch um die Nachsorge. Seine Operationstechnik wird bei Fischer genau beschrieben; sie gleicht der in Boerhaaves Bericht: "... stiess er eine runde, ziemlich stumpfe Nadel ein, brachte sie durch den Glaskörper an die hintere Fläche der Linse, löste diese oben ab und fuhr dann mit der Nadel um die Rundung der Linse mit großer Geschwindigkeit, sodass sie mit der Kapsel auf den Boden des Glaskörpers fiel. Darauf steckte er von Neuem die Nadel in die Linse und brachte diese beim Zurückziehen gegen die gemachte Oeffnung hin, wo sie festwachsen und niemals wieder emporsteigen sollte. Beim weichen flüssigen Star wurde die Nadel fünf-, sechsmal in der Linse herumgedreht. Nach der Operation war Hilmer zufrieden, wenn der Kranke eine Dose oder Uhr sehen konnte, bekümmerte sich nicht weiter um ihn und liess von seinem Bedienten, der später ebenfalls Starstecher wurde, das Auge verbinden. Dieser goss sich den flüchtigen Augengeist seines Herrn in die Hände und liess denselben im Auge verdunsten. Hierauf wurde geschlagenes Eiweiss mit gepulvertem Alaun und etwas Campher auf die Augen gelegt, wofür der Bediente vom Kranken einen Thaler extra erhielt. Hilmer operirte mit verwegener Dreistigkeit und war so roh, dass er einer Frau, welche heftig schrie, eine derbe Ohrfeige gab, als die Nadel schon im Auge war. Nach dem Verband konnten die Operirten nach Belieben zu Hause gehen, fahren oder reiten. Fast alle wurden wenige Tage nachher unheilbar blind. Diese Zeit wartete indess Hilmer nicht ab, steckte sein Geld ein und verschwand. Von 50 in der Lübecker Gegend an Cataract Operirten blieben nicht mehr als 4 sehend."[112]

Hierdurch wird zu wissen gethan, daß heut aus Nürnberg hier ist ankommen der Weltberühmte Herr Operateur Hillmer, Chirurgus Oculista D. Medicinæ, welcher in Ungarn, Oesterreich, Böhmen und andern Orten, wie aus seinen vielen Attestatis zu ersehen, in verschiedenen menschlichen Gebrechen bey hohen und niedrigen Wunder-Curen gethan, auch wird man schon zum theil aus einigen Zeitungen vernommen haben, daß solcher erst kürtzlich in Nürnberg und umliegenden Gegend bey etlicher Wochen Aufenthalt etlich und 40. stockblinde Personen mit Gottes Gnad hat sehend gemacht, vieler anderer grossen Curen, die man nicht zu Papier kan bringen, zu geschweigen; es werden nicht allein solche von denen dermahlen hier gegenwärtigen Herren Nürnbergern, sondern auch Anspachern, Windsheimern, Offenheimern und Würtzburgern in so wenig Tägen Aufenthalt bey der Durchreise gesehen und gehöret zu haben, können angerühmet werden. Er stattiret sich hier ebenfals ein grosses Lob zu machen. Man glaube aber nicht daß er ein Marcktschreyer oder so gewöhnlicher unerfahrner Land-Betrieger seye: dann er steiget Zeit seines Lebens auf keine Bühne oder Theatrum und schickt niemand von seinen Leuten aus, vielweniger darff sich ein Paquet-Krämer rühmen mit ihm eine Connoissance oder Bekandtschafft zu haben, und reiset auch keinen Messen und Jahrmärckten nach, sondern, weilen er an verschiedene Höfe und Städte berufen ist, und dermahlen seine Durchreise leydet, sich etliche Monath hier aufzuhalten, so wird er nicht ermangeln allen Armen um Gottes willen, und denen Reichen um ein billiges zu dienen, wo aber gar keine menschliche Hülffe mehr zu hoffen, solches gleich aufrichtig zu sagen, und darff ihm ein Blinder nichts zahlen er habe dann zuvor sein völliges

Ge=

Abb. 7:

Gesicht; Sie belieben sich nur bey Zeiten ihm anzuvertrauen, damit er Gelegenheit hat in der That mehr als zu glauben ist, mit wahren Proben sich ferner zu recommendiren. Es bestehe in was es nur immer will, wird er nichts annehmen, wo er nicht gewiß weiß zu helffen. Wer seinen Zustand selbst nicht weiß, oder erkennen kan, der beliebe nur den Urin zu schicken, er wird in allen stücken jederman zeigen, daß er ein so grosser als aufrichtiger und gewissenhaffter Medicus sey.

P. S.

Der 14sten Septembr. frühe um 10 Uhr ist honetten Personen erlaubt zuzuschauen, wie er stockblinde sehend machet, mehrentheils mit seinem geheimen Augen-Geist in einer Minuten; solcher dienet sehr wohl allen blöden Gesichtern; Dergleichen geheime Medicinische Kleinodien er mehr besitzet in hinfallender Sucht, Schwindsucht, Venus-Kranckheiten, Fieber, Haupt, Magen, und Weiber-Zustand, auch taube und lahme damit zu curiren.

NB. Die armen mögen sich nur gleich bey Zeiten melden um die Proben umsonst an ihnen zu zeigen.

Logirt in der Fahrgasse im schwartzen Adler.

Franckfurt den 18. Septembr. 1746.

STADTBIBLIOTHEK
FRANKFURT AM MAIN.

Flugblatt Hillmers

Ende 1746 ließ sich der Baron von Sickingen, dem im Mai des
gleichen Jahres am linken Auge erfolglos der Star gestochen
worden war, vom "preussischen Augenarzt" Hillmer die Operation wiederholen. Danach konnte der Baron drei Jahre lang
mit einer Brille die Zeitung lesen. Im Frühjahr 1750 stellte
sich auf dem operierten Auge eine heftige Entzündung ein
- wahrscheinlich ein Sekundärglaukom, das der schließlich
zugezogene Daviel[113] im Oktober 1750 durch Extraktion der
vorgefallenen Linse aus der Vorderkammer heilte.[114]

Mit einer französischen Quelle belegt Hirschberg[115] Staroperationen Hillmers im Juli 1747 in Dijon; er findet ihn in
Diderots Werken zitiert[116] und nennt Paris, Lissabon und Madrid als Aufenthaltsorte des Okulisten. Im gleichen Jahr berichten die "Berlinische Nachrichten" (Haude-Spenersche
Zeitung) unter dem 26. Oktober über ihn aus Leipzig.[117] Dabei wird neben Nürnberg und Frankfurt jetzt auch Straßburg
als frühere Wirkungsstätte seiner "wunderbaren Curen" genannt
und seine Absicht mitgeteilt, den Winter 1747/48 "in Hamburg,
undandern See Städten" verbringen zu wollen. Der Leipziger
Aufenthalt dauerte über drei Wochen. Hillmer praktizierte
"in seinem Logis im Birnbaum" und hinterließ "bey dem Kaufmann, Herrn Kändlern, in der Fleischer=Gasse" seinen "geheimen Augen Spiritum"[118], bevor er seinen Aufenthalt in Merseburg nahm, wo er am 7. November 1747 "in einer Stunde 10 Personen sehend gemacht" hatte.[119]

Unter dem 24. Dezember wußte ihn die gleiche Zeitungsquelle
in Halle und erwartete ihn für Anfang 1748 in der preußischen
Hauptstadt: "Besagter Hr. Doctor Hillmer wird sich den Monath
Januarium des künftigen Jahres hindurch in Berlin aufhalten,
und in der weissen Taube logiren."[120] Die Annäherung des Okulisten an Berlin ließ die Mitteilungen über ihn in den "Berlinische Nachrichten" nicht von ungefähr zunehmen. Sie hatten nach Stil und Aussage mehrheitlich ihn selbst zum Urheber und stellten eine dem Scharlatan vorauseilende Werbung
dar.

Eine wichtige Rolle bei der Selbstdarstellung der Wanderärzte spielten hochtrabende Titel. Von Taylor sind entsprechende umfangreiche Listen bekannt; so nannte sich dieser 1766: "Ritter von Taylor, patentirter Päpstlicher, Kaiserlicher und Königlicher Augenarzt, wie auch des verstorbenen Königs von Polen, Stanislaus I., Herzogs von Lothringen und Bar, des erlauchten Vaters I.M. der Königin von Frankreich sowie des verstorbenen Königs von Polen, August III. und des verstorbenen Kronprinzen Friedrich, Kurfürst von Sachsen, des Vaters und des Bruders I.K.H. der Dauphine, wie auch des Päpstlichen Hofes, S. Kaiserl. Majestät, der Könige von England, Dänemark, Schweden, des verstorbenen Don Philipp, Infanten von Spanien, Bruder S. Kaiserlichen Majestät, der erlauchten Mutter und Bruder beider regierenden Kaiserinnen (von Deutschland und von Russland), der Kaiserlichen Wittwe Karls VII., des regierenden Fürsten, aller Kurfürsten des H.R. Reichs etc., der Fürsten Karl von Lothringen, von Sachsen-Gotha, von Holstein, Hessen-Kassel, Mecklenburg, Braunschweig, Anspach, Lüttich etc., der Fürstin Georgia, der erlauchten Tante des Prinzen Herakles, Mitglied mehrerer Academien, Universitäten, Collegien der Medicin und gelehrter Gesellschaften in Italien, Frankreich, Deutschland, Portugal, der Schweiz und der Niederlande etc., von Rom, Padua, Pavia, Rheims, Regensburg, Coimbra, Basel, Köln etc., Professor der Optik, Dr. med. et Chir. und Verfasser von mehr als 40 Schriften über das Auge und seine Krankheiten in verschiedenen Sprachen etc."[121]

Hillmer ging mit Titeln vergleichsweise sparsam um. Doch fällt seit dem Berliner Aufenthalt des Okulisten von 1748 auf, daß dieser sich nun Professor nannte, so 1749 im September in Zürich - zuvor war er im gleichen Jahr in London[122], aber auch in Lyon -, wovon eine Erlaubnis zeugt, "daß die Gnädigen Herren dem anhero gekommenen berühmten Herrn Professor Hilmer von Berlin auf das von allen Orten her übereinstimmend gar gute Gerücht von seinen so geschickten und glücklichen Kuren hin den Aufenthalt in hiesiger Stadt ganz gern gestatte und sich nicht entgehen lasse, daß derselbe, solange er hier verbleiben wird, diejenigen Personen, die sich ihm anvertrauen wollen, in die Kur nehme und nach seiner Wissenschaft operieren möge."[123] Für das "übereinstimmend gar gute Gerücht" sorgte der Scharlatan vor allem selbst durch entsprechende Propaganda vor Aufnahme seiner Tätigkeit - wie aus dem zitierten Flugblatt und den Zeitungsmeldungen ersichtlich ist.

Den Titel Professor hatte Hillmer in Berlin erhalten zusammen mit dem eines Königlichen Preußischen Hofrates. Beide tauchen wiederholt im Zusammenhang mit den späteren Aufenthaltsorten des Okulisten auf: 1751 - Rostock[124], Stralsund[125], Königsberg[126], Stockholm(?)[127], Riga, Pernau, Reval, Narva und das Petersburg Hermann Kaau Boerhaaves. 1753 operierte er den Erzdiakon Wolle an der Thomas-Kirche in Leipzig.[128]

1756 war er nach Hischberg in Montpellier, Baden, Lübeck und Dänemark. Im "Courrier d'Avignon" vom 17. August 1756 nennt er sich "conseiller et médecin du roi Prusse, docteur et professeur, le premier des oculistes des nos jours" (obwohl Taylor noch am Leben war).[129] 1762 läßt er sich im Juni in Stockholm nachweisen.[130] Im September 1763 kam er als "preußischer Hofrat, Doktor und Professor" erneut zur Frankfurter Herbstmesse.[131] Am 2. Mai 1766 wurden ihm in Kopenhagen für vier Wochen ausschließlich Augenkuren gestattet unter der Auflage, auch deren Folgen zu behandeln.[132] 1771 annoncierte er in der "Gazette van Gendt", Blindheit in wenigen Augenblicken schmerzlos zu beseitigen.[133] Im November 1774 sollte ihm in Kopenhagen nur gegen das Zeugnis zweier "guter medici" erlaubt werden, zu praktizieren; jedoch verschwand Hillmer vorher, auch um den Folgen von zwei Prozessen zu entgehen.[134]

In Boerhaaves Bericht (S. 200) ist die kritische Distanzierung des Autors von Hillmers Titeln zu spüren: "der sich selbst Doktor und Professor titulierende Josef Hillmer" (im lateinischen Text: "sub titulo Doctoris et Professoris Medicinae... Iosephus Hillmer"). Solche Zurückhaltung war gegenüber Wanderärzten angezeigt. Stricker berichtet über Taylor[135], wie dieser im April 1750 bei seinem Aufenthalt

in Potsdam und Berlin nach intensivem Antichambrieren von
Friedrich dem Großen den Titel eines Hofokulisten erhielt.
Der Autor stützt sich dabei auf die Memoiren einer ange-
heirateten Nichte Friedrichs II., Elisabeth Berkeley, Markgräfin von Ansbach[136]:

"Ein englischer Augenarzt kam nach Berlin, während Voltaire's
Aufenthalt. Da er Mitglied war von fast allen gelehrten Gesellschaften Europa's, wünschte er Sr. Majestät vorgestellt
zu sein, um den Titel eines Hofoculisten zu erhalten. Der
König hatte zu jener Zeit einige Ursache, die Engländer sich
entfernt zu halten und suchte überhaupt so wenig Beifall
dieses Landes, dass er kaum höflich war gegen irgend einen
Eingeborenen der drei Königreiche, von welchem Stand und
Rang er auch immer sein mochte... Während der englische Adel
auf diese Weise gekränkt und von dem Hofe ausgeschlossen
wurde, wurde der Augenarzt öffentlich empfangen, und um die
Sache noch auffallender zu machen, wurde er mit viel mehr
Aufmerksamkeit behandelt, als Personen seines Standes erwarten können, obgleich seine natürliche Eitelkeit ihm keine
Ehre zu groß erscheinen liess. Der Arzt stand gleichzeitig
im Verdachte, er sei von dem englischen Ministerium abgeschickt, um verschiedene Fürsten insgeheim zu beobachten,
und wirklich gab seine Kunst ihm dazu alle Gelegenheit, indem er von einem Hofe zum anderen reiste und überall den
Fürsten vorgestellt wurde. Als er beim König vorgelassen
war, empfing ihn Sr. Majestät mit ihrer gewöhnlichen Freund-
lichkeit, und fragte ihn, welche Gunst er ihm erweisen
könnte, indem er ihn vor allen seinen Kunstgenossen aus-
zeichnen wollte. Der Doctor bat um das Diplom als Augenarzt Sr. Majestät, was ihm auf der Stelle bewilligt wurde,
und der König fügte hinzu: 'Da ich Niemandes Vergnügen lang
aufschieben will, so kehre Er morgen bei guter Zeit hierher
zurück und Sein Diplom soll bereit sein.' Der Ritter (Taylor), entzückt über solche Gunst, stellte sich pünktlich
ein und der König liess ihm das Diplom einhändigen, befahl
ihm, den gewöhnlichen Eid zu leisten und wiederzukommen.
Als alle Formalitäten erfüllt waren, stattete er dem König

davon Bericht ab, der ihn mit diesen Worten verabschiedete: 'Nun sind alle Seine Wünsche erfüllt. Er ist mein Augenarzt, aber ich bemerke Ihm, dass meine Augen keine Hülfe bedürfen, und wenn Er sich untersteht, an das Auge eines meiner Unterthanen zu rühren, so lasse ich Ihn aufhängen, denn ich liebe meine Unterthanen wie mich selbst.'

Der Ritter reiste ab, oder vielmehr, er bekam Befehl, binnen sechs Stunden sich zu entfernen. Er bat um etwas mehr Zeit, um seine künstlichen Augen und Instrumente einzupacken, was ihm aber abgeschlagen wurde, und so wurde er unter guter Bedeckung, wie ein Verbrecher, bis an die Grenze von Sachsen gebracht. Man sieht, dass der König gemerkt hatte, welches Geschäft der Ritter noch trieb neben seinen Augenoperationen und Vorlesungen." Taylor blieb übrigens in Baruth am Fläming, das bereits sächsisch war, und behandelte dort zahlreiche Berliner Patienten, auch solche des preußischen Hofes, die ihm nachgereist waren.[137]

Dieser in vielfacher Hinsicht aufschlußreiche Bericht wirft auf die zeitgenössischen Titelsammlungen reisender Ärzte ein bezeichnendes Licht. Am 27. Februar 1717 meldeten die "Berliner geschriebenen Zeitungen", wie Eisenbarth (1661-1727) Hofrat geworden war[138]: "An die Collegia ist kund gemachet, so einer in oder außer denselben ein höher Praedicat verlangete, solches nach einer leidlichen Taxa erhalten sollte, als dasjenige vom Geheimen Raht vor 500 rthlr., vom Hoffraht vor 200, vom Raht vor 100 und vom Secretario vor 50 rthlr. Andere Tituls sollen nach Proportion bezahlet werden. Der berühmte Zahnarzt u. s. w. Eysenbart hat hiervon profitieren wollen und ist Hoffraht geworden."

Zu Hofräten beförderte Wanderärzte gab es mehrfach. In der Nummer 86 der "Berlinische Nachrichten" vom 19. Juli 1753 liest man aus Leipzig eine Meldung über Hillmer (siehe Anm. [128]) und unmittelbar anschließend aus Dresden: "Der Königl. Preußische Hofrath, und berühmte Augen=Artzt, Herr Köhring, verrichtet allhier noch täglich viele chirurgische Operationes

von allerhand Arten, wie er denn gestern wieder etliche
Augen=Curen, in Anwesenheit vieler Zuschauer, mit einer
guten Wirckung vornahm. Es scheint, als ob er der geschick-
teste und beste unter allen Oculisten, welche wir bisher
in hiesiger Stadt gesehn haben, sey..."[139] Offensichtlich
konnte sich Köhring, obgleich in der Zeitung als der "ge-
schickteste und beste" apostrophiert, n i c h t Professor nennen.

Eine Darstellung über Hillmers Berliner Titelerwerb ist
nicht bekannt. Dafür fanden sich unerwartet - weil nach allen bisher bekannten Quellen dieser Okulist als Scharlatan
einzuschätzen ist - Dokumente über seine Bestallung als Professor in Berlin. Das Auffinden dieser Beurkundungen ist
dem Umstand zu verdanken, daß Hillmer im Berliner "Adres-
Calender" für die Jahre 1751, 1752 und 1753 aufgeführt ist,
der von der Königlichen Preußischen Akademie der Wissenschaften für die "Hohen und niederen Collegen, Instantien und
Expeditionen" Berlins herausgegeben wurde. Der Okulist ist
dort 1751 auf Seite 153 an sechster Stelle unter zehn Mitgliedern des Königlichen Collegium Medico-Chirurgicum verzeichnet als "Hr. D. Joseph Hillmer, Hofrath und Professor
Chirurgiae, wohnt im Sommer auf der Friederichsstadt im Rondel, und im Winter in seinem Hause in der Stadt." Unter
seinen Collegae sind fünf Akademiemitglieder, darunter der
Direktor des Collegium Medico-Chirurgicum Johann Theodor
Eller (1689-1760)[140] und August Buddeus (1695-1753), beide
Leibmedici des Königs.

Das Collegium Medico-Chirurgicum war 1724 als Lehranstalt
für künftige Armee-Wundärzte durch Erweiterung des 1713 gegründeten Theatrum Anatomicum entstanden, an dem seit 1719
im Sommer chirurgische und im Winter anatomische Vorlesungen gehalten werden sollten. An dem neu errichteten Collegium
lehrten sechs Professoren Anatomie, Physiologie, Pathologie,
Therapie, Chirurgie, Botanik, Chemie und Arzneimittellehre
sowie Physik und Mathematik. Dieses Gremium wurde bald durch
Privatdozenten ergänzt. Der "Adres-Calender" verzeichnet 1751

neun und 1752 sowie 1753 je zehn Dozentenstellen.[141] Auf
Vorschlag des Berliner Stadt- und Amtschirurgen Christian
Habermaass ordnete Friedrich Wilhelm I. die 1710 als Pest-
haus gegründete Charité Ende 1726 für die praktische chi-
rurgische Ausbildung dem Collegium Medico-Chirurgicum zu
(erst ab 1789 erfolgte die Erweiterung dieses praktischen
Unterrichts durch die klinische Unterweisung in innerer
Medizin).

Somit verfügte Berlin über eine medizinische Hochschule,
die aufgrund ihrer Ausstattung mit Personal und Lehrstät-
ten während des ganzen 18. Jahrhunderts den medizinischen
Fakultäten der deutschen Universitäten überlegen war. In
den bekannten Quellen der Berliner Medizingeschichte finden sich zahlreiche Hinweise auf die wissenschaftliche
Tätigkeit dieser Berliner medizinischen Einrichtung und
ihrer Lehrer. Nur wird Hillmer unter ihnen nie genannt.
Werden für ihn 1751 im "Adres-Calender" noch zwei Wohnanschriften angegeben, wovon die eine als runder Platz am
südlichen Ende der Friedrichstraße noch heute vorhanden
ist, so wohnte er laut Kalender 1752 und 1753, "wenn er
hier ist, in seinem Haus auf der Jäger-Brücke."[142] Das
spricht für vielfache Abwesenheit von seinem Berliner Wohnsitz, wie dies die Lebensweise eines fahrenden Okulisten
ergab.

Die heute in den Beständen des Zentralen Staatsarchivs der
DDR in Merseburg aufbewahrten Urkunden über seine Bestallung als Professor machen diesen Umstand ebenso klar wie
die Meldungen der "Berlinische Nachrichten" über seinen
Berliner Aufenthalt. Letztere weisen wiederum deutlich
den Okulisten als Urheber der Zeitungsmeldungen aus. Sie
haben durchweg den uns bereits geläufigen werbenden Charakter, wie er für "inserierende" Scharlatane typisch war. So
meldet die Zeitung unter dem 13. Januar 1748 aus Berlin:
"Den 11ten dieses hat der wegen seiner Curen berühmte
Herr Doctor Hillmer in seinem Quartier, in der weissen
Taube, in Gegenwart vieler Zuschauer, in einer Stunde 10
stockblinde Personen wieder vollkommen sehend gemacht. Er

wird sich noch bis den 1sten Februarii hier aufhalten, und diejenigen, welche seine Augen=Curen beywohnen wollen, können solches des Donnerstags und Sonnabends, Vormittags von 10 bis 11 Uhr, thun."[143]

Tatsächlich blieb Hillmer etwa bis Mitte Februar in Berlin (siehe S. 72 ff.). Nach einer Zeitungsmeldung vom 23. Januar 1748 wurden ihm anscheinend auch von Amts wegen mittellose Patienten zugeführt: "... desgleichen trafen 19 blinde Knaben, und 3 blinde Mägdchens, aus dem Potsdammischen Waysen=Hause, in Begleitung eines Feldscheers, hier ein, um von dem Herrn D. Hillmer operirt zu werden."[144]

So scheint der Okulist in Berlin zumindest partiell auf Wohlwollen gestoßen zu sein. Dies könnte zu Teilen erklären, daß der preußische König Hillmer am 22. Januar 1748 "wegen seiner ausnehmenden Geschicklichkeit in Operationen bey Staar und andern Augenschäden den Charakter als Hof-Rath beygeleget und Ihn zum Professor ordinario bey dem Collegio Medico-Chirurgico allhier ernennet und angenomen..." hat. Das geht aus der in Merseburg aufbewahrten "Copia der Bestallung"[145] hervor, die vom König mit "Friderich" und vom dirigierenden Minister beim Generaldirektorium, der obersten preußischen Verwaltungsbehörde, von Viereck[146], unterzeichnet ist.

Unter dem 28. Januar 1748 findet sich in den Merseburger Dokumenten die "Copia Rescripto an das Ober-Collegium Medicum und Collegium Medicochirurgicum den Hof-Rath Hillmer als Professorem ordinarium des Collegii Medico-Chirurgici in Pflicht zu nehmen und Ihn zu introduciren"[147], wiederum unterschrieben mit "Fridericus" und "Viereck". Und mit Datum vom 15. Februar des gleichen Jahres wird das "Patent als Hof-Rath und Professor ordinarius des hiesigen Collegii Medico-Chirurgici für den Medicum, Doctor Joseph Hillmer"[148] wiedergegeben, ausgestellt vom "Königl. Preuß. Ober-Collegium Medicum", der Medizinal-Aufsichtsbehörde seit 1725.[149] Auch dieses "An Ein hochlöbl. Collegium Medico-chirurgicum hieselbst" adressierte Dokument ist mit von Vierecks Unterschrift versehen, der dem Ober-Collegium Medicum als "Chef und Ober-Director"[150] vorstand. Doch haben noch zehn weitere Mitglieder dieses 1748 achtzehn Personen umfassenden Gremiums das Patent unterzeichnet: von Beggerow als zweites Mitglied des Generaldirektoriums sowie die Ärzte Horch, Eller, Bergemann, Kaatzky, Kirstetter, Buddeus, Zeidler, Lesser und Möhsen.[151]

Gemäß der Bestallung hatte Friedrich II. den Okulisten ernannt, "daß Uns und Unserm Königl. Hause, ermeldter Hof-Rath, Joseph Hillmer allerunterthänigst getreu gehorsam und gewärtig seyn, Unsern und Unsres Königlichen Hauses Nutzen und Bestes suchen und befördern, Schaden und Nachtheil hingegen nach aller Möglichkeit verhüten warnen und abwenden helfen, insonderheit aber die Krankheiten der Augen wöchentlich zweymahl dociren u. seine Zuhörer so wol in theoreticis als practicis diesen Theil der Chirurgie treulich anführen und perfectionirn... soll..."[152]

Doch blieb Hillmers Ernennung zum Professor vorerst ohne Folgen für das Collegium Medico-Chirurgicum. Der preußische König hatte den reisenden Okulisten auf dessen Wunsch fürs erste auf zwei Jahre beurlaubt: Als Belohnung "für solche seine Mühewaltung und Uns leistenden Dienste soll Er nicht allein bey dem ihm allergnädigst beygelegtem Praedicat nebst davon dependirendem Rang und übrigen Praerogativen gleich andern unsern Hof-Räthen, nicht minder bey demjenigen, was ihm in der Qualitaet eines Professoris ordinarii des hiesigen Collegii Medico-Chirurgici, competirt gegen männiglich geschützet und bey sich eräugnender Vacantz mit convenablen Gehalt vorzüglich versehen werden; sondern wir erlauben Ihm auch hiemit allergnädigst, annoch zwey Jahr nach Frankreich, Holland und Engelland zu reysen, um sich zu dem ihm allergnädigst anvertrauten Posten, seinen eigenem Vorschlag und Verlangen gemäß noch mehr zu habilitirn und geschult zu machen, dergestalt, daß Er vor Verlauf dieser Zeit sich allhier beständig zu fixirn, und die ihm aufgetragene Function würcklich anzutreten nicht gehalten sein soll."[153]

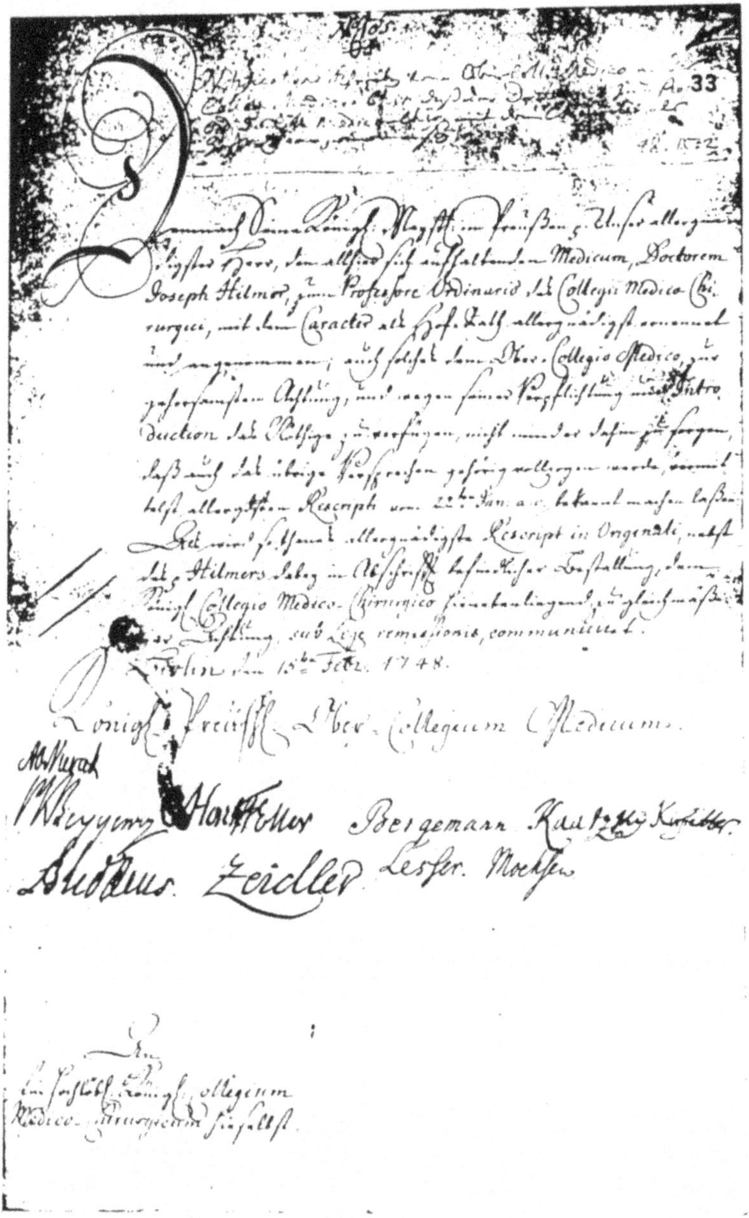
[illegible] Medicum, Doctorem Joseph Hilmer, zum Professore Ordinario des Collegii Medico-Chirurgici, mit dem Caractere als Hof-Rath allergnädigst [illegible] Ober-Collegio Medico [illegible] Introduction [illegible] Rescript vom 22ten Jan. a.c. [illegible]

[illegible] Rescript in Originali [illegible] Hilmers [illegible] Collegio Medico-Chirurgico [illegible] sub Lege remissionis communiciret.

Berlin den 15ten Febr. 1748.

Königl. Preussisch Ober-Collegium Medicum.

[illegible] Bergemann [illegible] Zeidler Lesser. [illegible]

[illegible] Collegium Medico-Chirurgicum [illegible]

Abb. 8: Communication des Preußischen Ober-Collegium Medicum über Hillmers Bestallung

Die Ernennung Hillmers gleichsam zum Professor im Wartestand ersparte der preußischen Finanzverwaltung vorläufig ein Professorengehalt. Und das Ober-Collegium Medicum konnte es 1748 bei dem erwähnten, an das Collegium Medico-Chirurgicum adressierten "Patent" vom 15. Februar bewenden lassen, in welchem die Ernennung des Okulisten "communicirt" wird "zu gleichmäßiger Beachtung" unter Anfügung des zitierten königlichen Reskripts und einer Abschrift der Bestallung Hillmers.[154]

Diesem war damit eine wesentliche Aufwertung seiner Person zugefallen, an der ihm anscheinend vorrangig wegen seiner okulistischen Reisetätigkeit gelegen war. Die "Berlinische Nachrichten" meldeten diesen Erfolg des Scharlatans unter dem 27. Januar 1748 im gewohnten Stil: "Von höchstgedachter Sr. Majestät ist der ohnlängst aus Leipzig hier angekommene berühmte Herr D. Hillmer, welcher Zeit seines Hierseyns gantz ausnehmende Proben seiner Geschicklichkeit, so wohl an unzehligen blind gewesenen Personen, als durch verschiedene andere Curen, bewiesen hat, aus hochsteigener Bewegung, zum Besten Dero getreuen Unterthanen zu Dero Königl. Hofrath, und Professore, nebst der Versicherung auf die nächste jährliche Pension, die erledigt wird, dergestalt ernennt worden, daß er erstlich seine Reisen, die er nach Franckreich, Engelland und Holland thun will, zurück legen, so denn aber sich hier etabliren soll. Er wird sich noch 14 Tage in hiesiger Stadt aufhalten."[155]

Die gleiche Quelle verdeutlicht aber auch die scharlataneske Existenz des neuen Professors. Unter dem 30. Januar findet sich - offensichtlich von Hillmer verfaßt - eine Zeitungsnotiz, die gegen den Urheber einer ihn negativ beurteilenden Schrift gerichtet ist: "Dem sogenannten Balthasar Heinrich Klingen, Aus Hannover, als Verfasser einer Schmäh=Schrift wider den berühmten Königl. Hofrath, und Professor, Herr D. Hillmer, welche unter dem Tittel: Sendschreiben an einen alten erfahrnen Chirurgen in Straßburg etc. zum Vorschein gekommen ist, dienet zur Nachricht, daß ihm darauf gründlich und nachdrücklich soll geantwortet werden."[156]

Dies war mit Sicherheit eine leere Drohgebärde, um mögliche, sein Gewerbe schädigende Auswirkungen einer solchen Schrift abzufangen. Auch dabei mag für den Okulisten der Werbeeffekt im Vordergrund gestanden haben, da ein solch spezieller Titel kaum eine größere Leserschaft gefunden haben dürfte. Sehr schön stellt sich in diesem Beispiel die Attraktion der beiden neuen Bezeichnungen Hofrat und Professor dar.

Die letzten Zeitungsmeldungen, die dem Berliner Gastspiel Hillmers 1748 galten, sind zwei Anpreisungen seiner Medikamente, die er nach Scharlatan-Manier seinem Herbergswirt zum Vertrieb in Kommission gegeben hatte. Unter dem 7. März 1748 konnte man unter Avertissements lesen: "Der Herr Hofrath Hillmer hat auf vieler Begehr bey seiner Abreise seine beyderley Sorten Augen=Geistes, nebst Gehör=Pulver, und dem Pulver gegen die hinfallende Sucht etc. bei Herr Theerbusch, Gastwirth in der weissen Taube alhier hinterlassen, als wohin die Briefe franco zu addresiren sind, allwo auch eine gedruckte Nachricht von solchen Medicamenten umsonst zu haben ist."[157]

Die zweite Mitteilung vom 19. März sollte das Publikum, mit vorgeschütztem Qualitätsbewußtsein werbend, darauf hinweisen, "... daß, da sich einige gewinnsüchtige Leute unterstanden haben, seine Medicamenta nachzumachen und zu verfälschen, auch selbige zu verkauffen, gedachter Herr Hofrath Hillmer keine andere vor seine wahren und aufrichtige Medicamenta erkennet, als diejenigen, so mit seinem gewöhnlichen Siegel bezeichnet sind, und die der Gastwirth alhier, Herr Theerbusch, in der weissen Taube, von ihm in Commission hat."[158] Damit verlieren sich vorerst die dokumentierten Spuren dieses Okulisten in Berlin.

Im Vergleich zum Vorstehenden interessiert die einzige Meldung der "Berlinische Nachrichten" über Taylors Aufenthalt in dieser Stadt im April 1750, dem die Gräfin Berkeley in ihren Memoiren so breiten Raum gegeben hatte. Sie klingt lapidar und gibt Fakten wieder, die von der Markgräfin von Ansbach 1826 nicht berichtet wurden. Unter dem 23. April

1750 liest man als Nachricht aus Berlin: "Der bekannte
Oculiste, D. Taylor, welcher vor wenigen Tagen über Potsdam
allhier angekommen ist, hat verwichenen Montag wiederum
von hier abreisen müssen. Der Grund zu solcher Wegschaffung
ist kein anderer, als dieser gewesen, daß, nachdem gedachter
Taylor in Potsdam zwey blinde Frauens operiret, solches
dergestalt schlecht ausgeschlagen, daß beyde Frauens von
dieser Operation unendlich gelitten haben, und allem Anschein nach, ihre Augen völlig verlieren dürften; dahero
dann Se. Königl. Majestät die allergnädigste Ordre gestellet,
daß mehr erwehnter Taylor nur je eher je lieber von Berlin
weggehen müsse, damit nicht andere an Augen unglücklich gewordenen Leuten, mehr dergleichen Zufällen, wie in Potsdam
geschehen, exponirt seyn dürften."[159]

Joseph Hillmer erging es im gleichen Jahr 1750 in Preußen
weit besser als seinem englischen Kollegen. Die "Berlinische Nachrichten" meldeten am 26. November: "den 23ten dieses langete der Königl. Hofrath, Herr D. Hilmer, nachdem
er in Holland, Engelland, Franckreich und Italien, besonders durch seine glückliche Augen=Curen, vielen Ruhm erworben hat, wieder hier an, und nahm sein Quartier bei dem
Herrn Buzzano, im Gasthofe zum Könige von Pohlen."[160] Der
Okulist hatte den ihm 1748 von Friedrich II. zugestandenen
Urlaub in die damals angegebenen Länder und darüber hinaus
genutzt (siehe auch S. 72). Nur fünf Tage nach seiner Ankunft wurde er vom König empfangen. Die entsprechenden Zeitungsmeldungen spiegeln in stereotypem Hofbericht-ähnli-
chem Stil die Eitelkeit und das Möchtegern-Bewußtsein des
Okulisten wider und verraten die Urheberschaft des Scharlatans. In mehreren Jahrgängen der "Berlinische Nachrichten" lassen sich keine vergleichbaren Mitteilungen über
andere ordentliche Mitglieder der medizinischen Kollegien
Berlins finden. Am 28. November 1750 heißt es in der Zeitung: "Der am 23ten dieses aus fremden Ländern anhero zu-
rückgekommene Königl. Hofrath, und Professor, Herr Doctor
Hillmer, begab sich gestern nach Potsdamm, um allda Sr. Maje-

stät, dem Könige, alleruntherthänigst aufzuwarten."[161] Und am
1. Dezember: "Den 29sten dieses kam der Königl. Hofrath und
Professor, Herr Doctor Hillmer, aus Potsdamm, woselbst er Sr.
Königl. Majestät seine alleruntherthänigste Aufwartung gemacht hatte, wieder hier an."[162]

Im Unterschied zu 1748 finden sich für den neuerlichen Aufenthalt Hillmers in Berlin keine Hinweise auf eine okulistische Tätigkeit. Doch erwarb der Hofrat und Professor ein
Haus "auf der Jäger=Brücke".[163] Wollte er nun, entsprechend
dem Wortlaut der Bestallung von 1748, in Berlin seßhaft werden? Der Hauskauf muß - nach Datierungen, die den Redaktionsschluß des "Adres-Calenders" betreffen[164], der Hillmers
Wohnanschriften bereits für 1751 angibt - Anfang Dezember
1750 erfolgt sein. Besagter Kalender führt ja Hillmer 1751
auch zum ersten Mal als Professor des Collegium Medico-
Chirurgicum auf. Konnte auch dahinter ein Ersuchen des Okulisten stecken?

Aus einer Mitteilung der "Berlinische Nachrichten" vom
2. September 1747 erfährt man, daß einschlägig Interessierte,
die im "Adres-Calender" aufgeführt werden wollten, wie "...
Chirurgi, Mahler, Mechanici und Künstler, Notarii Publici,
Sprach und Schreib Meister, Hof Livrantes...", bei denen
"es sehr schwer fället, ihre Quartiere, und bey welchem
Collegio sie recipiret sind, in Erfahrung zu bringen...
ihre Quartiere gegen den 1sten Octobr. bey dem Cantzellisten
der Königl. Academie der Wissenschaften, Herrn Blumen...
einzuschicken" hatten.[165] Hillmers Professur war dafür eine
Nummer zu groß. Doch scheint er sich selbst an den "Cantzellisten" gewandt zu haben.

Für diese Annahme spricht vor allem - die Zeit bis zum Redaktionsschluß war ohnehin knapp - die Angabe von zwei Wohnanschriften des Okulisten im "Adres-Calender" für 1751 (siehe
S. 69). Niemand sonst im Collegium Medico-Chirurgicum gab
zwei Wohnsitze an, wie aus Anmerkung [141] hervorgeht. So etwas entsprach durchaus dem kompensierend übersteigerten
Selbstgefühl des Scharlatans. Real hat Hillmer den Sommer-

wohnsitz gar nicht benutzen können. 1750 war es Anfang Dezember dafür zu spät und 1751 war der Okulist sommers nicht in Berlin. Für 1752 und 1753 nennt der Kalender ohnehin nur eine Anschrift (S. 70). War die doppelte Adressenangabe nur Aufschneiderei oder entsprang sie einem Hochgefühl, das Hillmer womöglich aus der vom preußischen König erhofften bzw. zugesagten Professur bezog?

Unter dem 14. Februar 1751 ließ "Seine Königliche Majestät in Preußen, Unser allergnädigster Herr communiciren Dero Collegio Medico-Chirurgico hiebey in Abschrifft, was der Hoff-Rath Hillmer wegen haltung seiner öffentlichen Collegiorum bey Höchstdieselben allerunterthänigst vorgestellet ... Als befehlen Höchstdieselben dem Collegio Medico-Chirurgico hiedurch in Gnaden, Ihn nicht allein zu Haltung seiner Collegiorum zu admittiren, sondern auch sich mit demselben wegen des Plans seiner Lectionen, ingleichen der Tage und Stunden, da er solche Collegia halten kann, zu concertiren."[166]

Hier wird nicht eindeutig klar, wer primär auf Vorlesungen Hillmers drang. Der König konnte, entsprechend der Bestallung vom 22. Januar 1748, als hochgestellter Klient des Okulisten an dessen Anwesenheit in Berlin interessiert sein und mehr noch, um das Augenfach am Collegium Medico-Chirurgicum vertreten zu sehen. Doch konnte auch der Scharlatan in Selbstüberschätzung solche Vorlesungen wünschen, die am Collegium in deutscher Sprache gehalten wurden (siehe S. 69 und 72), um sein okulistisches Ansehen weiter aufzubessern. Immerhin war ein "convenables Gehalt" für diesen Fall in Aussicht gestellt.

Nur bestand 1751 nicht die dafür vorausgesetzte Vakanz. Hillmer verdrängte formal den Chirurgen Simon Pallas (1694-1770) vom sechsten auf den siebenten Platz innerhalb des Collegiums, das 1751 gegenüber 1750 dadurch von insgesamt neun auf zehn Mitglieder erweitert wurde. Er selbst nahm in jenem Jahr Pallas' vorherige Position ein. In diesem Zusammenhang scheint sich im zitierten königlichen Schreiben vom 14. Februar 1751 ein gewisser Widerstand in

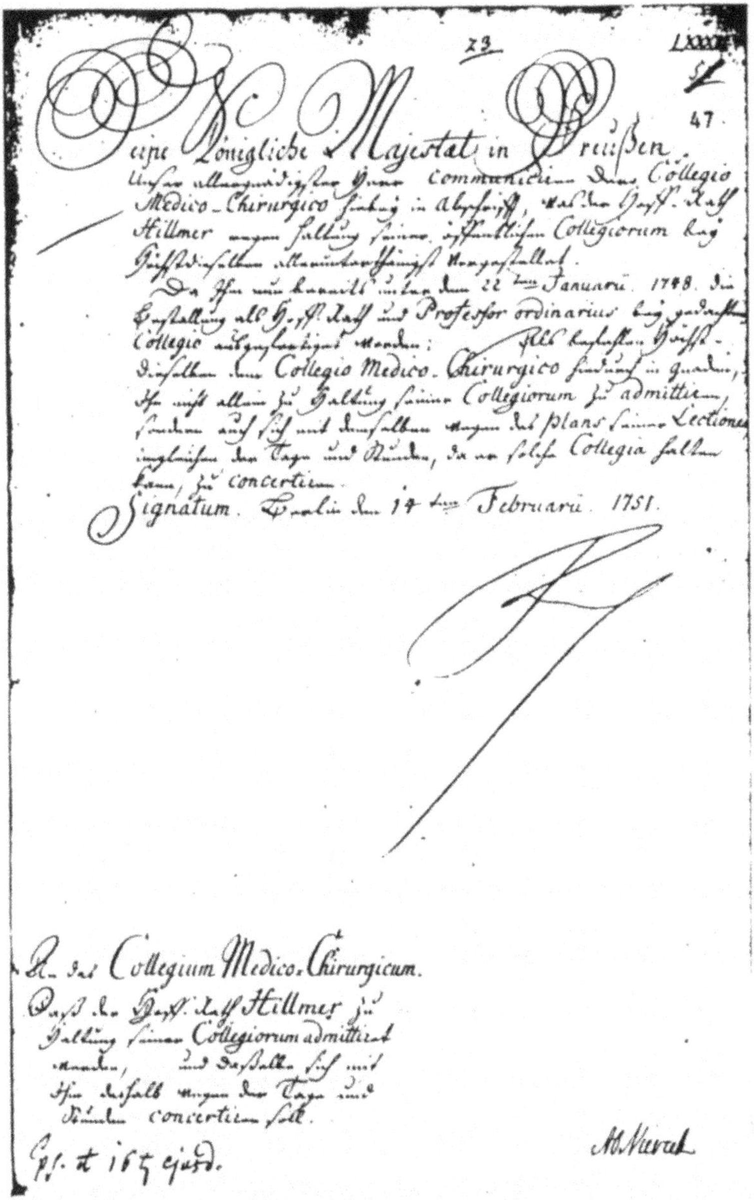

Abb. 9: Communication Friedrichs II.

diesem Gremium gegen Hillmers Professur anzudeuten. Bei komplexer Bewertung aller Merseburger Dokumente ergibt sich, daß anscheinend auch das Ober-Collegium Medicum als medizinische Aufsichtsbehörde 1751 nicht an der königlichen Anweisung beteiligt worden ist (obwohl allein Vierecks Signatur neben der des Königs auch für das Ober-Collegium gelten könnte).

Sicher ist, daß Joseph Hillmer 1751 k e i n e Vorlesungen gehalten hat. Am 20. Februar (!) meldeten die "Berlinische Nachrichten": "Vor etlichen Tagen trat der Königl. Hofrath, und Professor, Herr Doctor Hillmer, eine Reise von hier in die Gegend von Rostock an, von dannen er nach Ostern anhero zurück kommen, und gegen Pfingsten sich, auf Verlangen einiger Krancken, nach Königsberg, in Preussen, begeben will; nach vollendeter dieser letzten Reise aber wird er beständig in seinen an der Jäger-Brücke allhier liegenden eigenen Hause zu finden seyn."[167] (Mitnichten, wie wir unter anderem aus den "Acta" der Medizinischen Kanzlei in Petersburg wissen.)

Von der Reise an die Ostseeküste gibt es eine Zeitungsmeldung vom 12. März aus Stralsund, wonach Hillmer "... nicht allein verschiedene blindgewordene Menschen, sondern auch 3 blindgebohrne, sehend gemacht, und sonst durch seine Medicin sehr glückliche Curen verrichtet. Wir bedauern, daß er uns in 3 Tagen schon wieder verlassen wird."[168] Er kam nach der gleichen Quelle am 20. April wieder in Berlin an: "er logiret jetzo in seinem ohnlängst erkauften Hause auf der Jäger=Brücke..."[169]

Die Reise nach Petersburg stand ins Haus. Nach Petrov[127] sei Hillmer 1751 von Stockholm nach Rußland gekommen. Diese Angabe entspricht mit ziemlicher Sicherheit nicht den Fakten. Die "Berlinische Nachrichten" meldeten in jenem Jahr nicht nur die Absicht des Okulisten, "gegen Pfingsten... nach Königsberg" zu reisen, sondern der ließ 1752 in der gleichen Zeitung verlauten, daß er von Ostpreußen nach

Rußland gefahren sei: "Der Herr D. und Prof. Hilmer reisete im vorigen Jahre auf Verlangen einiger vornehmen Patienten nach Königsberg in Preussen. Wie seine dasigen Curen zu Ende, wurde er von dem Land=Rath von Güldenstoph, mit welchem er schon verschiedene Jahre wegen seiner Augen=Kranckheit einen Brief=Wechsel unterhalten, nach Rußland berufen."[126] (Der Landrat wird uns als Güldenstube in Estland begegnen.)

Hat Petrov den Stockholmer Aufenthalt des Scharlatans von 1762 fälschlich auf dessen Rußlandreise 1751 bezogen, oder hat er 1884 Stralsund, das Hillmer im Frühjahr 1751 besuchte und das damals schwedisch war, mit Stockholm verwechselt? Nach Auskunft des Kriegsarchivs in Stockholm[170] ist dort im Sommer 1751 keine Passagier-Gebühr für Hillmer bezahlt worden.

HILLMER IN LIVLAND UND ESTLAND

Im Spätsommer 1751 kam Josef Hillmer von Königsberg über Riga, Pernau, Reval und Narva nach Petersburg. Die Aufenthalte des Okulisten in den Städten Livlands (Lettlands) und Estlands lassen sich zum Teil genau datieren anhand der Berichte, die die jeweiligen Stadtphysici an die Medizinische Kanzlei in der russischen Hauptstadt gesandt hatten. Sie waren teilweise aus Initiativen der Stadtärzte entstanden, einige als Antwort auf Anfragen und Anweisung der medizinischen Aufsichtsbehörde bzw. Hermann Kaau Boerhaaves. Dieser hat nur die Briefe in seiner Dokumentation veröffentlicht, die zum Beweis der Hillmerschen Scharlatanerie von Bedeutung waren. Ergänzt werden die Berichte an die Medizinalbehörde durch persönliche Mitteilungen und Reklamationen Hillmerscher Patienten und durch ein notarielles Attest.

Aus dem einzigen veröffentlichten von wenigstens drei Briefen des Stadtphysikus Graf[171] aus R i g a in Sachen Hillmer, vom 30. November 1751, wissen wir vom Aufenthalt des Okulisten in dieser Stadt ohne genaue Zeitangabe. Da dieser vom 13. bis 17. August 1751 in Pernau war und von dort nach Reval reiste, ergibt sich sein Rigaer Gastspiel für den davor liegenden Zeitraum. Hillmer wird um den 10. August Riga verlassen haben. Sein Aufenthalt dort kann auf vier bis fünf Tage geschätzt werden, weil dieses Zeitmaß auch auf die Orte zutrifft, von denen die Aufenthaltsdauer bekannt ist (Pernau, Reval, Narva), und weil die von Graf dem Brief angefügte Liste von 14 operierten Patienten der Größenordnung solcher Aufzählungen aus den anderen Städten entspricht. Daneben war dieser Zeitraum für einen Augenoperationen vornehmenden Scharlatan charakteristisch. Er ermöglichte ihm, in kleineren Orten auf der Durchreise zu praktizieren. Nach einigen Tagen war das potentielle Patientenreservoir erschöpft, und der Starstecher konnte unliebsamen Weiterungen durch Abreise entgehen, wenn postoperativ Komplikationen auftraten, die er nicht zu therapieren gedachte. Etwaige Anweisungen der Medizinalbehörde aus der Hauptstadt an den Stadtphysikus waren wegen des Postweges dieser Okulisten-Taktik unterlegen: Sie kamen zu spät. Aus den "Acta" lassen sich einige Hinweise auf die Zeiten entnehmen, die Briefpost zwischen Petersburg und den baltischen Städten benötigte. Daneben gibt es in einem Brief von Hermann Kaau Boerhaaves Bruder Abraham an den holländischen Botschafter De Swart in Petersburg[172] eine Reisezeit-Angabe für die Postroute von der russischen Hauptstadt nach Reval: Auf seiner Reise nach Holland war der jüngere Boerhaave im Sommer 1752 von der Poststation Kipenia (Kipen'), 40 Kilometer südwestlich von Petersburg, in 31 Stunden 193 Werst oder 206 Kilometer bis zur estländischen Poststation "Fockenhoff oder Taxenhoff" gefahren, auf halbem Wege zwischen Narva und Reval.

Zwischen dem 14. und 26. September 1751 erreichten die ersten Berichte über Hillmers Wirken in den baltischen Städten die Medizinische Kanzlei (S. 320). Als früheste werden in den "Acta" zwei nicht dokumentierte Briefe vom 9. und 12. September aus Narva genannt (S. 238). Diese Stadt lag nur etwa 150 Kilometer von Petersburg entfernt. Ihr Stadtphysikus hätte als einziger unter seinen estnischen und livländischen Kollegen mit einer rechtzeitigen schriftlichen Order seiner hauptstädtischen Dienstbehörde auf dem Postwege rechnen können, wenn er sich sofort nach Hillmers Ankunft in Narva an die Medizinische Kanzlei gewandt hätte. Dies tat er jedoch erst acht Tage nach dessen Abreise, wie aus dem Datum des ersten der erwähnten Briefe hervorgeht.

Der Stadtphysikus Graf im 660 Kilometer von Petersburg entfernten Riga reagierte mit seinem Brief vom 30. November auf einen Ukaz Boerhaaves, welcher erst am 16. November bei ihm eingetroffen war. Er berichtet von einigen Operationen, die der "sogenannte Hofrat und Professor Hillmer" in seiner Gegenwart ausgeführt hatte mit überwiegend zweifelhaftem Erfolg. Graf hatte sich durch Nachuntersuchungen davon überzeugt und auf Boerhaaves Weisung das erwähnte Verzeichnis angelegt. Zwar konnte er nicht alle Patienten aus-

findig machen, dafür jedoch ein Arzneimittel-Depot, das
Hillmer in Riga in Kommission gelassen hatte. Der Stadtarzt erklärte sich hiergegen machtlos, weil der erforderliche Zoll bezahlt war (!), und bat schließlich den Direktor der Medizinischen Kanzlei um Anweisung für den Fall,
daß der gerüchtweise angesagte "berüchtigte" Taylor nach
Riga käme.

Aus der Liste geht hervor, daß von elf wenigstens an dreizehn Augen Star-operierten Patienten sieben bei der Nach-
untersuchung nichts oder schlechter als vor dem Eingriff
sahen. Bei drei weiteren Kranken waren Gewächse an den Augen
operiert worden, davon bei zweien mit fragwürdigem Ergebnis.

Aus P e r n a u liegen zwei Berichte an die Medizinische
Kanzlei vom Stadtphysikus und Garnisonsarzt Wissel[173] vor:
vom 28. Oktober und 2. Dezember 1751. Dem ersten verdanken
wir die Angabe der Aufenthaltsdauer Hillmers in dieser
Stadt: Er traf am 13. August um 9 Uhr morgens ein und
suchte in keiner Weise bei dem Stadtarzt um eine Praktiziererlaubnis nach. Jedoch war der Okulist sogleich vom Bürgermeister und vom Oberkämmerer begrüßt worden. Das Stadtober-
haupt ließ am 14. August morgens dem Stadtarzt mitteilen,
daß "ein hochberühmter und großer Arzt, der Hofrat und Doktor Hillmer, den Magistrat zu seinen Operationen eingeladen"
hätte und alle Magistratsmitglieder nach gemeinsamer Versammlung zu verabredeter Zeit der Einladung folgen wollten,
wobei sich Wissel anschließen sollte. Der wollte zuvor noch
mit dem Bürgermeister sprechen, traf aber am Versammlungs-
ort zur vorgesehenen Zeit niemanden mehr an. Hillmer hatte
bereits zwei Patienten am Star operiert, den ersten an beiden Augen, mit dem Erfolg, daß er völlig erblindete.

Wissel führt elf Patienten auf, darunter sieben mit grauem
Star, bei denen Hillmer den Starstich an neun Augen vornahm.
Bei sieben hatte er keinen Effekt oder führte zur Erblindung.
Der Stadtphysikus gibt den bemerkenswerten Hinweis, daß in
den Fällen, die er selbst untersuchte, die deprimierte Linse
sich nicht wieder aufgerichtet hatte, sondern die Pupille

klar war, der Patient aber aufgrund von Folgeschäden des
Eingriffs nichts sah. Einem Hauptmann hatte der Okulist
stümperhaft ein Pterygium operiert, bei einem Sergeanten
einen obskuren chirurgischen Eingriff an einer Hand gemacht,
ohne den Regimentswundarzt noch Wissel als Garnisonsarzt
zu benachrichtigen. Dazu versuchte er sich vergeblich kosmetisch an dem pockennarbigen Gesicht eines Mädchens.

Vor allem verkaufte er große Mengen seiner Medikamente und
gab wiederum einen Vorrat in Kommission, diesmal dem örtlichen Postmeister Friesel. Sein Augengeist wurde sogar in
der Apotheke geführt, und die unwissende Bevölkerung vertraute offensichtlich den diesbezüglichen Annoncen der
Hillmerschen Flugblätter. Der Stadtarzt berichtet dagegen
von ungünstigen Wirkungen der Okulisten-Arzneien und
schildert ein unfruchtbaren Frauen verordnetes Kräuterbad-Rezept. Ein Patient hatte von Hillmers Medikamenten Koliken
bekommen. Besonders beschäftigte Wissel der ungünstige Gesundheitszustand des Oberstleutnants Ulrich. Ihm war Hillmers Universalelixier gegen "hypochondrische Bedrängnis"
verordnet worden, zweimal täglich 80 Tropfen. Der Patient
bekam davon zunehmend Erbrechen, zuletzt mit Blutbeimengungen, auch blutigen Stuhl und verstarb schließlich, da der
Stadtphysikus ihn offensichtlich nicht vom Gebrauch des Mittels abbringen konnte. Diesem Todesfall ist der zweite Pernauer Bericht gewidmet. Die von Boerhaave nach Hillmers Ankunft in Petersburg angeordnete Analyse ergab für das "Universalelixier" hauptsächlich Aloe und Myrrhe. Zusammen mit
Myrrhe waren dies Bestandteile des bekannten Elixir proprietatis (Paracelsi) - nur hatte der Scharlatan den leicht
kenntlichen Safran weggelassen (S. 235). Aloe hat in entsprechender Dosierung die abführende Wirkung eines Drastikums.

Der unglückliche Fall des Oberstleutnants veranlaßte Wissel
in seinem zweiten Brief zu der sarkastischen Bemerkung: "Sobald jedoch unser Wundertäter Hillmer in unsere Stadt gekommen war und seinen Ruhm durch ausgestreute Blätter gewaltig

herausstreichen und durch sein Waldhorn austrompeten ließ,
da wollte unser Oberstleutnant nicht der einzige sein, der
diese Gelegenheit nicht benützte... so, wie es in besagten Zetteln versprochen war." Die Schilderung gibt deutlich
die Korrespondenz zwischen Scharlatan und unwissenden Patienten wieder, ohne die der Erfolg der fahrenden Ärzte und die
Hilflosigkeit der medizinischen Aufsichtspersonen unerklärlich wären.

Dies wird auch durch einen weiteren Fall belegt, den Wissel
anführt. Einer der Patienten mit grauem Star, der Landrat
Güldenstube aus Arensburg (seit 1952 Kingisepp, früher Kuresaare) auf der Insel Ösel (Saare, Sarema vor der Rigaer
Bucht) hatte sich sieben Jahre zuvor bei dem Königsberger
Okulisten Goulliette (Schreibweise vermutet aufgrund der
russischen Vorlagen "Gouil'et-" - siehe S. 304 - und
"Guliét-", S. 252 und 331f.), der mit dem Rasiermesserschmied Tenel aus Mitau zusammen umherzog, gegen 600 Rubel[8]
der gleichen Operation schon einmal unterzogen. Das genannte Gespann hatte dazu im Vorjahr auch einen anderen Patienten Hillmers bereits vooperiert (Krüdener, siehe
S. 251).

Für Boerhaave war der Fall Güldenstube in seinem Sinne so
beweiskräftig, daß er auf dessen Dokumentation besondere
Mühe verwandte: Aus einem Brief des Postmeisters von Arensburg vom 8. November 1751 an den Postmeister von Reval
(S. 303f.) geht hervor, daß Güldenstube von der wiederholten
Operation durch Hillmer für 100 Tscherwonzen (1000 Rubel)[8]
kaum Nutzen gehabt hat. Derselbe Absender schreibt am
13. Dezember 1751 an den Postdirektor Friedrich Georg von
Asch in Petersburg (S. 304f.) ausführlicher einen Brief gleichen Inhalts mit den zusätzlichen Informationen, der Landrat habe von Hillmer eine Starbrille erhalten, die ihm zu
besserem Sehen verhelfe, und Hillmers Frau hätte zusätzlich zur Bezahlung von Güldenstube ein Paar Pferde gefordert. Ein kurzer Brief vom Landrat selbst vom 8. November
1751 an den Petersburger Unterkämmerer Peterson (S. 305)

bestätigt lapidar den Tatbestand: "... halte diesen Menschen
mit all seinen Medikamenten für einen guten Star- und Beutelschneider, nicht aber für den Urheber des Sehens..."

Peterson wollte Güldenstube zur Heilung seiner Augen durch
Hillmer beglückwünschen, und auch Postdirektor Asch hatte
bei seinem Untergebenen wegen des in Petersburg bekannt gewordenen guten Ausgangs der Operation angefragt. Hillmer
machte mit dieser Operation für sich Reklame und prahlte
wegen des größeren Eindrucks mit dem Zehnfachen der von
Güldenstube erhaltenen Summe. Dieser Aufschneiderei hatte
der Arensburger Postmeister in seinem Brief nach Reval ausdrücklich widersprochen. Boerhaave hat als Abschluß seiner
Dokumentation einen Brief vom 28. Februar 1752 an Stadtphysikus Wissel angefügt, in welchem Güldenstube die bekannten Fakten sachlich bestätigte. Er besaß nach Goulliettes
Operation augenscheinlich ein besseres Sehvermögen. Nur hatte
ihm jener die versprochene Starbrille vorenthalten.

Neben den deutlichen Akzenten dieses Falles ist aus Pernau
ein notarielles Attest vom 28. Oktober 1751 beachtenswert
(S. 255), das "auf Verlangen des... Herrn Johann David Wissel" aufgesetzt wurde. Danach hatte Hillmer bei der 67jähri-
gen Mutter des Notars anstelle des linken nichtsehenden
Auges das rechte noch sehende am Star operiert - für 12 Rubel -, was schließlich die beidseitige Blindheit der Patientin bewirkt hatte.

Am 27. August war Hillmer in Narva. Davor hielt er sich nach
Pernau mehrere Tage in R e v a l auf. Aus dieser Stadt
liegt ein Bericht ihres Stadtphysikus Doktor Burchart[174] vom
25. September 1751 vor (S. 244 ff.), dem der Autor anscheinend Hillmersche Flugblätter zur Information Boerhaaves
über dessen Medikamente beilegte. Solche verkaufsfördern-
den Zettel hatte der Okulist bereits vor und bei seiner Ankunft in Reval unter die Leute gebracht.

Burchart berichtet von elf Patienten, die er selbst gesehen
und bei denen Hillmer zumindest an vierzehn Augen den Starstich vorgenommen hatte. Dazu erwähnt er nur noch eine Leu-

kom- oder Pterygium-Operation, die stümperhaft abgelaufen
sein muß, mit Eröffnung der Vorderkammer. Jedenfalls
scheint des Stadtphysikus schriftlicher Befund einen Iris-
prolaps wiederzugeben. Im Unterschied zu seinem Kollegen
in Pernau vermerkt der Revaler Stadtarzt ausdrücklich,
daß bei sechs der operierten Augen der deprimierte Star
wieder aufgetaucht wäre. Bei kritischer Wertung der Mitteilungen Burcharts ist der gewünschte Erfolg durch Hillmers
Operationen bei mindestens acht der feststellbar vierzehn
behandelten Augen mit grauem Star nicht eingetreten. Dem
wird der Erfolg einer früheren Staroperation bei einer Patientin Hillmers gegenübergestellt, die vom Kanzleirat
Guyon[175] vorgenommen worden war.

Die Medikamente des Okulisten, deren Zusammensetzung dem
Stadtphysikus bekannt gewesen zu sein scheint, wurden nach
seinem Bekunden zu teuer, dennoch erfolgreich verkauft,
auch noch nach Hillmers Abreise. Auch der Revaler Stadtarzt wußte bereits gerüchtweise, daß Taylors Ankunft erwartet wurde. Ihm war auch der schlechte Ausgang der Staroperationen an einer Baronin von Rosen zu Ohren gekommen,
von der er nicht wußte, ob Hillmer sie auf dem Wege nach
oder in Narva behandelt hatte.

Darüber informiert ausführlich der Bericht des Stadtphysikus von N a r v a , Keiling[176], vom 19. September 1751.
Dem waren bereits unveröffentlichte Briefe dieses Arztes
vom 9. und 12. desselben Monats vorangegangen. Hillmer war
am 27. August um 10 Uhr in Narva angekommen und ließ Keiling ausrichten, er könnte ihn mangels Pferden nicht aufsuchen, würde aber den Stadtarzt gern empfangen. Als dieser um 5 Uhr nachmittags gleichen Tages den Okulisten aufsuchen wollte, wurde er von dessen Diener auf den nächsten
Morgen vertröstet, weil der "Herr Hofrat" schliefe. Keiling war so gehindert, den ihm im April 1751 zugegangenen
Erlaß des Dirigierenden Senats vom März 1750 und die
Schwedische Verordnung über Medizinische Angelegenheiten
Hillmer zur Kenntnis zu bringen (Narva war als Folge des

Nordischen Krieges, 1700-1721, im Frieden von Nystad von
Schweden an Rußland abgetreten worden, wie die anderen
baltischen Städte, die der Okulist besucht hatte).

Der Stadtphysikus veranlaßte anderntags daraufhin den Magistrat, seinen Protonotar zu Hillmer zu schicken mit der
Frage, warum dieser sich nicht angesichts seiner beabsichtigten Kuren gemeldet habe. Hillmer geriet in Zorn und
schützte vor, so wäre noch nirgends mit ihm verfahren worden. Als Hofrat, Professor und Doktor brauchte er keine Beglaubigung und hielte er eine Unterredung mit dem Stadtphysikus für überflüssig. Dazu drohte er mit Beschwerden
nach seiner Ankunft in Petersburg, "weil er nämlich dorthin
seiner Excellenz Herrn Geheimrat Boerhaave geschrieben
habe" (S. 239), und begann ungerührt, Medikamente zu verkaufen und zu operieren. Den Magistrat lud er hierzu ein
und Doktor Keiling, der aber das Zuschauen dem Bürgermeister und einigen Magistratsmitgliedern überließ. Als erste
von sechs Star-Patienten operierte Hillmer die besagte
Baronin von Rosen, die aus dem Kreis Dorpat angereist war,
in deren Quartier gegen ein Entgelt von 1000 Rubeln. Der
Eingriff ließ das operierte Auge, das noch Lichtschein wahrgenommen hatte, erblinden. Von den Starstich-Operationen
an den fünf weiteren Patienten war nur eine erfolgreich.
Keiling erwähnt weiterhin eine Pterygium-Operation mit
folgender Sehverschlechterung, Wimpernauszupfen, augenscheinlich bei einem Entropium[177], und das Wegschneiden
eines Staphyloms bei einem durch Pocken geschädigten Mädchens, was eine Phthisis bulbi nach sich zog. In diesem Fall
hatte der Vater des Mädchens Hillmer von den verlangten
100 Rubeln 50 abhandeln können.

Der Stadtphysikus von Narva geht nüchtern auf Hillmers Tätigkeit ein. Er wirft ihm fahrlässigen Umgang mit Kontraindikationen vor, Vernachlässigung der Nachbehandlung, dazu eine nicht zeitgemäße Starstich-Nadel, wobei er Taylors
Nadel zum Vergleich heranzieht. Jedoch habe Hillmer, der
durch einen ungehörigen Umgangston beim Operieren auffiel,

von jenem ohnehin nicht günstig geredet. Seinen Bericht
stützte Keiling auf eigene, wiederholte Nachuntersuchungen
der genannten Fälle, von denen er die letzten am 18. September vorgenommen hatte, einen Tag vor der Abfassung seines Briefes.

Am 1. September verließ der Okulist Narva unter dem Waldhornspiel eines Dieners, der vor ihm fuhr, "mit demselben
Zeremoniell, mit dem er hier ankam" (S. 241). Auch in Narva
hatte er "allen und jedem" seine Medikamente verkauft -
unter anderem einem epileptischen Schneider größere Mengen
Zinnober (Hydrargyrum sulfuratum rubrum) oder Holländisches
Vermillon, dessen Gebrauch Boerhaave "in allen Apotheken
wegen seiner Giftwirkung vor einiger Zeit" verboten hatte
(S. 235) - und bei dem Postmeister Schmid ein Arzneimitteldepot hinterlassen. Keiling ersuchte wegen des Medikamentenverkaufs die Medizinische Kanzlei um Anweisungen bezüglich
eines Verbots und wie ein solches durchzusetzen sei; darüber
hinaus bat er um Instruktionen für den zukünftigen Umgang
mit Scharlatanen, wobei wohl auch er in Kürze mit Taylor
rechnete.

Keiling mußte an der Unterdrückung des Verkaufs der deponierten Hillmerschen "Arcana" auch darum gelegen sein, weil er
als Stadtphysikus in Narva die Stadtapotheke betrieb, die
er 1738 seinem Schwager übertrug, aber seit 1750 wieder in
eigenem Besitz hatte.[178] In ähnlicher Weise war auch der
Revaler Stadtarzt Burchart an der dortigen Apotheke beteiligt: Sie war seit 1493 im Besitz des Rates der Stadt, seit
1586 von einem Apotheker Johannes Burchart gepachtet und
seit 1689 im Besitz der Familie Burchart. Der fünfte Johannes Burchart (1683-1738), Stadtphysikus von Reval seit
1716, hatte Medikamente an die russischen Truppen geliefert
und war als Arzt von Peter dem Großen an dessen Sterbebett
zitiert worden.[179] Sein Sohn, der sechste Johannes Burchart,
bekam als Stadtphysikus mit Hillmer zu tun (die Revaler Apotheke blieb 328 Jahre in Erbpacht bzw. Besitz dieser Familie,
die mit dem zehnten Johannes Burchart 1891 erlosch.[180]

Die Personalunion von Apotheker und Stadtarzt begegnet uns
ein weiteres Mal in Pernau bei Johann David Wissel. Er gründete dort 1750 eine zweite Apotheke und vereinigte sie mit
der von ihm käuflich erworbenen ersten, der Henoschen.[181]
Wahrscheinlich versuchte auch Wissel, den Verkauf des Hillmerschen Arzneimitteldepots zu unterbinden; er hatte sich
mit einem Gesuch an den Rat der Stadt Pernau gewandt, "den
Postmeister Friesel zu bewegen, keine Medikamente zu verkaufen".[182]

Der rund vierwöchige Aufenthalt Hillmers im Baltikum, wie
er sich in den von Boerhaave veröffentlichten Dokumenten
darstellt, weist zahlreiche, für fahrende Augenärzte charakteristische Elemente auf. Zwar unterscheiden sich die Schilderungen der vier Stadtphysici nach dem Temperament ihrer
jeweiligen Autoren. Doch ist allen gemeinsam, daß die ört-
liche medizinische Aufsicht der Städte sich gegenüber Hillmer nicht durchsetzen konnte, der seinerseits die Stirn
hatte, mit vorgeschützten guten Beziehungen zur vorgesetz-
ten Medizinalbehörde in Petersburg Eindruck machen zu wollen. Dies blieb ohne Wirkung auf die Stadtärzte, jedoch
konnten sich medizinisch nicht gebildete höhergestellte
und beamtete Personen dem Eindruck des Okulisten-Auftritts
zum Teil nur schwer entziehen; wie viel weniger einfache,
ungebildete Menschen.

Mit seinen Kurzaufenthalten riskierte der Starstecher bewußt, nach seiner rechtzeitigen Abreise enttäuschte, zor-
nige, hilflose und leidende Patienten und seinen ruinier-
ten angemaßten Ruf zurückzulassen. Ein nicht als Patient
Betroffener konnte dies mangels medizinischer Kenntnisse
nur schwer nachvollziehen. Und Hillmer sorgte mit entsprechender Reklame stets neu für seinen Ruf - bei einer noch
unerfahrenen, neuen Klientel. Bei außergewöhnlichen Chan-
cen für Ruf und Verdienst verstärkte der Okulist sein Werben: Der Baronin von Rosen hatte er versprochen, ihr die
1000 Rubel Entgelt zurückzuzahlen, falls der Star am operierten Auge sich innerhalb dreier Jahre wieder aufrichtete.

Die Baronin konnte so mittels einer Bittschrift an die Zarin im November 1751 die 1000 Rubel einklagen (S. 300 ff.). Dem Werben des Scharlatans und der eigenen medizinischen Unkenntnis ist auch Landrat Güldenstube zum Opfer gefallen. Seine zweite Operation entsprang dem Wunsch nach weiterer Besserung des Sehvermögens, dem schon die von Goulliette versprochene Starbrille geholfen hätte. Die Reoperation war kontraindiziert. Das hatte jedoch Hillmer angesichts erwarteter 1000 Rubel wohlweislich verschwiegen. Womöglich hat er es auch nicht gewußt.

DER OKULIST IN PETERSBURG

Nach der Ankunft in der russischen Hauptstadt war Josef Hillmer gezwungen, sein aus den baltischen Städten geläufiges Verhalten zu modifizieren. Hier konnte er nicht einfach durch anmaßendes Auftreten einzelne Vertreter der Medizinalbehörde zu düpieren versuchen. Die Autorität der Medizinischen Kanzlei und ihres Direktors war nicht durch hochstaplerische Tricks zu überspielen. Also erschien er am 4. September 1751 in der Medizinischen Kanzlei und bat Hermann Kaau Boerhaave um die Erlaubnis, Augenkrankheiten operativ und medikamentös behandeln und seine Medikamente verkaufen zu dürfen.

Hillmers Verhalten in Petersburg ist mehrfach in den "Acta" dokumentiert: einmal in knappen, nüchternen Worten als Auszug aus dem Tagebuch der Medizinischen Kanzlei (S. 315 ff.) - dem verdanken wir fast alle Datierungen seines Aufenthaltes in der Hauptstadt, der mit der Ausweisung aus Rußland am 8. Dezember 1751 endete; dann im ausführlichen Bericht Hermann Boerhaaves, der die wesentlichen Aspekte der Auseinandersetzung mit dem Okulisten aus Berlin wiedergibt. Dieser Bericht ist mit Wertungen versehen, in denen sich der Direktor der Medizinischen Kanzlei auf den zeitgenössischen Stand der Augenheilkunde bezieht, und mit der ausdrücklichen Abwehr der gegen ihn erhobenen Vorwürfe. Die Selbstverteidigung Boerhaaves wird durch eine Stellungnahme von 33 der bekanntesten Petersburger Ärzte und Wundärzte untermauert und durch eine Liste von 81 Gutachten über von Hillmer behandelte Patienten ergänzt. Diese bieten dem Leser genügend Material für eine fundierte Beurteilung des Falles.

Auf Hillmers Bitte um Praktiziererlaubnis wies ihn Boerhaave auf die bestehenden Vorschriften hin. Hillmer umging das darin vorgesehene Examen durch die Medizinische Kanzlei mit der Vorlage von Beglaubigungen, aus denen unter anderem hervorging, er sei in Frankfurt am Main promoviert worden (S. 208).[183] In Gegenwart von Stadtphysikus Grieve und anderer Zeugen nannte Boerhaave die Bedingungen, unter denen

Hillmer die gewünschte Erlaubnis erhalten könnte:

In Anwesenheit von Doktoren und Wundärzten sollte der Okulist einige Probeoperationen vornehmen und deren Ausgang und Beurteilung durch die Medizinische Kanzlei abwarten, wobei er für die postoperative Behandlung der Patienten und deren Unterbringung sorgen müßte; zwischenzeitlich dürfe er nicht operieren;

für eine allgemeine medizinische Praxis müßte er sich - ungeachtet seiner Titel - einem Examen nach den Vorschriften der Kanzlei unterziehen;

falls er spezielle Medikamente besitze, die er verkaufen wolle, sollte er diese zur Überprüfung einreichen, weil in Petersburg nur die Kronsapotheke das Recht des Arzneimittelvertriebs habe und die Apothekengewinne der Krone gehörten (S. 234).

Hillmer versicherte, nur Augenkrankheiten behandeln zu wollen und alle Auflagen zu befolgen. Am 7. September bat er die Medizinische Kanzlei schriftlich, seine Kunstfertigkeit in Augenoperationen zeigen u n d seine Geheimmittel verkaufen zu dürfen, von denen er Proben vorlegte. Ihre pharmakologische Untersuchung am folgenden Tage erwies seine "Arcana" als aus bekannten, gewöhnlichen Substanzen zusammengesetzt und in betrügerischer Absicht überteuert. So wurde ihm am 9. September von Doktor Grieve namens des abwesenden Direktors der Arzneimittelverkauf ausdrücklich verboten, gleichzeitig aber die Möglichkeit von Probeoperationen am 12. desselben Monats gegeben. Sie fanden in Grieves und dazu bestimmter Ärzte und Wundärzte Gegenwart statt. Boerhaave delegierte diese Aufgabe an den Stadtphysikus, um Hillmer unnötige Zeitverluste zu ersparen. Er selbst hatte als Leibarzt "Ihrer Kaiserlichen Majestät nach Carskoe Selo zu folgen" und kannte den Zeitpunkt seiner Rückkehr nach Petersburg nicht (S. 201). Diese Begründung seiner Abwesenheit spiegelt das Bewußtsein seines hohen Ranges bei Hofe wider, den er geschickt bekräftigend in seine Verteidigungsschrift einbezog.

Das Ärztekollegium wurde durch die Grobheit der Hillmerschen Operationstechnik erschreckt, wie er an der Cornea vorging bzw. bei einem Staphylom (im Baltikum haben wir schon die Phthisis bulbi als Folge perforierenden Operierens angetroffen) oder beim Starstich. Nach Meinung der Zuschauer konnte sein tollkühnes Vorgehen nur durch Unkenntnis der Anatomie bedingt sein, wobei der Okulist diese noch durch kindliches Aufzählen von anatomischen Begriffen anhand eines Augenmodells bestärkte.

Anschließend versicherte er, weisungsgemäß, vorläufig keine weiteren Operationen vorzunehmen, und bedauerte das Verbot des Arzneimittelverkaufs. Nur entließ er noch gleichen Tages entgegen den Auflagen die Operierten aus seiner Behandlung nach Hause. Am 14. September wurde Boerhaave in Carskoe Selo durch einen reitenden Boten mitgeteilt, daß Hillmer bereits weitere Augenoperationen vorgenommen habe und ungerührt seine Arzneien als Geheimmittel zu horrenden Preisen verkaufe. Boerhaave reagierte sofort mit einem Brief an Doktor Grieve vom 15. September 1751 (S. 233 ff.), den er eigenhändig französisch abfaßte. Er wählte diese Sprache, da sich gezeigt hatte, daß der Okulist "nicht nur als Doktor der Medizin, sondern auch als Professor (vermutlich der einzige auf der Welt) die lateinische Sprache so wenig verstand, daß er von den ihm gestellten Fragen... kein einziges Wort begriff". Grieve sollte Hillmer diesen Brief vorlesen und notfalls verdeutschen.

Aus dem Briefinhalt ist ersichtlich, daß der Petersburger Stadtphysikus den Kanzleidirektor über Hillmers Verhalten täglich auf dem laufenden gehalten und diesem auferlegt hatte, auch bei einer etwaigen Praktiziererlaubnis nach günstiger Beurteilung seiner Proben keine Eingriffe ohne Anwesenheit dazu bestimmter Mediziner vorzunehmen, weshalb der Okulist Patient, Ort und Zeit geplanter Operationen der Medizinischen Kanzlei mitteilen sollte. Natürlich akzeptierte Hillmer dies mit Leichtigkeit. Nun sollten ihm unter Anführung der Rechtslage alle bekannten Auflagen er-

neut eingeschärft werden einschließlich widriger Folgen,
die ihn erwarteten, führte er sich als Scharlatan auf. Bei
ehrenhaftem Verhalten versprach ihm der Direktor der Medizinischen Kanzlei Gerechtigkeit und gebührende Achtung gegenüber seiner Okulisten-Kunst. Dabei ließ Boerhaave bereits
Bedenken hinsichtlich der Hillmerschen Künste in seinen
Brief an Grieve einfließen. Ihn hatten die ersten Berichte
aus dem Baltikum erreicht, mit Sicherheit wenigstens einer
der bereits genannten Briefe Keilings vom 9. und 12. September aus Narva. Boerhaave sah sich veranlaßt, nun erst recht
den Ausgang von Hillmers Probeoperationen abzuwarten und
auch weitere Nachrichten aus Livland und Estland. Anscheinend hat er bereits zu diesem Zeitpunkt entsprechende Mitteilungen der baltischen Stadtphysici an die Medizinische Kanzlei angeordnet (S. 244). Hillmer wünschte er, "daß seine Operationen bessere Erfolge haben mögen, als seine Medikamente
haben können" (S. 236). Ihm lagen die Analysen der Hillmerschen "Arcana" vor, deren Ergebnisse er Grieve mitteilte und
die seine Meinung von der Scharlatanerie des Okulisten bestärkten.

Der hatte noch am 16. September ohne Anzeige oder Erlaubnis
einem Protopopen , Slonskij, an beiden Augen den Star gestochen, bevor man ihn am 17. in die Medizinische Kanzlei
zitierte, wo ihm Boerhaaves Brief vorgelesen, übersetzt
und ausführlich erläutert wurde. Hillmer versprach erneut,
die Anordnungen zu befolgen und sich zurückzuhalten.

HILLMER IN CARSKOE SELO

Auf Anordnung der Medizinischen Kanzlei (!) nahm der Okulist am 19. September in Carskoe Selo bei Katerina Polikarpova an beiden Augen Staroperationen vor. Daneben stach er am gleichen Ort einer weiteren Frau den Star an einem Auge, o h n e die Kanzlei davon in Kenntnis zu setzen (S. 318). Über Katerina Polikarpovas operierte Augen gibt es zwei ausführliche Atteste, eines vom 22. Oktober vom Hofchirurgen Saltzer[184] (S. 260), das andere von Saltzer und seinem Kollegen Foussadier[185] vom 28. November 1751 (S. 260 ff.). Aus dem ersten geht hervor, daß die Patientin s e i t der Operation ständig am Hof der Zarin lebte und ihre Augen in nicht guter Verfassung waren. Aus dem zweiten kann man für das rechte Auge einen Nachstar und für das linke eine Glaskörperblutung herauslesen. Doch waren Spätbefunde nach Starstich-Eingriffen, die in der damaligen ophthalmologischen Terminologie nur unscharf ausgedrückt sind, medizinisch nicht gebildeten Personen schwerer noch als heute zu vermitteln, außer daß die Patientin trotz Operation nicht sehen konnte. Nur war Blindheit für die Menschen des 18. Jahrhunderts eine häufigere unglückliche Schicksalsfügung, an die sie gewöhnt waren. Um so mehr bewirkte ein gewandter Okulist, der mittels Depression einer getrübten Linse Star-Blinden "im Handumdrehen" das Sehen wiedergab, Aufsehen und Zulauf. So berichteten die "Peterburgskie Vědomosti" (Petersburger Nachrichten)[186]: "Der für einige Tage hierher gekommene königlich preußische Rat Doktor und Professor Hilmer hat nicht nur einigen Leuten, die zuvor nichts sahen, das Sehen unter der Zeugenschaft vieler verständiger Personen vollständig wiederhergestellt, sondern auch diesen September am 19. in Sarskoe Selo... in Gegenwart Ihrer Kaiserlichen Majestät eine Frau völlig geheilt, wofür Ihre Kaiserliche Majestät ihn mit dem Handkuß auszuzeichnen geruhte".

Hillmer selbst hat diese Episode in Carskoe Selo 1752 ausführlich so geschildert, daß sein vermeintlicher Ruhm nicht zu kurz kam (wahrscheinlich war er auch der Urheber der Petersburger Zeitungsmeldung):

"Kurtz darauf liessen Ihro Käyserl. Maj. den Herrn etc.
Hilmer in Dero Hof=Equipage nach Czarscozelo abholen, und
trugen demselben allerhöchst persönlich vor, wie allerhöchst Dieselben den damahls gegenwärtigen Virtuosen auf
sein vieles Bitten von seiner Blindheit geholfen wissen
möchten, zweifelten aber selbst an der Möglichkeit, weil
er schon nach seiner eigenen Aussage allzuscharfe Artzeney
von einem unerfahrenen Oculisten gebrauchet. Herr etc.
Hilmer wurde diesen Fehler beym ersten Anblick des Virtuosen
gewahr, und bekennete in Gegenwart des ebenfalls anwesenden
Hof=Chirurgi, Herrn Vossadjeu, aufrichtig, daß leider! in
Petersburg mehr dergleichen incurable Blinde wären, als an
allen andern Orten, wo er gewesen.

Dagegen machte der Herr D. und Prof. Hilmer in allerhöchster
Gegenwart der Käyserin ein Frauenzimmer sehend, welche
11 Jahre blind gewesen. Diese Person warf sich bey dem ersten
Blick zu den Füssen der Kayserin, sie drückte ihr so uner-
wartetes Vergnügen in danckbaren Liebes=Thränen, und mit so
gebrochenen halb=stammelnden, doch äusserst bewegten Worten
aus, daß Ihro Käyserl. Maj. dadurch innigst gerühret, Dero
allerhöchste Zufriedenheit über einen so augenscheinlich
glücklichen Erfolg der Hilmerischen Operation in den aller-
huldreichesten Ausdrückungen vermercken liessen. Nach Verlauf von 9 Tagen, als der Patientin der Band abgenommen und
dieselbe völlig genesen war, geruheten Ihro Käyserl. Maj.
in allerhöchsten Gnaden durch die wieder gäntzlich herge-
stellte Patientin dem Herrn etc. Hilmer nicht nur ein Ge-
schencke von 250 Ducaten einreichen, sondern auch denselben
zum zweyten mahle zum Hand=Kusse allergnädigst zu lassen."[187]

Der erwähnte Hof-Chirurg "Vossadjeu" ist Guillaume Foussadier,
der am bereits angeführten zweiten Gutachten über Katerina
Polikarpova beteiligt war. Dessen ungünstiger Spätbefund hat
nichts gemein mit der rühmenden Eigendarstellung des Okulisten.

Aus den zitierten Meldungen ist neben dem Interesse selbst der Zarin an Hillmers Tätigkeit und seiner Zulassung zur Audienz bei Hofe zu entnehmen, daß entweder Katerina Polikarpova zum kaiserlichen Hof gehörte oder daß das Vorgehen des Okulisten die Zarin so beeindruckt hatte, daß sie nach der Operation die Versorgung der Patientin am Hofe anordnete. Für dieses Verhalten der Enkelin Peters des Großen gäbe es ein großväterliches Vorbild: Peter I. hatte bei seinem Aufenthalt in Paris 1717 die Staroperation eines alten blinden Soldaten veranlaßt und der Katarakt-Depression selbst beigewohnt. Sie wurde von John Thomas Woolhouse[188] in Peters Quartier (Hotel Lesdiguieres) erfolgreich vorgenommen, was dem Zaren den Wunsch eingab, Woolhouse einen russischen Zögling zur Ausbildung in dieser wohltätigen Kunst zu schicken.[189] Hier deutet sich Peters aufklärerische Absicht an, den medizinischen Rückstand seines Reiches gegenüber dem fortschrittlichen Westeuropa aufzuholen.

Diese Mangelsituation war auch in der Regierungszeit Elisabeths noch gegeben. Schriftliche Zeugnisse über (fahrende) Augenärzte in Rußland vor Hillmer sind ausgesprochen selten: Als erster Okulist wird David Brun in den Akten des Moskauer Apothekeramtes angeführt, dem er seit 1628 oder 1629 bis zu seinem Tode 1651 unterstellt war. Eine Anstellung in gleicher Funktion bei derselben Behörde ist für Johann Malhorn von 1659 bis 1673 nachweisbar. 1676 traf in Moskau Johann Schartling aus Hamburg ein, der Starstich-Operationen und Augenbehandlungen mit Salmiak vornahm. Zur augenärztlichen Ausbildung wurde ihm der Moskauer Wundarzt Fedor Dorofeev beigesellt, der als erster russischer Okulist gilt[190], obwohl er anscheinend keine Starstich-Operationen vornahm. 1684 unterzog sich ein sächsischer Okulist, Bogdan Wagner, einer Prüfung beim Apothekeramt der russischen Hauptstadt. 1688 wurde der Commissarius Conrad Nordermann nach Deutschland geschickt, um einen Augenarzt zur Behandlung des minderjährigen Zaren Ivan Alekseevič zu gewinnen.[191]

Vor dem vergleichsweise spärlicheren medizingeschichtlichen Hintergrund Rußlands ist das Interesse der Zarin für Hillmer - im Unterschied zur Skepsis Friedrichs II. von Preußen gegenüber Taylor, die wir bereits kennengelernt haben - unmittelbar zu verstehen, ohne erst die Persönlichkeiten Elisabeths und Friedrichs II. zu berücksichtigen. Noch dazu verfügte Hillmer über einen Titel einer renommierten medizinischen Lehranstalt in Berlin und hatte am Hofe der Zarin mindestens einen einflußreichen Förderer. Die für den Okulisten wesentliche Probe seiner Kunst in Gegenwart der Kaiserin muß Boerhaaves Umgehen mit Hillmer empfindlich gestört haben. Einen grauen Star bei einem Sehbehinderten früher oder später zu operieren, war damals mehr noch als heute eine Ermessensfrage (S. 222), so daß kein zwingender Grund bestand, Hillmer diese Operation noch vor Ablauf der Zeit aufzutragen, die Boerhaave zur Beurteilung der Ergebnisse der Probeoperationen für erforderlich hielt.

So kann als sicher gelten, daß Hillmers Vorstellung in Carskoe Selo kaum auf die Initiative des Direktors der Medizinischen Kanzlei hin zustande kam, auch wenn letztere dem Okulisten die entsprechende Anweisung gab - während Boerhaaves Abwesenheit von Petersburg. Sie wird einem Wunsch der Zarin entsprungen sein, bestärkt womöglich durch nichtmedizinische Berater. In diesem Personenkreis, dem gegenüber Boerhaave mit seinen Vorstellungen einen schweren Stand haben mußte, sind auch dessen Gegner in der Kontroverse um die schließliche Ausweisung Hillmers zu suchen. Zu ihnen zählte ja, nach Abraham Boerhaaves Bekunden, wenigstens vorübergehend die Zarin selbst. Daß sie sich vom Auftreten des Okulisten täuschen ließ, hatte sie mit vielen gebildeten Zeitgenossen gemein, wie aus den Schilderungen der baltischen Stadtphysici ersichtlich ist, sogar mit Medizinern wie Abraham Boerhaave. Einem unwissenden Publikum einen geschickten Augenarzt vorzutäuschen, wobei manuelle Geschicklichkeit durch Schnelligkeit ersetzt wurde, hat Hillmer vorzüglich verstanden (S. 215). Für den schönen Schein hat er neben seinen Flugblättern auch Zeitungsinse-

rate benutzt. Einer Annonce verdanken wir unter anderem
seine Wohnanschrift in Petersburg, zumindest gegen Schluß
seines Aufenthaltes: Bol'šaja Morskaja, "im Haus des Schneiders Kriger" (siehe S. 162). Auch sind Artikel wie der zitierte Petersburger Zeitungsbericht über seine Operation
bei Hofe wenigstens zu Teilen wahrscheinlich von ihm in
Auftrag gegeben worden, so daß die Desinformation nicht
nur der Gutgläubigkeit anderer anzulasten ist.

Boerhaave hat bei aller Mühe, die Scharlatanerie Hillmers
zu beweisen, in seiner Dokumentation neben den Gutachten
über Katerina Polikarpova die Operation in Gegenwart der
Zarin überhaupt nicht erwähnt. Auch das Journal der Medizinischen Kanzlei wird nur mit der Operation in Carskoe
Selo zitiert ohne Hinweis auf erlauchte Zuschauer. In den
"Acta" werden ausdrücklich nur Tagebuch-Auszüge wiedergegeben. Die Schilderung der Episode bei Hofe wäre angesichts
der traurigen Operationsfolgen im nachhinein für die Zarin
beschämend gewesen.

Die Darstellung der Ereignisse um Hillmer ist im Bericht
Boerhaaves analog zum Kanzlei-Tagebuch chronologisch geordnet. An der Stelle, wo Boerhaave Hillmers Auftreten in
Carskoe Selo ausgespart hat und damit auch irgendeine Bewertung dieses Vorgangs, findet sich seine rhetorische
Frage, wie anders der Direktor der Medizinischen Kanzlei
sich hätte verhalten sollen als distanziert und kritisch
prüfend gegenüber dem Okulisten. Durch dessen heuchlerische
Versprechungen sei zwar diesem legitimen Vorgehen des obersten Mediziners Rußlands scheinbar entsprochen worden;
doch Hillmers wirkliches Verhalten lief auf die Mißachtung
der medizinischen Aufsichtsbehörde hinaus, die doch alle
Machtbefugnisse im Auftrag Ihrer Kaiserlichen Majestät
wahrnahm. Dieser Hinweis wird, entsprechend der Rechtfertigungsabsicht Boerhaaves, dem Interesse der Zarin an Hillmer entgegengestellt, das der Autor des Berichtes als den
zeitgenössischen Interessenten, vor allem am Hofe, bekannt
voraussetzen konnte.

So ist der Hinweis auf die der Kanzlei vom russischen Herrscher verliehenen Befugnisse in Verbindung mit der Auslassung der Episode in Carskoe Selo die versteckte Kritik des medizinischen Fachmannes am Verhalten seiner Herrin. Sie wünschte sich Boerhaave in jedem Fall als Bundesgenossin bei der Widerlegung seiner Gegner mit den dokumentierten Fakten.

OPERATIONSVERBOT

Als der Erste Leibarzt der Zarin am 22. September von
Carskoe Selo nach Petersburg "an den Hof" zurückkehrte,
mußte er feststellen, daß Hillmer gegen seine Anweisungen
und ungeachtet aller Versprechen Tag für Tag operiert und
öffentlich seine Medikamente verkauft hatte. Am 24. übersandte die Kanzlei der Akademie der Wissenschaften der Medizinischen Kanzlei eine Eingabe des Okulisten, die dieser
an die Akademie gerichtet hatte mit dem Verlangen, seine
Arznei-Anpreisungen in russischer Sprache zu drucken. Die
Medizinische Kanzlei konnte darauf nur erwidern, daß dies
ohne ihre Kenntnis geschehen und nicht genehmigt sei, wonach die Akademie-Kanzlei sich richten wollte.

Am nächsten Tag wurde Hillmer erneut in die Medizinische
Kanzlei gerufen. Der Direktor trug ihm angesichts der Fakten
und verschiedener schlechter Nachrichten aus dem Baltikum
die einschlägigen Erlasse und Verordnungen vor, zusammen
mit einer Beurteilung seiner Medikamente, und wies auf die
strafrechtlichen Folgen bei weiterer Widersetzlichkeit hin.
Am 26. September erhielt Hillmer den Befehl, "diejenigen,
welche er kuriert hatte und von denen er ein Verzeichnis
überall verbreitete, in der Medizinischen Kanzlei" zur Begutachtung vorzustellen. Diese nahm der Direktor zusammen
mit Ärzten und Wundärzten vor, die den ersten angeordneten
Operationen beigewohnt hatten. Der Okulist stellte nur fünf
Patienten mit noch starken Entzündungszeichen vor. Einer
von denen konnte mit Mühe etwas sehen. Den Rest der von ihm
auf Befragen angegebenen dreizehn oder vierzehn Operierten
hätte er nicht finden können. Daraufhin beauftragte die
Kanzlei am 27. die Polizei, Erkundigungen über Hillmers Operationen anzustellen, und erhielt bereits am anderen Morgen
ein Verzeichnis mit 25 operativ und 20 medikamentös behandelten Patienten Hillmers, dazu die Nachricht, daß dieser schon
wieder operiert hatte. Deshalb wurden der Sekretär und der
Übersetzer der Kanzlei, Goldobin und Libke, beauftragt, dies
dem Okulisten strengstens zu untersagen. Unbeeindruckt nahm
der noch vor 12 Uhr mittags erneut eine Operation vor.

Am 29. September ließ Boerhaave einen von ihm unterzeichneten Befehl in deutscher Sprache aufsetzen, der Hillmer am folgenden Tag zusammen mit der mündlichen Eröffnung übermittelt wurde, daß er zum letzten Mal ermahnt werde. Der Befehl erneuerte die am 25. September von Boerhaave mündlich vorgetragenen Auflagen, keine Operationen ohne Genehmigung vorzunehmen und keine Medikamente zu vertreiben, und wies darauf hin, daß die Medizinische Kanzlei die Macht habe, dies zu erzwingen (S. 249 f.). Hillmer kam deshalb am 2. Oktober zum Direktor der Kanzlei und "bat um Vergebung seiner Schuld" (S. 320). Dabei versprach er, nur noch gemäß den Kanzlei-Anweisungen zu verfahren und nur in Gegenwart amtlicher Zeugen zu operieren. Dennoch nahm er am gleichen Tag einen Starstich am linken Auge eines 18jährigen Mannes vor, dem er bereits am 21. September rechts den Star gestochen hatte (S. 268).

Am 4. Oktober ersuchte er Boerhaave, in dessen Gegenwart einige Augen-Operationen vornehmen zu dürfen, was ihm dieser gestattete. Zwei Tage später führte er diese Operationen unter Anwesenheit Boerhaaves und "einiger Mitglieder der Medizinischen und Chirurgischen Fakultät" als Stardepressionen bei drei Personen aus (S. 321). Eine davon war augenscheinlich die in einem Gutachten für den 6. Oktober mitgeteilte Operation des zweiten, rechten Auges bei einem 25jährigen Zimmermann (S. 272); die beiden anderen sind anhand dieses Datums in den "Acta" nicht identifizierbar.

Der Direktor sah sich nach den Eingriffen des Okulisten veranlaßt, diesem die groben Fehler seines operativen Vorgehens zu erläutern. Sie bestanden vor allem in der fahrlässig heftigen Handhabung einer wenig geeigneten Starnadel in topographisch nicht angezeigten Abschnitten des Augapfels. Boerhaave sah durch eigenen Augenschein alle bösen Nachrichten bestätigt, die über Hillmers Kuren umliefen, zumal aus dem Baltikum neue Berichte eingetroffen waren, von denen einige wohl bereits auf eine entsprechende Anordnung der Medizinischen Kanzlei zurückgingen (S. 244).

Der Direktor der Kanzlei war überzeugt, daß die Behandlungen des Okulisten dessen bedauernswerter Klientel in erster Linie nur noch größeres Ungemach als die schon bestehende Sehbehinderung eintragen würden. Darum verbot er ihm "ausdrücklichst, daß er künftighin irgendwelche Operationen vornähme..." (S.321). Gleichzeitig entschied er, so viele von Hillmer Operierte wie möglich von Ärzten und Wundärzten gutachtlich untersuchen zu lassen.

Die Medizinische Kanzlei übertrug am 8. Oktober die Suche nach solchen Patienten dem Stadtphysikus Lerche und den Wundärzten Pohlmann[192] und Thiemann.[193] Sie verwandten zehn Tage auf diesen Auftrag und brachten ihn am 19. Oktober zum Abschluß.

BOERHAAVES KRITIK

Aufgrund seiner Erfahrungen mit Josef Hillmer erachtete der Direktor der Medizinischen Kanzlei die permanenten Täuschungsmanöver des Okulisten als hinreichenden Beweis für dessen Scharlatanerie. Seine medizinischen Vorbehalte richteten sich gegen Hillmers Behandlungen, in erster Linie gegen dessen Operationstechnik. Sie gab den Ausschlag für das Operationsverbot, nachdem sich Boerhaave persönlich von der Arbeitsweise des Operateurs überzeugt hatte.(Zu fragen bleibt, ob er dazu nicht bereits in Carskoe Selo Gelegenheit hatte. Unwahrscheinlich ist, daß der an diesem Ort weilende Erste Leibarzt der Zarin nicht anwesend gewesen sein soll, als der Okulist in Gegenwart Elisabeths I. operierte. Womöglich war es dort nicht opportun, vor den höfischen Zuschauern Hillmers fragwürdige Aufführung sachgerecht zu kommentieren. Ein Grund dafür könnte das Fehlen weiterer kompetenter medizinischer Zeugen gewesen sein.)

Der Autor der "Acta" stellt die grobe Operationstechnik heraus, die für jeden Kenner der Materie einsichtig machte, daß das operierte Auge in unverantwortlicher Weise geschädigt werden mußte. Diese Art des Vorgehens legte nahe, daß der Okulist von der Anatomie des Auges kaum Vorstellungen hatte, ein Faktum, das oft reisende Scharlatane charakterisierte. Seine manuelle Fertigkeit hatte er durch häufige Anwendung seiner "Technik" erworben. Sie war vorrangig auf die Bewunderung der nicht betroffenen Zuschauer abgestellt, welche das Anlocken weiterer Patienten unterstützen sollte (S. 219 f.). Dem diente auch die Bereitschaft des Okulisten, unbemittelte Kranke unentgeltlich zu operieren. Dies vermehrte die Möglichkeiten, seine Fingerfertigkeit zu üben und in der Öffentlichkeit zu demonstrieren. Die scheinbar menschenfreundliche Attitüde solchen Verhaltens förderte den Werbeeffekt für den Okulisten und das Vertrauen etwaiger Interessenten und Klienten.

Als zweiter wesentlicher Vorhalt gilt Boerhaave, daß Hillmer sich überhaupt nicht um die erforderliche Nachsorge kümmerte,

geschweige denn um eine Operationsvorbereitung einschließlich
einer kritischen Indikationsstellung - alles nach dem damaligen Wissensstand. Er stellt dagegen das verantwortliche
und vorsichtige Handeln von wirklichen Ärzten und Wundärzten. Diese genössen aufgrund ihrer regulären Ausbildung alle
Vorzüge und Rechte ihres Berufsstandes und hätten deshalb
keinerlei Grund zum Neid auf den Scharlatan. Das solcherart
entkräftete Argument scheint bei Boerhaaves Gegnern nach
dem Material der "Acta" eine wichtige Rolle gespielt zu
haben.

Ihr Autor setzt voraus, "alle redlichen Leute würden sich
mit Recht und Billigkeit empören", wenn die Medizinische
Kanzlei Scharlatanen Freizügigkeit zugestünde, um "mit der
Gesundheit der guten Untertanen willkürlich ohne jegliche
Strafe umzuspringen" (S.209). Geschickt setzt Boerhaave
hier seine Widersacher moralisch ins Unrecht und unterstellt
die Übereinstimmung seines Standpunktes mit dem der Zarin,
insofern diese auf das Wohl ihrer Untertanen bedacht sein
muß. Er kämpft um die Verhinderung ihm schädlicher Allianzen bei Hofe.

Da jedem angesichts der schlimmen Operationsfolgen nun selber Zweifel an den Hillmerschen Operationen kommen müßten,
beschreibt er zur Belehrung für medizinische Laien die
Technik des Starstichs, die "schon von Aurelius Cornelius
Celsus so genau beschrieben[194], daß danach folgende Autoren
kaum irgend etwas zu finden vermochten, um es dem hinzuzufügen. Dieser Celsus aber hat in der Zeit des Caesars
Tiberius gelebt, als unser Heiland gelitten hat." (S.210).
In dieser antiken Zeitangabe klingt deutlich eine Passage
aus Hermann Boerhaaves Vorlesung "De Cataracta" an.[195] Hier
ist zu fragen, wieweit Boerhaaves Neffe Hermann Kaau bei
der Abfassung der "Acta" die von ihm und seinem Bruder Abraham geerbten ophthalmologischen Manuskripte des Onkels zu
Rate gezogen hat (vergleiche S. 26 und 37). Zur Zeit steht
die Antwort noch aus.

Hermann Kaau Boerhaave zitiert seinen berühmten Verwandten
in traditioneller akademischer Weise. Doch stellt er geschickt das Argument von der über tausend Jahre alten Starstich-Technik - ohne den zeitgenössischen Modifizierungen
dieser Technik Rechnung zu tragen - gegen den Sensations-
effekt, mit dem fahrende Okulisten immer wieder erfolgreich um (unwissende) Patienten warben, so, als verfügten
sie über eine noch nie dagewesene Kunstfertigkeit. Von
Taylor sind verschiedene entsprechende Lobeshymnen überliefert, die wohl meistenteils ihn selbst zum Auctor haben:

"Effigiem Taylor, tibi dimissus ab alto est,
 Turba, alias expers luminis, ecce vides!
Hic maculas tollit, cataractas deprimit omnes,
 Amissum splendens excitat ille iubar.
Miranda praxi sublata ophthalmia quaevis,
 Artificis dextrae gutta serena cedit.
Ecce virum! cuius cingantur tempora lauro;
 Dignum cui laudes secula longa canant."[196]

oder auch

"O tu, qui terris ades Aesculapius alter,
 Carus et Europae regibus ac populis,
Cujus innumeris lucem mortalibus almam
 Restituit toties prodigiosa manus,
Invidiam sanare nequis, pulcherrima luscis
 Aspicit ac torvis quae facta oculis,
Flos Equitum, toto fama notissimus orbe,
 T a y l o r hic est artis gloria primae suae
Vitam oculis, animis lucem, coecisque salutem
 Humano generi commoda mille tulit!"[197]

Gegenüber solcher Selbstüberschätzung[198] meint Boerhaave,
daß der Starstich als leichteste wundärztliche Operation
gelte, "weshalb auch der so berühmte Herr Professor Heister...
diese mit Recht niedriger als einen Aderlaß einschätzt."
(S. 210). Dieses Zitieren Heisters ist sachlich etwas ungenau. In "Medicinische Chirurgische und Anatomische Wahr-

nehmungen" schreibt Lorenz Heister 1753 "Von der Unterdrückung eines grauen Augenstaars": Er habe Eisenbarth öffentlich eine vergebliche Starstich-Operation mit runder Nadel vornehmen sehen. In einer Anmerkung dazu geht er sehr kritisch auf die Okulisten Taylor, Meiners, Hillmer und Cyrus ein, wobei er sich auch auf die "Cancellariae Medicae acta" Boerhaaves bezieht: "Das Auge ist gar ein künstliches und zartes Glied, das gar leicht, sonderlich von denjenigen die dabey gar zu geschwind operiren und den Staar niederdrucken wollen, das Auge in den Grund verdorben wird... Ich habe zwar in meinen Schriften vom Staar gemeldet und geschrieben, daß die Operation des Staares selbsten keine von den schweresten und gefährlichsten sey, sondern sie habe weniger Gefahr als das gemeine Aderlaßen."[199]

Boerhaave hat also den Akzent etwas verlagert, von der Gefährdung des Patienten zur Leichtigkeit der Technik, um der Anmaßung des Okulisten zu begegnen. Zur Unterstützung seiner Argumentation führt er das Beispiel eines niederländischen Wundarztes, Schouerman aus Dordrecht, an, der als fahrender Arzt in Holland Augenkrankheiten behandelte. Ein einfacher Bauer, der das Boot des Wundarztes treidelte und manchmal dem Operateur half, den Kopf eines Patienten zu halten, habe schließlich selbst zu operieren angefangen, mit unterschiedlichen Ergebnissen. Außerdem habe der alt gewordene Schouerman Frau und Tochter gelehrt, selber mit Erfolg Augen zu operieren (S. 211). Dies ist ein deutlicher Hinweis auf Art und Qualität der Ausbildung zahlreicher fahrender Okulisten. So war der bereits genannte Meiners ursprünglich ein Diener Taylors, wie auch ein ehemaliger Diener Hillmers später selber den Star stach (siehe S. 61).

Ein rechter Wundarzt jedoch würde sich insgesamt zurückhalten und nicht in jedem Fall den Star stechen, um Schaden von den Patienten fern zu halten. "Denn ein Doktor, der unheilbare Krankheiten erkennt, ist nicht geringer als der, welcher heilbare kuriert." (S. 211) Hillmer operiere jeden Star, ungeachtet der Erfolgsaussichten und des Alters des

Patienten, während alle ernstzunehmenden Autoren dafür hielten, bei über siebzigjährigen sowohl als auch bei sehr jungen, kindlichen Starblinden die Operation zu lassen (S. 211).

Die angeführte Diskrepanz im Verhalten fahrender Operateure und ausgebildeter Ärzte berührt die Kluft, die seit dem Mittelalter zwischen Chirurgie und akademischer Medizin bestand.[200] Stricker schrieb als Abschluß in "Der Ritter Taylor"[201]: "Die Trennung der Theorie von der Praxis in der Augenheilkunde, die vollkommene Loslösung des operativen Theils von dem wissenschaftlichen, die seltsame Erscheinung, dass nach den grossen Centren der Heilwissenschaft ungebildete Staarstecher als gepriesene Wunderthäter, als die eigentlichen Heiler hinziehen konnten... war seit Jahrhunderten angebahnt. Guy de Chauliac sagt in seiner 1363 herausgegebenen Chirurgia magna: 'Wegen Unsicherheit des Erfolges hätten alle gescheidte Männer die Operation des grauen Staars Hausirern überlassen.' Auch Valescus, Lehrer der Heilkunst in Montpellier, rieth 1418 in seinem Philonium den Aerzten, in Rücksicht auf ihre Würde sich mit Staaroperationen nicht zu befassen, dieselben vielmehr den umherziehenden Incisoren zu überlassen. Johann de Vigo empfahl 1514 in Practica copiosa, dass man 'Vagabundis et peregrinantibus chirurgicis' die Operation der Cataracta und selbst das Pterygium überlassen solle, da man für die Folgen dieser Operationen nie einstehen könne. - In Frankreich war im 15. Jahrhundert die practische Chirurgie grossentheils wieder in die Hände der Barbiere und der Inciseurs übergegangen. Jene bildeten eine eigene Corporation, welche ursprünglich nur die kleine Chirurgie ausüben sollte, von Zeit zu Zeit aber mehr oder weniger darüber hinausgehen durfte. Die Facultät der Aerzte zu Paris, nachdem sie aus unedler Eifersucht das Collegium der Chirurgen förmlich ausgestossen hatte, nahm diese Barbier- und Baderzunft in ihren Schutz. Zu den Inciseurs, welche Stein- und Bruchschnitt verrichteten, gehörten die Abatteurs de Cataracte. Diese mussten eine Zeitlang selbst eine Abgabe für jede verrichtete Operation der Facultät bezahlen...

Es bedurfte nicht nur der Fortschritte in Anatomie und Optik, sondern auch der ganz veränderten Anschauung von dem Wesen der Heilkunde als Wissenschaft, um diesen Spalt zu schliessen, welcher am längsten in Deutschland klaffte, wo die Neigung der Nation zu Buchgelehrsamkeit und der Mangel an Gelegenheit zu reichlicher practischer Ausbildung in Krankenhäusern der Auffassung der Medicin als eines gleich den beiden ersten Facultätswissenschaften ausgebildeten Dogmatismus Vorschub leistete."

Diese Kluft zu beheben, war nicht zuletzt Lorenz Heister bemüht. Er hat sich im deutschsprachigen Raum vor allem um die Durchsetzung der neuen Erkenntnis vom Star als Trübung der Linse verdient gemacht. Daneben trug er als Hochschullehrer an der Universität Altdorf und späterer Rektor in Helmstedt dazu bei, Augenoperationen als Teil der Chirurgie von gut ausgebildeten Wundärzten vornehmen zu lassen. Er hat selber Staroperationen vorgenommen, wie aus seinen bereits zitierten "Wahrnehmungen" hervorgeht, unter anderem 1712.[202] Dennoch sagt er in der bereits früher angeführten Anmerkung aus dem gleichen Werk nach den Auslassungen über die Gefahren der Star-Operation[203]: "Aber wegen des Ausgangs oder *Successes*, nemlich die Wiederherstellung des Gesichtes, ist sie, wie mich die lange Erfahrung gelehrt, eine der allerungewißesten, gleichwie nicht nur aus vorher angeführten Exempeln zu ersehen, sondern auch noch vor kurzem eine gedruckte Schrift aus Petersburg mit mehrerem erweiset, (a)[204] worinnen der jetzige Rußische Kayserl. Leib=Arzt, der Herr Kaw-Boerhave von dem Oculist Hilmer meldet, wie derselbe wohl mit größter Geschwindigkeit die Staar=Augen (gleichwie Taylor) daselbst gestochen, aber daß darauf nicht nur kein guter, sondern vielmehr betrübte und höchst=schmerzhafte Zufälle meistens an solchen Augen erfolget wären und die Gestochene nicht gesehen hätten."

Wenn Heister 1753 nach Jahrzehnten wissenschaftlichen und chirurgischen Arbeitens als Siebzigjähriger Augen-Operationen so zurückhaltend bewertet und dazu die negativen Erfahrungen von fahrenden Operateuren argumentativ benutzt, kann die

von Stricker dargestellte Praxis der Starbehandlung nicht
verwundern. Ausgebildete Ärzte übten vor allem vorsichtige
Zurückhaltung in dieser heiklen Materie. So wird auch in
dem abschließenden Gutachten über Hillmer in den "Cancellariae Medicae acta" von dem Petersburger Ärztegremium dem
Okulisten vorgehalten, daß "von den besten und geschicktesten Wundärzten festgestellt wird, daß sie während ihres
ganzen Lebens nicht mehr als bis zu fünf oder sechs Malen,
immer aber mit Erfolg operiert haben aus dem Grunde, daß
sie jegliche Vorsichtsmaßregel anwenden, jene Operation
nicht nur mit Geschick vornehmen, sondern danach auch die
Behandlung mit Fleiß fortführen, so auch nicht eher beginnen, als sie bereits einen guten Erfolg von der Operation
zu erhoffen haben, nicht so wie Scharlatane, die ihre Kunst
rühmen und Leute zum Bewundern zu bringen sich eifrig
mühen." (S. 310) Und Boerhaave schreibt in seinem Bericht:
"Es gibt so viele berühmte Doktoren und erfahrene Wundärzte... an welchen Personen... kein Mangel ist, denen die
menschliche Gesundheit und Wohlfahrt ohne Besorgnis anvertraut werden kann...

Jene sind in der Behandlung von Augenkrankheiten nicht unerfahren. Häufig werden in Rußland sogar die bedeutendsten
Operationen durchgeführt, nur mit dem Unterschied, daß sie
allein in solchen Fällen gemacht werden, wenn man davon einen
Nutzen erwarten kann..." (S. 225)

Diese Einlassung des Ersten Arztes Rußlands ist angesichts
der im Gutachten genannten geringen Zahl der Augen-Eingriffe
je operierenden Arzt allzu euphemistisch. Die Anzahl der Operateure und ihre fachlichen Möglichkeiten konnten den Bedarf an Augen-Operationen bei weitem nicht befriedigen. Da
es übergenug Starblinde gab, fanden Taylor, Hillmer und
ihre Zunftgenossen ein weites Betätigungsfeld, auf dem sie
sich nach anderen als nach den seit Hippokrates tradierten
Regeln aufführten. Dies gab ihnen gegenüber der vorsichtigen
Ärzteschaft den scheinbaren Vorteil überlegener Erfahrungen
dank großer Zahlen "behandelter" Augenpatienten.[205]

Die Diskrepanz zwischen der Zurückhaltung auch kompetenter
Ärzte und der risikofreudigen Operationsbereitschaft fahrender Okulisten ist besonders deutlich aus einem Fall zu
ersehen, den Elias Heister (1715-1740), ein Sohn des Helmstedter Universitätsrektors, 1736 veröffentlicht hat: "Besondere Nachricht wegen des im Frühjahr 1735 in Holland
so sehr gerühmten Okulisten D. Taylors und einer von ihm
verrichteten sehr merckwürdigen, aber höchst unglücklichen
Augen-Cur..."

Lorenz Heister hatte einen jungen Mann, Chrétien Passavant
aus Frankfurt a. Main, der nach einer perforierenden Verletzung auf einem Auge erblindet war und anschließend auf dem
verbliebenen wegen rezidivierender schwerer Entzündungen
(Sympathische Ophthalmie?) augenscheinlich eine Cataracta
complicata bekam, ein halbes Jahr hindurch vergeblich konservativ behandelt und geraten, die Reife des Stars abzuwarten. Passavant wollte sich von Taylor behandeln lassen.
Heister riet zu schriftlichen Erkundigungen über den Okulisten und befürwortete schließlich die Absicht seines Patienten. Der konsultierte Hermann Boerhaave in Leiden, welcher
den bereits bekannten jungen Taylor empfahl.[206] Der große
Boerhaave, der zu Beginn des 18. Jahrhunderts als überragende
chirurgische und ophthalmologische Autorität angesehen war,
erlag demnach selbst dem Okulisten-Phänomen. Die von Elias
Heister geschilderte Operation liest sich erschreckend: Der
Okulist nahm eine (transcorneale?) Linsendepression unter
dreimaligem Einführen der Starnadel vor und inzidierte das
schwer geschädigte Auge in der postoperativen Phase trotz
massiver entzündlicher Komplikationen noch dreimal, zum Teil
mit einem Troicart. Der Patient erblindete auch auf dem
zweiten Auge mit einer Phthisis bulbi.

Lorenz Heisters ärztlich gerechtfertigte Zurückhaltung und
Hilflosigkeit wurde zum weiteren Schaden des Patienten aufgewogen durch Taylors Ignoranz und "Kühnheit". Norrie[207]
zitiert aus Benedict Duddell's 1729 in London erschienenem
"A treatise of the Diseases of the Horny-Coat of the Eye"

bezüglich eines Okulisten, der gefragt wurde, wie er ohne
Kenntnis der Augen-Anatomie zu operieren wagte, "that he
undertook every case; if his operation succeeded, so much
the better, if not, the patients could be but blind or in
danger of being so, as they were before."

Die traurigen und kriminellen Aspekte solcherart "Augenheilkunde", bei der un- oder halbgebildete, vor allem aber skru-
pellose Scharlatane aus der Unwissenheit hilfesuchender Blinder ein einträgliches Geschäft machten, hatte bereits 1583
Bartisch[208] in seiner "Ofthalmodouleia" gegeißelt, dem ersten
umfassenden Augenheilkundebuch in deutscher Sprache. Sein
medizinischer Wissensstand war zwar zum Zeitpunkt der Veröffentlichung der "Cancellariae Medicae acta" des Hermann
Kaau Boerhaave nicht mehr aktuell, wohl aber seine Einschätzung der ärztlichen Verantwortung bei Augen-Operationen,
insbesondere beim Starstechen:

"Aber nicht
also/vnd in dieser gestalt/ wie leider jetztund geschicht vn im schwancke
gehet/ da jrer viel sein/ vnd schier alle Zahnbrecher vnd Theriacks=
leute/ vnd lose leichtfertig gesindlin/ so sich für Oculisten vnd Augen=
ertzte ausgeben. Die nemen die Leute an/ vnd stechen sie am Star
auff dem Marckte im winde und lufft vor jederman/ lassen sie also
daruongehen/ wie ein Sawe vom Troge. Aber solches heist nicht
am Star gestochen/ sondern die Augen ausgestochen/ Es heist
nicht an Augen gehollffen/ sondern an Augen verterbet. Vnd ich
sage das/ das kein auffrichtiger/ erbarer/ berhümbter/ redlicher
Oculist vnd Augenartzt/ der seine Kunst recht/ redlich vnd wol ge=
lernet hat vnd kan/ auff freiem Platze/ auffm Marckte/ in Lufft vnd
Winde/ für allen Leuten/ für Man vnd Weibe/ guten vnd bösen
Menschen/ am Star sticht...

... Aber sie vermeinen/ sie sein gar tapffere Ertzte/
sie sein Gotte gleich/ vnd wollens ihm auch gleich vnd nach thun/
derselbige habe auch den krancken vnd blinden auff den Merckten/
Gassen vnd Strassen geholffen. Darumb schreiben vnd schreien
sie aus/ vermeßlicher weise/ Ausserhalbe Gott sey keiner vber sie/
Das habe ich etzlich mal gehöret/ das sie mit solchen gewaltigen/
vorsetziglichen/ leichtfertigen/ verwehnlichen worten/ die einfeltigen/

armen Leute vberredet vnd hienan gebracht haben. Sie thuns
auch im schein Gottes/ sprechen vnd sagen/ Sie wollen den armen
vmb Gottes willen helffen/ Vnd solches thun sie/ aber nicht umb
Gottes willen/ sondern vmb jres nutzes willen/ Nemlich sie thuns
darumb/ das sie was lernen vnd erfahren wollen/ mit armer Leute
grossem vnglück vnd schaden/ Oder aber thuns darumb/ das sie nur
einen zulauff auff dem Marckte haben/ weil derselbige weret/ das
sie Gelt lösen/ welches sie den Leuten abschwatzen vnd abliegen/ Stechen
dabey immer tapffer in die Augen. Wenn nu der Marckt
aus ist/ das sie nicht mehr Gelt marckten/ so ziehen vnd lauffen sie
zum Thor hienaus/ lassen die armen Patienten sein vnd bleiben/ wo
vnd wie sie wollen/ wenn sie nur das Gelt von Leuten haben."[209]

Neben seiner vernichtenden Kritik am Betrug der Starstecher
war Bartisch klar, daß die durch Propaganda manipulierte gut-
gläubige Hoffnung Sehbehinderter den Scharlatanen das Handwerk erleichterte:

"... Wenn sie
Staren oder Fellen daran vberkommen/ so setzen sie sich hin auff den
marckt/ lassen jnen die Star stechen/ vnd felle abziehen/ oder gleu=
ben als balde einem jedern losen fischer/ der da saget/ Er sey ein Au=
genartzt/ Aber denselbigen gesellen vnd leichtfertigen leuten/ sol
keiner so leichtlich vertrawen vnd gleuben/ Denn kein solcher kerle
für einen Augenartzt zu achten/ oder zu halten/ der einem einen
Star kan stechen/ oder fell abziehen/ Nein traun/ Es sein dieselbigen
geste/ die so leichtfertig mit den Leuten vnd Augen vmbgehen/ nicht
Oculisten oder Augenertzte/ sondern sie füren denselbigen Titel
vnd Namen schendlich vnd vnrecht/ Sie heissen von rechtes we=
gen Augenmörder/ vnd Augenverderber/ oder verblender der
Menschen."[210]

"... Vnd ist nicht allemal
den Gesellen zu vertrawen/ die da gelauffen kommen/ in Sammet
vnd Seyden gehen/ schreien vnd sagen/ wie sie so gewaltige Augen=
ertzte sein/ vnd können den Leuten wol helffen/ die auch Starblind
sein. Ja die Augen können sie jhnen wol ausstechen vnd verterben/
Nicht weis ich/ wie helffen..."[211]

"... Jrer seind ja genung vnd sehr
viel im Lande hin vnd wider/ die sich für Oculisten vnd Schnitertzte
aus vnd angeben/ gros geschrey vnd wesen von sich selbest machen/"[212]

Der Verfasser des "Augendienstes" forderte schon 1583 als
Mittel gegen solcherart Kurpfuscherei das, was noch zu Zeiten der "Cancellariae Medicae acta" nur mühsam durchzusetzen war, eine wirksame Medizinalaufsicht:

> "Aber eine berhümbte vnd örndtliche Obrigkeit in einem jeden
> Lande/ Stadt vnd Ort solte billich ein fleissiges aufsehen haben
> in diesen sachen/ vnd solchen losen/ leichtfertigen/ erwegenen Buben/
> die an keinem orte sitzen/ sein/ bleiben noch wonen/ jhren mutwillen
> nicht gestatten/ zugeben noch zulassen/ darmit jhre arme Vnder=
> thanen nicht so schendlich vnd schedlich/ jemmerlich vnd erbermlich
> möchten vmb jhr Gesichte vnd Augen gebracht werden/ darzu sie
> denn hernach nimmermehr wider kommen können."[213]

Georg Bartischs medizinische Forderungen entsprechen bereits
den Intentionen Hermann Boerhaaves und Lorenz Heisters: Der
Okulist und Schnittarzt soll eine gediegene chirurgische und
wundärztliche Ausbildung durchlaufen und Anatomie studiert
haben. Gleichfalls gibt er Hinweise, wie eine verantwortliche
Vor- und Nachbehandlung bei einer Staroperation und wie diese
selbst durchzuführen sei. Diese Richtlinien sind als immer
noch gültig ausführlich auch in des jüngeren Boerhaave Kritik an Hillmer wiedergegeben. Wir können davon ausgehen,
daß Hermann Kaau Boerhaave seine wesentlichen Kenntnisse
der Augenheilkunde bei seinem Studium in Leiden von seinem
berühmten Onkel vermittelt bekam (vergleiche S. 107). So
stellen sich die Regeln, die bei Augenoperationen zu beachten waren, als über 150 Jahre altes Depositum ärztlich verantwortlichen Handelns dar, das sich bis in Hillmers Zeiten
auch durch die neuen Erkenntnisse über das Auge und seine
Leiden nicht grundsätzlich gewandelt hatte. Nur hielten sich
Scharlatane weder zu Bartischs noch zu Heisters Zeiten an
solche Verantwortung und sahen sich angesichts ihrer zumeist
geringen Kenntnisse in ophthalmicis noch weniger veranlaßt,
auf wissenschaftliche Neuerungen zu reagieren.

Boerhaave zitiert die tradierten Konditionen einer Staroperation. Der Patient muß vorbereitet werden: Durch Aderlaß, Abführen, Gabe von blutreinigenden Dekokten über mehrere Tage und Schonkost soll möglichst schweren postoperativen Komplikationen vorgebeugt werden, da auch bei vorsichtigem Vorgehen mit der Starnadel der Operateur "die Äste des dritten und fünften Nervenpaares, die sich durch die Tunicae ausbreiten... nicht vermag nicht zu beschädigen.... Die sehr subtile Membranula, die von der Vitrealflüssigkeit abstammt und den Crystallkern umgibt, muß abgetrennt und entfernt werden, und der Kern selbst ist aus den sogenannten Processus ciliares herauszunehmen, wodurch die Fibrae mehr gedehnt, manchmal aber auch ganz abgerissen werden... Und darum vermindert ein vorhergehender Aderlaß den Überschuß und den Druck des Blutes auf diese Teile, und die oben erwähnten Methoden bringen das herbeiströmende Blut in einen solchen Zustand, daß es frei von jeglicher Schärfe den verletzten Teilen angesichts seiner gemäßigten Natur nicht schaden kann..." (S. 212 f.)

Boerhaaves Einlassung gibt deutlich die zeitgenössischen anatomisch-physiologischen und humoralpathologischen Vorstellungen wieder. (Sie unterscheiden sich naturgemäß beträchtlich von denen Bartischs 1583.) Seine eigene Kenntnis von der pathologischen Anatomie des Auges beinhaltet offensichtlich die Vorstellung von der Katarakt als Linsentrübung; in seiner Beschreibung der Staroperation bleibt für ein getrübtes Häutchen kein Platz. Sie scheint eine extrakapsuläre Linsendepression zu meinen. Doch trügen hier die nicht eindeutigen Vorstellungen von der Linse und vom Glaskörper. An anderer Stelle schildert Boerhaave als Starstich-Technik die gewöhnliche Depression der Linse: "Sobald die Nadel die Tunicae durchdringt und sich in der Mitte der Pupille zeigt, so wird das Corpus des Stars, insbesondere sein oberer Teil mit einer sanften Bewegung gefaßt, bis es sich ganz löst; danach wird die Nadel von der Seite gefaßt, welche man mittels des markierten Handgriffes leicht führen und sacht gerade nach unten drücken kann, wodurch die Versenkung des Stars erleichtert und jegliche Verletzung der umgebenden Teile vermieden wird, besonders jedoch der Membran der Vitrealflüssigkeit..." (S. 214 f.)

Hillmer hat nach dem vorliegenden Material nicht über Boerhaaves subtile Kenntnisse der Augenanatomie verfügt. Womöglich hat er vorhandene in praxi verdrängt "unter fürchterlichem Wühlen und mit Verletzung des Auges... um zu zeigen, daß er seine Operationen überaus schnell auszuführen in der Lage ist" (S.215f.). Dazu bediente er sich nach Boerhaaves Ansicht einer weniger geeigneten runden und spitzen Starnadel, die "beim Durchstechen der Augenhäute eine runde Wunde setzt, welche dann sich nicht rasch schließt... von daher nach der Operation durch diese Öffnung ständig wässerige Flüssigkeit ausfließt..." (S. 213) Diese Nadel ermöglichte jedoch Hillmer das "Wühlen": unbesorgter im Auge herumfahren zu können als mit der besseren "nach Art eines Myrtenblattes mit einer Rinne, welche Brissaeus, Heister, S. Yves und andere sehr gute Autoren beschrieben haben" (S. 215), und zu der ein sechs- bis achteckiger Griff gehörte zur sorgfältigen Führung der Starnadel im Auge (S. 213). Hillmer bekümmerten solche Feinheiten nicht, hielt er doch nicht einmal den genauen Einstichpunkt an der Sklera ein, "schläfenwärts, mit zwei Linien Abstand von der Cornea transparens... sondern er führte die Nadel mal höher, mal tiefer, mal näher, aber manchmal auch weiter weg ein, so wie nach Öffnung und Festhalten der Lider das Auge sich ihm darbietet, nur um den Anschein zu vermitteln, daß unser großer Operateur nicht unnötig lange wartet, oder anderer Weiterungen nicht bedarf..." (S. 214)

Solcherart effektheischende Eile schloß anamnestische Bemühungen des Scharlatans um seine Patienten aus. Sie hätten neben Zeitaufwand auch fundiertes Fachwissen erfordert und bei aller Okulisten-Willkür doch die Operationsindikationen einschränken und seine Verdienstmöglichkeiten mindern können. Desgleichen verschwendete er weder Zeit auf die tradierte sorgfältige Operationsvorbereitung noch auf die korrekte postoperative Nachsorge. Letztere sah, neben regelmäßig zu wechselnden Wundverbänden, nach vorsichtiger Rückenlagerung des sitzend operierten Patienten eine strenge neuntägige Bettruhe vor mit beidseits verbundenen Augen - S. Yves ließ

außerdem das Krankenzimmer verdunkeln (S. 217) - bei leicht
abführbarer Flüssignahrung und Vermeidung lauten Sprechens,
Hustens, Niesens und dergleichen, dazu ein- bis zweimali-
gen Aderlaß. Alle Maßnahmen, deren wesentliche bereits bei
Celsus beschrieben werden[214], waren geeignet, die postoperative Entzündung gering zu halten. Vor allem aber dienten sie
dem Zweck, die - oft mühsam - deprimierte Linse nicht wieder
durch Erschütterungen aus dem Glaskörper aufsteigen zu lassen (S. 216). Diese nicht seltene Komplikation trat gehäuft
auf, wenn der Okulist möglichst rasch den Starstich vornahm und anschließend den Patienten fast unversorgt zu Fuß
oder mit einem Fuhrwerk über schlechte Straßen nach Hause
schickte. Hillmer ließ zuvor noch den frisch Operierten mit
dem neu gewonnenen Sehvermögen allerlei Gegenstände erkennen
und benennen, oder "ihn selbst an der Nase... packen, worüber
die Umstehenden vor Spaß in die Hände klatschen..." (S. 218),
eine zugkräftige Werbemethode beim verblüfften Publikum.

Die unter solchen Voraussetzungen rasch einsetzende erneute
Verschlechterung des Sehvermögens gab dem Scharlatan Gelegenheit, seine "geheimen" Wundermittel gewinnträchtig an den
Mann zu bringen (S. 312). Dem Patienten wurden größere Arz-
neivorräte für einen längeren Zeitraum der Nachbehandlung
verkauft: Der erhoffte und versprochene Behandlungserfolg
sollte beim Abschluß der Kur eintreten - wenn der Okulist
mit Sicherheit außer Reichweite war.[215] Dies erklärt auch
die in Kommission gegebenen Arznei-Depots, die für Scharlatane typisch waren (S. 327 f.). Der Verkauf von "Geheimmit-
teln" war überhaupt für den Okulisten eine entscheidende
Einnahmequelle. Die Theatralik seines Operierens war darauf
abgestellt: Hillmer verrieb unmittelbar nach dem Starstich
in seinen Händen einige Tropfen seines Augengeistes, der
überwiegend aus Salmiak und Spiritus bestand (S. 226), und
ließ ihn vor den Augen des Patienten verdunsten, während
dieser voller Freude über das wiedergewonnene Sehen sich
mühte, Gegenstände zu erkennen, bevor ihm das Auge trocken (!)
verbunden wurde. Der für die Zuschauer beabsichtigte "Zauber-
effekt" ist nicht zu übersehen. Denen wurde anschließend der

gleiche Augengeist vor die gesunden Augen gehalten und genau so überteuert wie dem Operierten verkauft.

An Boerhaaves Bericht fällt im Vergleich zu einem früheren Zeugnis (siehe Anm. [112]) auf, daß Hillmer die einmalige postoperative Behandlung seiner operierten Klienten - mit Augengeist und trockenem Verband - vereinfacht hatte. Bei Georg Fischer wird zwar der gleiche Augengeist-Zauber geschildert; die wiedergegebene Verbandstechnik Hillmers entsprach aber den überlieferten Regeln. In Petersburg erledigte sie der Okulist weniger aufwendig und zeitraubend.

Zu fragen bleibt, ob in Fischers Bericht die Elemente der Staroperation einschließlich des Verbandes nicht stilisiert worden sind. Zum Zeitpunkt seiner Veröffentlichung (1876), die auf Hillmer nur eine reichliche halbe Seite verwendet, war die Staroperation durch Linsenextraktion bereits so selbstverständlich, daß die Darstellung des alten Starstichs auch mit modernen anatomischen Vorstellungen altertümlich genug wirkte. Dadurch entspricht - bis auf die Schnelligkeit - die Wiedergabe von Hillmers Technik der tradierten Linsen-Depression bzw. Reklination. Auf den ersten Blick scheint sie dem Vorgehen zu gleichen, welches Boerhaave als korrektes Muster dem Hillmerschen gegenüberstellte. Zudem bleibt fraglich, ob die bei Fischer selbstverständliche Auffassung der Katarakt als Linsentrübung auch für den Okulisten zutraf (Fischers Quelle war nicht zu eruieren). Andererseits mußte bei aller Ignoranz ein Scharlatan das grundsätzliche Vorgehen beim Starstich wenigstens empirisch beherrschen, um überhaupt die beabsichtigte, wenn auch meist nur kurzfristige Wiedergabe des Sehvermögens zu erreichen.

DIE STAROPERATION

Hermann Kaau Boerhaaves Argumentation, die Starstich-Technik hätte sich seit Celsus' Zeit kaum geändert, war prinzipiell bis in die erste Hälfte des 18. Jahrhunderts zutreffend: Ein stechendes, auch schneidendes, relativ dünnes und spitzes Instrument - die Starnadel in ihren verschiedenen Ausführungen - wurde bei 3 bzw. 9 Uhr in der Mitte zwischen Limbus und Angulus oculi lateralis durch die Augapfelhüllen gestochen. Aus Beleuchtungsgründen saß dabei der Arzt mit dem Rücken zu einem Fenster und etwas erhöht vor dem Patienten, dessen Knie er mit seinen Schenkeln fest umschloß. Ein Gehilfe hielt den Kopf des Kranken, der das zu operierende Auge nach nasal wenden mußte. Die genaue Angabe der Einstichstelle, zwei Linien oder knapp 6 mm temporal des Limbus entsprach dieser Situation. Zuweilen verwandten Operateure spezielle Specula zum Offenhalten der Lider. Meistens wurden diese jedoch zusammen mit dem Bulbus durch Fingerdruck vom Okulisten festgehalten. Nach dem Durchstechen der "tunicae oculi" schob er die Starnadelspitze hinter der Iris bis in die Pupillenmitte vor, so daß sie vor der getrübten Linse erscheinen mußte. Diese wurde mit dem Instrument durch eine oder, bei festerem Sitz, mehrfache hebelnde Bewegungen nach hinten unten in den Glaskörper gedrückt - unter Zerreißung ihrer Aufhängung. Nach der Depression war die Linse einen Moment gegen den leicht elastischen Widerstand des Glaskörpers festzuhalten, bevor die Nadel vorsichtig aus der Einstichöffnung herausgezogen wurde. Dabei kontrollierte der Operateur, ob der Star nicht wieder in der Pupillenregion auftauchte.

Sicher gab es unzählige, mehr oder weniger berechtigte, individuelle Modifikationen des Starstichs. So wird von einem Okulisten berichtet[216], daß er nach der Depression der Katarakt dem Patienten überraschend einen Mund voll Wasser in das Gesicht prustete, so daß dieser mit einer plötzlichen Ausweichbewegung seines Kopfes reagierte und das operierte Auge sozusagen von der Starnadel zog. Überliefert sind vor allem zahlreiche Modifizierungen des Operationsinstrumentes. Bartisch stellte an dasselbe hohe Anforderungen, die auch unter modernen medizinischen Aspekten sinnvoll erscheinen:

"Eine jede gute vnd rechte Starnadel/ sol von gar gutem vnd feinem Silber gemacht vnd bereitet werden/ vnd nicht von Messing/ Stal oder Eisen. Vnd solche Instrument oder Starnadeln sollen an der spitzen fein harte vnd gleich geschlagen vnd gefeilet werden/ vnd mit einem Messer vberschabet/ auff das kein bruch oder schiefer daran sey oder bleibe. Vnd solche spitze sol auffs aller glettest aus= bereitet/ vnd als eine rechte Schneider nehenadel gescherfft vnd ge= spitzt sein. Dahinden im Hefft mag man sie nach gelegenheit berei= ten lassen/ wie es eines jeden gewonheit der Faust halben giebet. Es sol aber die Spitze vergüldet sein/ vnd dieser gestalt formirt/ wie die nachfolgende Figur thut anzeigen.

Solche Starnadeln mag man gar oder halb vergülden las= sen/ nach eines jeden wolgefallen vnd gelegenheit/ Allein die Spitze sol vergüldet sein/ denn solches ist allezeit besser/ als wenn sie nur weis gelassen wird.

Jch für meine person habe mir je vnd allewege die spitze selbest an der Starnadel gefeilet/ vnd solche nach meinem gefallen bereitet/ wie sie hat sein sollen/ So habe ich gewis gewust/ das sie gerecht/ gut vnd one mangel gewesen sey.

.../ Vnd das man nicht ge= dencken darff/ man möge durch solche vngereimbte/ vngeschickte/ tölpische Instrument den Leuten mehr schadens zufügen/ als zuuor gewesen ist/ Wie man denn offt vnd gar vielmals erferet/ höret vnd siehet/ was für vberaus grosser vnrat/ schaden/ schmertzen/ schande vnd nachteil aus vnerfarung vnd vngeschickligkeit der Instrument folget. Wie ich denn selber bey etzlichen vnerfarenen Kerles ge= sehen habe/ die sich doch gar geschickt/ klug vnd verstendig haben düncken lassen/ Haben auch solche den leuten öffentlich auff dem Marckte gewiesen/ die ich auch gesehen/ da einem verstendigen vnd erfahrnen Artzte billich das Hertze darfür erschrecken/ vnd die Haar gegen Berge gehen möchten. Derselbigen Nadeln sind eines teils nicht von Silber gemacht/ sondern von Eisen oder Messing/ daran sind spitzen/ das ein Schuster ein bar schuhe darmit abnehen könte/

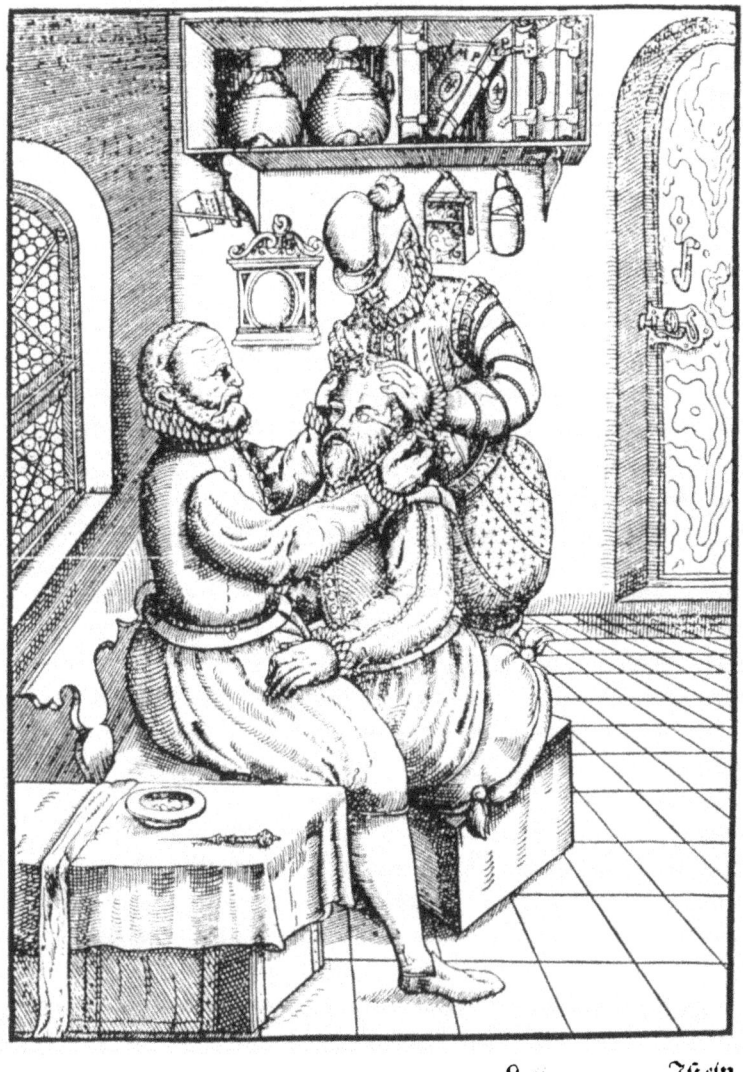

Abb. 10: Starstich nach Bartisch

oder ein Fleischer ein Kalb mit abstechen möchte. Etzliche wenden
noch so viel vnkosten nicht darauff/ das sie jhnen gantz Eiserne
oder Messene Nadeln machen liessen/ Wil geschweigen/ Güldene
oder Silberne/ Sondern nemen nur schlechte höltzer/ vnd stecken
Nehenadeln darein/ vnd stechen damit den Star/ Aber wie sie den
armen leuten helffen/ das erbarme Gott/ Es giebets die tegliche
vnd vberflüssige erfarung. Wie ist es aber müglich/ das es wol
zugehen sol/ wenn einem Menschen mit solchen vngehewern
vnd vngereimbten Eisern dingen in die Augen gestochen wird?
Denn da müssen die Menschen verterbet vnd blind werden. Aber
wie die Ertzte sein/ so sein jre Instrument auch.

Jtem/ Man findet offt solche Kerlen/ die noch wol könten
am Star stechen/ aber sie vben vnd fleissigen sich nicht sonderlich
auff die kunst vnd Instrument, Sondern jhr fleis stehet auff lose
leichtfertige sachen/ als auff fressen vnd sauffen/ schlemmen vnd
themmen /Jtem auff vnzucht/ vnd (mit gunst zu melden) auff
Hurerey/ darmit verthun sie jhr Gelt mehr/ ehe vnd lieber/ als
das sie es auff Kunst vnd geschickte Instrument wenden solten."[217]

Einzuräumen ist, daß für Hillmers Zeit solche drastischen
Zeugnisse über ungehobelte Okulisten mit entsprechenden
Werkzeugen nicht im Vordergrund stehen. Dabei hatte Bartischs
harsche Kritik über 150 Jahre weder ihre Aktualität noch
ihren Einfluß eingebüßt; bei Hillmers medizinisch gebildeten Zeitgenossen galt er in dieser Hinsicht noch als unum-
strittene Autorität. Doch nötigten jetzt die seit Bartisch
gewonnenen medizinischen Erkenntnisse und die barocke Ver-
feinerung der Sitten mit ihren höheren Ansprüchen an Eti-
kette auch den Kurpfuscher, seinen Etikettenschwindel einer
anspruchsvolleren und aufgeklärteren Klientel anzupassen.
Für den Scharlatan bedeutete dies gesteigerten Werbeaufwand
mit unentwegter rühmender Anpreisung seines Könnens und
Wissens in Flugblättern und Zeitungsannoncen, teilweise auch
mit einer Vielzahl pseudowissenschaftlicher Veröffentlichungen, wie Taylor zeigt.[218] Vorrangig gehört zu solcher Selbstdarstellung im Stil der Zeit kostbares chirurgisches Gerät,
das dem bewundernden Publikum werbewirksam zur Schau gestellt

Das Fünffte Teil / von dem

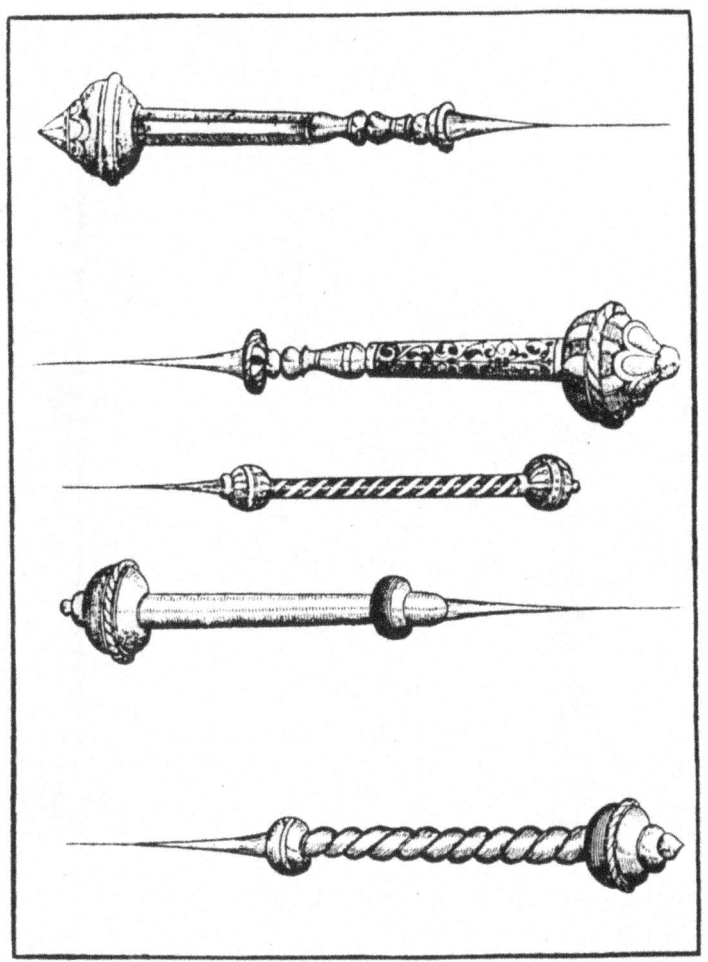

Solche Starnadeln mag man gar oder halb vergülden lassen/ nach eines jeden wolgefallen vnd gelegenheit / Allein die Spitze sol vergüldet sein / denn solches ist allezeit besser / als wenn sie nur weis gelassen wird.

Ich für

Abb. 11: Starnadeln nach Bartisch

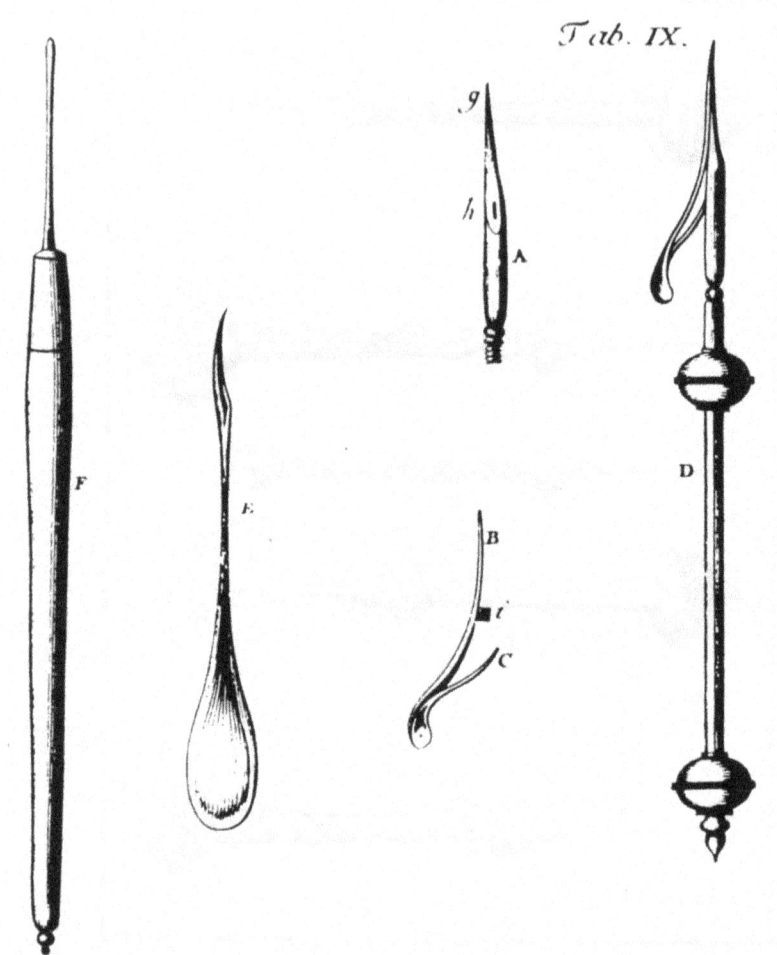

Abb. 12: Starnadeln nach Freytag/Albinus

wurde, - neben auffälligen anatomischen Präparaten, Modellen und Schautafeln. Der Aufwand für wertvolles Instrumentarium stand natürlich im Zusammenhang mit den Einnahmen und mit dem angestrebten Erfolg des jeweiligen Okulisten. So verwundert nicht, daß die erfolgreichsten oder auch berüchtigsten Scharlatane am besten in medizinhistorischen Quellen bezeugt sind. Waren sie doch selber die Urheber ihres literarischen Ruhmes.

Die Augenoperateure, die weniger Aufwand trieben, sind entsprechend spärlicher in Literatur-Zeugnissen vertreten. Ihr mit Sicherheit einfacheres Instrumentarium wird nicht besonders erwähnt. Nimmt man den "medizinischen" Werdegang des von Boerhaave angeführten holländischen Bauern, der ursprünglich Boote treidelte, bevor er den Star stach, als Beispiel, dann sind bei ihm eher Instrumente zu vermuten, die Bartisch bereits abgelehnt hatte, als kostbare im Stile Taylors.

Trotz gegenüber früheren Jahrhunderten bereits gebesserter Bedingungen für die Augenoperationen waren noch zahlreiche Umstände des Starstichs zu Boerhaaves Zeit obskur, zumindest aus heutiger Sicht. So wurde die Starnadel unmittelbar vor ihrem Gebrauch durch den Hut gestochen oder mit Speichel "schlüpfrig" gemacht, wozu aber auch Öl, Kerzentalg oder Ohrenschmalz dienten. Manche Operateure murmelten bei der Linsendepression Zaubersprüche oder "beteten" in theatralischer Pose.[219]

Erst langsam bewirkte der wissenschaftliche Umbruch ausgangs des 17. und zu Beginn des 18. Jahrhunderts einen Wandel. Er führte unter anderem zu handwerklich raffinierten Modifikationen der Starnadel, deren unterstellte Zweckmäßigkeit das Festhalten an der klassischen Vorstellung von der Katarakt als getrübtem Häutchen voraussetzte. Dessen Extraktion durch die sklerale Starstichwunde hindurch sollte beispielsweise ein fein gearbeitetes zangenähnliches Instrument dienen, das zusammengelegt die Form einer Starnadel hatte. Da ausgebildete Ärzte solchen Neuerungen mit kritischen Vorbehalten begegneten[220], bedienten sich anscheinend vor allem Scharlatane dieser und vergleichbarer Erfindungen, wenn schon nicht zum Wohle des Patienten, so doch zum Herausstreichen der eigenen Kunstfertigkeit durch "modernstes" Instrumentarium. Die Wandlungen der operativen Kataraktbehandlung am Anfang des 18. Jahrhunderts illustrieren so auch den Übergang von der bei Bartisch beklagten primitiven Quacksalberei zum verfeinerten Scharlatanismus (und begleiten dessen Untergang zum Ende des gleichen Jahrhunderts). Dabei sind wie bereits zu Bartischs oder auch Eisenbarths Zeiten die Grenzen zwischen dem Betrug der Kurpfuscher und den tastenden Bemühungen medizinisch verantwortlicher Operateure nicht eindeutig. In einer Straßburger Dissertation von 1721 "De Cataracta", abgedruckt in Hallers "Disputationes chirurgicae selectae"[221], verteidigt der Autor Johann Heinrich Freytag ausdrücklich die alte Auffassung der Katarakt gegen die neuen Anschauungen von Brisseau und Heister. Sein Vater, der Zürcher Chirurg und Augenoperateur Johann Conrad Freytag, habe 1694 bei einem Patienten eine "Cataracta membranacea" aus der Einstichwunde gezogen: "... deducta ex oculo pellicula, quae tenuis quidem, sed valde tenax & glutinosa extitit. Sicuti ipse quoque testari possum, me ejusmodi pellicularum extractionem a parente meo factam saepius oculis meis vidisse."[222] Der Verfasser der Dissertation hatte bereits eigene operative Erfahrungen mit dem grauen Star gemacht, die ihn noch in seiner Meinung bestärkten. Zusätzlich verwies er auf den Obduktionsbefund einer staroperierten Frau, der die Häutchen-Theorie bewiese. Der berühmte Thomas Woolhouse, der außer als umstrittene wissenschaftliche Autorität auch als Scharlatan bekannt war, hatte ihn in seinen "Dissertationes ophthalmicae de Cataracta et Glaucomate, contra Systema sic dictum novum Dnn. Brissael, Antonii, Heisteri & aliorum" 1719 veröffentlicht.[223]

Der heutige Leser kommt zu dem Schluß, daß es sich in solchen Fällen wohl um die Linsenkapsel gehandelt haben muß. Die aus Unwissenheit nicht beabsichtigte Zerstörung der Linsenkapsel - durch Entfernung oder gar Extraktion des "getrübten Häutchens" - kam einer Diszision gleich, bei der der unfreiwil-

lig entbundene Linsenkern wohl meist nach unten in den
Glaskörper gedrückt wurde.

Die neuzeitlichen Erkenntnisse vom grauen Star als Linsentrübung ließen den Pariser Arzt Anton Ferrein[224] (1693-1769) nach eigenen Angaben 1717 erstmalig eine Operationstechnik anwenden, die die klassische Depression prinzipiell ablöste. Dabei wurde die Linsenkapsel bewußt an ihrem Ort belassen und nur der getrübte Linsenkern mit der transskleral eingeführten Starnadel durch einen Schnitt mittig oder seitlich in der hinteren Linsenkapsel entbunden und in den Glaskörper gedrückt. Der preußische Militärchirurg Joachim Friedrich Henckel[225] hatte diese Operation bei Ferrein erlernt und beschrieb sie in seiner 1744 in Frankfurt a. d. Oder erschienenen Dissertation "De cataracta crystallina vera".[226] In ihr verteidigt er ausdrücklich Ferreins Prioritätsanspruch auf diese Technik gegenüber dem Pariser Anatomen und Augenarzt François-Pourfour du Petit (1664-1741). Der hatte die (nach Henckel) von Ferrein "Boutonnière" genannte Operation 1725 vorgeschlagen; sein Name wurde seither mit diesem Vorgehen in Verbindung gebracht.[227] Henckel kritisiert in seiner Arbeit neben anderen Taylor, der angab, diese moderne Methode der Starbehandlung zu gebrauchen. Er hätte in Taylors Werken diesbezüglich nur Verworrenes gefunden.[228] Man spürt die Kritik eines Praktikers an der Selbstdarstellung des Scharlatans.

Boerhaave erwähnt in seiner Beschreibung des Starstichs die neuartige Boutonnière nicht, sondern schildert die klassische Stardepression; die Lösung der Linse aus ihrer Aufhängung in den Zonula-Fasern und ihr Niederdrücken in den Glaskörper. Nimmt man seine Darstellung - sie beruhte bei Boerhaave auf theoretischen Kenntnissen - als genaue Wiedergabe des operativen Vorgehens, dann scheint dies einer Reklination zu gleichen: Bei ihr wurde die Aufhängung der Linse nur etwa in den oberen zwei Dritteln ihrer Zirkumferenz durch exzentrische Handhabung der Starnadel zerstört und die Linse um ca. 120° rückwärts in den Glaskörper gekippt, wobei ihr unterster Teil mit den Zonula-Fasern verbunden blieb. In einer Leipziger Dissertation "De suffusionis naturae et curatione animadversiones" von Johann Philip Schnitzlein[229] wurde 1750 empfohlen, die Starnadel am vorderen oberen Linsenabschnitt so zu führen, "ut quae facies lentis anteriora atque posteriora spectabant, jam versus superiorem inferioremque oculi partem conversae sint..."[230] Die Wendung der Linse um ihren Fußpunkt sollte mit größerer Sicherheit deren Wiederauftauchen verhindern. In situ war bei der operativen Behandlung der getrübten Linse der Unterschied zwischen der traditionellen Depression und der neuen Reklination nicht groß. So muß die scheinbare Andeutung der letzteren in Boerhaaves Schilderung nicht verwundern, zumal er selbst keine Augenoperationen vornahm. Erst gegen Ende des 18. Jahrhunderts fand die Reklination breite Anwendung; 1785 beanspruchte Willburg, sie als erster in die Praxis eingeführt zu haben.[231] Für kurze Zeit konkurrierte sie mit der von Daviel[113] bereits 1746 eingeführten transkornealen Linsenextraktion.

Der solcherart revolutionierten Staroperation waren vereinzelte transkorneale Entfernungen von Starresten und vorgefallenen Linsen aus der Vorderkammer vorausgegangen: durch St. Yves[232] 1707, durch den Pariser Chirurgen Jean Louis Petit[233] 1708 und Daviel 1745. Doch konnte sich die Linsenextraktion erst zu Beginn des 19. Jahrhunderts auf breiter Front durchsetzen und schließlich auch die Reklination verdrängen. Gründe dafür lagen im instrumentellen Aufwand, den anfänglich das von Daviel kreierte Verfahren erforderte. Die Zahl der Instrumente verlängerte und komplizierte die Operation und verlangte vom Operateur subtiles manuelles Geschick. Doch erwies sie sich in der Hand eines Versierten bezüglich des Operationserfolges als weitaus sicherste Methode, so daß die Indikationen für Staroperationen weiter gefaßt und damit mehr solcher Eingriffe durchgeführt werden konnten. Unter diesem Aspekt war im Grunde des Chirurgen Heisters Zurückhaltung gegenüber den nicht verläßlichen Erfolgen der Staroperation (Starstich) bereits seit 1746 gegenstandslos geworden.

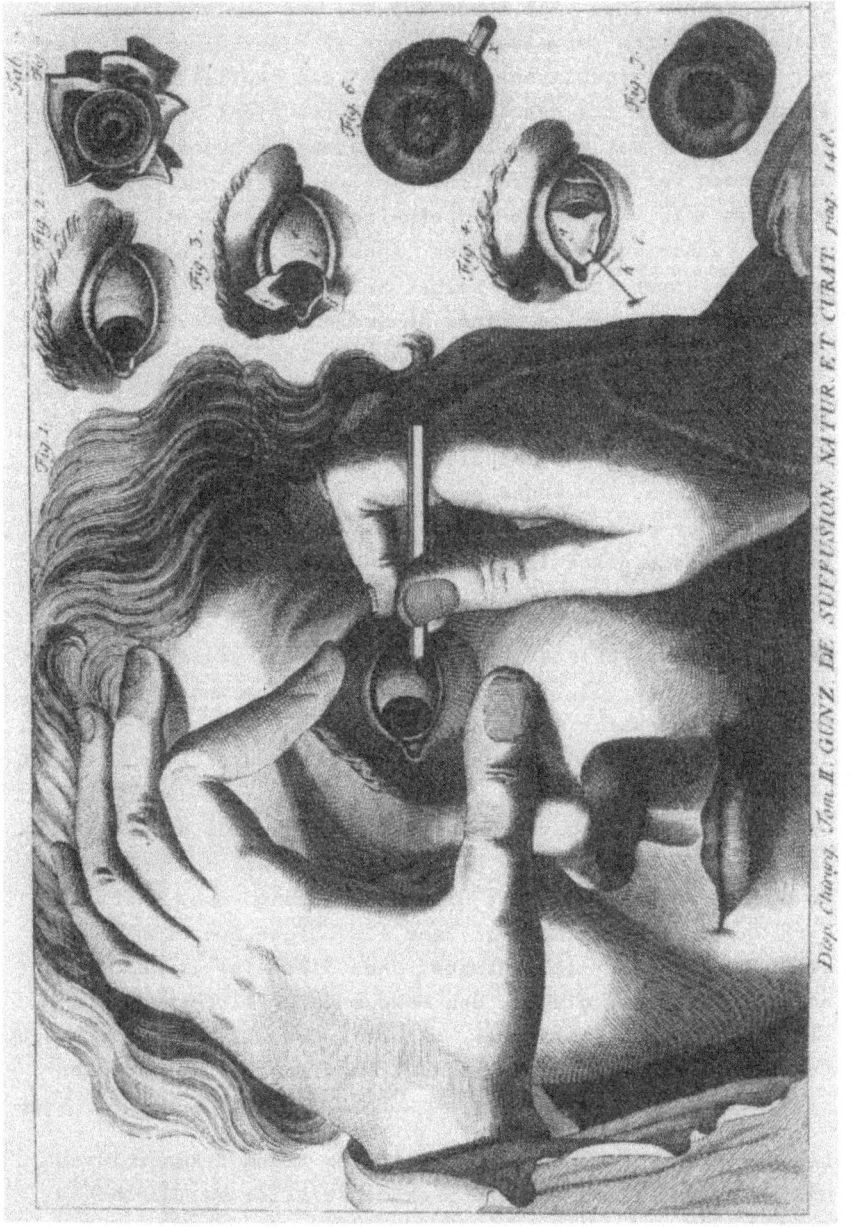

Abb. 13: Reklination nach Güntz

Daviel konnte Ende 1756 schon auf 434 von ihm vorgenommene
Starextraktionen verweisen, bei nur 50 Mißerfolgen.[234] Krasser sind die aufgeblasenen "Erfolge" der okulistischen Scharlatane in der Mitte des 18. Jahrhunderts nicht zu desavouieren. Taylor war nach allen Zeugnissen anscheinend sehr an
Neuerungen bei Augenoperationen interessiert, vor allem
wohl, um sein vorgegebenes ophthalmologisches Genie möglichst reißerisch zu verkaufen. Angeblich hatte er die transcorneale Linsenextraktion selbst angewandt und sogar als
erster. Daviel ging in seiner Abhandlung von 1752 "Ueber ein
neues Verfahren, den Star durch Ausziehung des Krystalls zu
heilen"[235] für die Pariser Akademie der Chirurgie darauf ein:
"Man braucht also des weiteren nur noch das Zeugnis der Autoren zu berücksichtigen, die von Ausziehung des Stars gesprochen haben. Ich kenne nur zwei, die Hrn. Freytag und
Heister. Der erstere hatte nur den häutigen Star berücksichtigt und ist hinlänglich von Hrn. Heister widerlegt, welcher
seine Operation bezweifelt.

Der zweite, Hr. Heister, sagt in seiner Chirurgie, 2. Th.,
2. Abschn., Kap. 55, S. 578, man habe ihm berichtet, der
englische Augenarzt Taylor habe sich gerühmt, gloriatum esse,
die Stare, welche hinter der Uvea haften, durch einen Schnitt
in der Hornhaut ausziehen zu können. Aber, da Heister nichts
weiter hinzufügt, so theilt er dem Publikum nur ein Gerücht
und eine Möglichkeit mit. Es ist richtig, Hr. Thurant macht
zu diesen Worten Heister's eine Hinzufügung, dass thatsächlich Taylor mehrere Male im Jahr 1737 diese Operation ausgeführt habe. Aber ich fürchte, dass dies eine grundlose Behauptung ist, und glaube, den Beweis dafür liefern zu können."[236] Ähnlich unklar bzw. fachlich fragwürdig ist auch eine
bei Elias Heister[237] angegebene transcorneale Linsendepression dieses Scharlatans.

Die dargestellten Überschneidungen von neuen Erkenntnissen
und Methoden, Irrtümern und marktschreierischen Täuschungsversuchen belegen die Aufbruchssituation der wissenschaftlichen Ophthalmologie im 18. Jahrhundert. Noch heute beein-

druckt Daviels Bericht vor der Pariser Akademie durch den modernen, sachlichen Stil, mit dem sein Autor die Umstände und Vorzüge seiner neuen Methode schildert, vor allem, wenn man die Vielzahl sonstiger okulistischer Schriften minderer Qualität dagegen hält, die mit barockem Pathos mangelnde medizinische Akribie zu verdecken suchen. Ähnliches gilt auch von Lorenz Heisters Veröffentlichung von 1713 "De Cataracta, Glaucomate et Amaurosi tractatio", die genau und nüchtern ihren ophthalmologischen Gegenstand abhandelt. Sie hat zu einem jahrelangen Streit mit Woolhouse in Paris geführt. Der englische Okulist zeigte sich dem zwar rhetorisch, nicht jedoch fachlich gewachsen und verlor sich zum Teil in unverbindlichen Wortspielereien. Dagegen gehören Heisters und Daviels Traktate zu den bemerkenswertesten, ersten Zeugnissen der modernen wissenschaftlichen Ophthalmologie.

Mit ihnen verglichen wirkt Boerhaaves ophthalmologische Argumentation 1751 in den "Acta" traditionell und akademisch. Bei Hillmer kann man in dieser Hinsicht kaum von Kenntnissen reden. Sein "Handwerk" ging über die klassische Technik des Starstichs nicht hinaus, außer, daß er diese leichtfertig nach Gutdünken modifizierte, um in jedem Fall "jeden Star" von der Pupille wegzubringen, ungeachtet schwerer postoperativer Folgen. Seine okulistische Willkür erstreckte sich sogar auf das zur Operation auszuwählende Auge, da er nicht mit beiden Händen gleich geschickt war (S. 255). Solche erstaunlichen Mitteilungen sind nicht auf diesen Okulisten beschränkt.[238] Bereits Bartisch hatte deshalb von einem Augenarzt und Operateur verlangt, er sollte wegen der erforderlichen manuellen Geschicklichkeit sich beidhändig (!) auf Instrumenten wie Harfe und Laute üben.

Die bösen Folgen der Willkür Hillmers erfuhren kurz- oder langfristig seine bedauernswerten Opfer. Der Okulist nahm sie nicht zur Kenntnis (S. 301). Im Falle seiner Petersburger Klienten tat dies die Medizinische Kanzlei durch die von ihr beauftragten Wundärzte Pohlmann und Thiemann und Stadtphysikus Lerche.

HILLMERS "KUREN"

Die Suche der drei Petersburger Mediziner nach Patienten Hillmers führte zu einer Liste von 77 namentlich bekannten Personen, die der Okulist operativ oder medikamentös behandelt hatte. Bei dieser Fahndung wurde die Medizinische Kanzlei von einem ehemaligen Diener des Scharlatans unterstützt. Hillmer hatte trotz des Operationsverbotes vom 6. Oktober weitere Operationen vorgenommen. Gleichzeitig ersuchte er ungeachtet der Verbotsgründe erneut Boerhaave wie auch Lerche mehrfach um eine Operationserlaubnis! In den "Acta" stellt sich dieses Verhalten des Okulisten so dar, als sollte sein hartnäckiges Beharren die Maßnahmen der Medizinischen Kanzlei ungerechtfertigt erscheinen lassen. Im übrigen blieb ihm taktisch keine andere Wahl, wollte er nicht auf seine Einnahmen verzichten. Ungeniert setzte er deshalb auch den illegalen Arzneimittelverkauf fort.

Jedoch verwandte er zunehmend Mühe auf die Verschleierung seiner unerlaubten Tätigkeiten, da ihm die Recherchen der Medizinischen Kanzlei und die Verschärfung ihrer Aufsicht nicht verborgen blieben. So beklagte er sich bei Boerhaave, daß der oben erwähnte Diener ihm Arzneimittel gestohlen und auf eigene Rechnung verkauft hätte. Der Diebstahl sollte den anhaltenden Umsatz Hillmerscher Medikamente in Petersburg erklären. Als der vermeintliche Dieb deshalb am 20. Oktober in die Kanzlei zitiert wurde, erwiesen sich die Anschuldigungen bald als unhaltbare Schutzbehauptungen des Okulisten.

Der zu Unrecht Beschuldigte berichtete seinerseits dem Kanzleidirektor von der "Verschlagenheit" seines früheren Herrn und half, einige weitere, der Kanzlei unbekannt gebliebene Klienten Hillmers zu finden. Der dadurch alarmierte Okulist arrestierte kurzerhand eigenmächtig den ehemaligen Gehilfen in seinem Hause und ließ ihn unter Diebstahlvorwurf von der Polizei in Haft nehmen, um dessen Verbindungen zur Medizinischen Kanzlei zu unterbrechen. Daß Hillmer zu eigenen

Zwecken andere Menschen ohne Bedenken ihrer Freiheit beraubte, zeigt auch das Beispiel eines enttäuschten Patienten, von dem er durch solchen Zwang eine Restforderung eintreiben wollte (S. 285 und 325). Doch handelten die Diener des Okulisten vernünftiger als ihr Herr: Entgegen dessen ausdrücklicher Anweisung entließen sie den ungesetzlich Festgehaltenen.

Ähnlich kurzlebig war auch Hillmers taktischer Erfolg im Falle seines inhaftierten Dieners. Als Boerhaave sicher war, daß der Okulist dessen Festnahme betrieben hatte, um vor allem seinen heimlichen Medikamentenverkauf zu verschleiern, beauftragte er jemanden, Hillmersches Brust- und Universalelixier einzukaufen (S. 322 f.). Der Scharlatan händigte diesem Kanzlei-Zeugen die Arzneimittel persönlich aus, und die Petersburger Polizeibehörde überließ aufgrund einer entsprechenden Eingabe den Arrestierten der Medizinischen Kanzlei zu Auskunftszwecken.

Kurzfristige Scheinerfolge aller Art kennzeichneten den Alltag des Scharlatans. Da seine Winkelzüge sich erschöpften, während enttäuschte Patienten sich bereits mit Klagen über ihn an die Medizinalbehörde wandten (S. 322), versuchte er jetzt - vergeblich -, von Boerhaave die Genehmigung seiner Abreise nach Moskau (!) zu erhalten.

Inzwischen ließ die Medizinische Kanzlei alle ermittelten Patienten Hillmers gutachtlich untersuchen, entweder vom Stadtphysikus Lerche selbst oder von den Wundärzten Pohlmann, Rodet, Lindwurm, von Mellen und Thiemann. Einige vornehme begutachteten die Hof-Chirurgen Saltzer und Foussadier, darunter auch Katerina Polikarpova in Carskoe Selo. Die zusammengetragenen Untersuchungsergebnisse dienten einem ausgewählten Petersburger Ärztekollegium als Entscheidungshilfe für ein Gesamtgutachten über Hillmer. In den "Acta" füllen 78 Atteste über die 77 Petersburger Patienten mehr als 40 Seiten (S. 257 bis 300).

Mit diesen Gutachten sind die bereits angeführten Mitteilungen über 44 Patienten aus Livland und Estland nur mit Einschränkungen zu vergleichen, da ihre Befunde in den "Acta" überwiegend nicht als Ergebnis gutachtlicher Untersuchungen wiedergegeben werden. Doch macht ein Vergleich auf den ersten Blick deutlich, daß Hillmer anscheinend in den baltischen Städten anteilig mehr schwerwiegende Eingriffe vorgenommen hat, vor allem Staroperationen. Die relativ größere Zahl einfacherer chirurgischer Behandlungen in Petersburg entspricht augenscheinlich dem langen Aufenthalt des Okulisten in dieser Stadt. Dabei ist zu berücksichtigen, daß womöglich die baltischen Stadtphysici einige simple Kuren des Okulisten in ihren Berichten unerwähnt ließen. Andererseits konnte auch in Petersburg die Untersuchungskommission einen erheblichen Teil Hillmerscher Patienten nicht ausfindig machen.

Der Okulist hatte einen längeren Aufenthalt in der Russischen Hauptstadt geplant. Faktisch mußte er dort überwiegend illegal praktizieren. So war er am Ort der obersten russischen Medizinalbehörde kaum in gleichem Maße an der Schausteller-Publizität interessiert, die seine auf wenige Tage begrenzten Aufenthalte in kleineren Städten kennzeichnete. Bei letzteren entging er Schwierigkeiten mit der schwach ausgebildeten lokalen Medizinalaufsicht sowie medizinischen Komplikationen und Patientenbeschwerden durch rasches Abreisen. Der baltischen Baronin von Rosen war es nicht einmal nach Zahlung von 1000 Rubel[8] Honorar gelungen, Hillmer zu einer angemessenen postoperativen Behandlung zu bewegen (S. 300 ff.). Und die vom Okulisten garantierte Rückzahlung des Honorars bei einem Mißerfolg des Eingriffs mußte sie durch eine Eingabe an die Zarin erwirken.

In Petersburg zeigte sich Hillmer in Maßen großzügiger: Mit kleinen Geldgeschenken versuchte er, vor allem ärmere Patienten nach mißglückten Operationsversuchen zu beruhigen und zum Schweigen zu bringen (S. 270). Wenig begüterte Opfer seiner Kurpfuscherei erforderten einen geringeren

Geldaufwand und ließen eher den gewünschten Verschleierungseffekt erhoffen. Das Offenkundigwerden seiner Behandlungsergebnisse fürchtete der Okulist bei längerem Aufenthalt an einem Ort demnach selbst. Seine aufgelisteten "Erfolge" sind entsprechend.

Unter den 44 aus Riga, Pernau, Reval und Narva nach Petersburg gemeldeten Patienten Hillmers befanden sich 35 mit grauem Star, denen der Okulist wenigstens an 42 Augen den Star gestochen hatte, davon bei 33 ohne Erfolg oder mit anschließender Sehverschlechterung bis zur Erblindung. Hierzu kommen acht Operationen an den vorderen Augenabschnitten, die in sieben Fällen zweifelhaft ausgingen. Die drei ausdrücklich aufgeführten Pterygium-Eingriffe werden als "stümperhaft" beschrieben. In einem Fall führte dies zur Vorderkammer-Eröffnung. Die gleiche Komplikation endete bei einer Staphylom-Abtragung in einer Phthisis bulbi.

Von den 77 Petersburger Patienten Hillmers, die die Medizinische Kanzlei ermittelt hatte, war 25 an 40 Augen der Star gestochen worden, darunter zehn Frauen, von denen wenigstens sechs über 60 Jahre zählten. Für 13 der 15 männlichen Star-Patienten ist das Alter ebenfalls angegeben: Sechs waren 60 oder älter, zwei unter 20 (10 und 18) und drei weitere unter 30; unter den Frauen gab es nur zwei junge Staroperierte im Alter von 20 und 24 Jahren.

Die Aufschlüsselung der Hillmerschen Star-Operationen nach dem Alter der Patienten bzw. nach dem Kriterium einseitiger oder beidseitiger Starstich ergibt nach den Attesten der "Acta" keine sinnvollen Zusammenhänge. Auf fällt, daß von 15 beidseitigen Operationen 13 gleichzeitig und nur zwei zweizeitig vom Okulisten vorgenommen wurden. Bei einem 18jährigen und einem 25jährigen Mann fand der Starstich am zweiten Auge zwei bzw. vier Wochen nach der Katarakt-Operation am ersten statt. Während im letzten Fall dem Okulisten noch Umsicht zugestanden werden könnte, weil die zweite Operation augenscheinlich mit Boerhaave abgestimmt und in dessen Gegenwart stattfand (S. 272 und 321), ist

das zweizeitige Operieren des ersten Patienten vor allem
ein Zeugnis für Hillmers Unverschämtheit: Er hatte den
Starstich am zweiten Auge ausgerechnet am 2. Oktober vorgenommen, an dem er Boerhaave heuchlerisch "um Vergebung
seiner Schuld" gebeten hatte (S. 320).

So bleibt dem Leser der Atteste nur die Schlußfolgerung,
daß Hillmer bei der Auswahl seiner Starpatienten unbekümmert
um Kriterien wie Alter des Patienten oder Reife des Stars
operiert hat. "Alle guten Autoren mahnen, das Alter zu berücksichtigen, und alle erfahrenen Operateure raten ab,
die Operation bei Personen über siebzig Jahren sowohl als
auch bei Kindern sehr jungen Alters anzuwenden" (S. 211).
Wie wichtig das Lebensalter für die Starstich-Indikation
war, ist in den "Acta" mittelbar dokumentiert: Die Gutachter haben es für 22 der insgesamt 25 Starpatienten angegeben.
Bei weiteren 15 Augenkranken, an denen Hillmer andere Eingriffe als den Starstich vornahm, finden wir es noch in
neun Fällen. In den restlichen 37 Gutachten über konservativ behandelte Klienten des Okulisten ist das Alter schließlich nur siebenmal angeführt. Die von Boerhaave im obigen
Zitat angemahnte Vorsicht galt den von Heister warnend herausgestellten unzuverlässigen Ergebnissen der klassischen
Linsen-Depression. Hillmers diesbezügliche Unbekümmertheit
ist aus seinen "Erfolgen" abzulesen.

Von den 40 staroperierten Augen der ermittelten Petersburger Patienten scheinen nur vier das beabsichtigte bzw.
vorgegebene Operationsergebnis aufgewiesen zu haben. Bei
drei weiteren sind die Angaben der entsprechenden Atteste
bezüglich des Resultates unsicher. Die eindeutig positiven
Ergebnisse betrafen zwei 60jährige Männer, darunter den
einzeitig beidseits operierten Protopopen Slonskij, der
schließlich an beiden Augen einen befriedigenden Operationsausgang erlebte (S. 257 ff.). Der vierte positive Fall
war der des bereits genannten 25jährigen, dessen zweites
Auge in Boerhaaves Gegenwart operiert wurde; nur hatte sich
in diesem Fall der Star wieder aufgerichtet, während das
erste Auge ein gutes Ergebnis nach Hillmers Starstich

zeigte. Das hatte anscheinend den Okulisten bewogen, diesen Patienten in Gegenwart des Direktors erneut zu operieren.

Die fatalen "Erfolge" des Scharlatans beschränkten sich aber nicht auf den immerhin heiklen Starstich. 15 der gutachtlich untersuchten Patienten waren von Hillmer an den vorderen Augenabschnitten operiert worden: Zehn Männer, bei denen für fünf das Alter zwischen 19 und 40 Jahren angegeben ist; von den fünf Frauen dieser Gruppe kennen wir das Alter in vier Fällen - 7, 17, 30 und über 70 Jahre. Die Operationen des Okulisten galten bei sechs Patienten einem Pannus.[239] Bei vier Kranken schnitt Hillmer bis zu erbsgroße "Perlen" von der Cornea, worunter prominente weiße Hornhautnarben - vermutlich nach Hornhautverletzungen - zu verstehen sind.[240] In drei Fällen entfernte er Staphylome, bei einer Frau beidseits, und zweimal Leukome.

Alle Eingriffe zeitigten keinerlei positive Ergebnisse. Ausdrücklich werden Sehverschlechterungen nach der Entfernung eines Pannus angegeben und nach der Beseitigung von Perlen in zwei Fällen. Die Abtragung eines Staphyloms führte zu einem Rezidiv mit anschließender Erblindung. Die Operation eines weiteren hatte eine Vorderkammer-Eröffnung zur Folge, über deren Ausgang das Gutachten keine weiteren Aussagen macht. Fünf Eingriffe endeten in einer Phthisis bulbi: je zwei Leukome und Perlen und der Fall des "pelluciden Pannus". Diese letzten horrenden Resultate zwingen angesichts der Diagnosen zur Annahme gröbster Fahrlässigkeit und Ignoranz auf Seiten des "Operateurs".

Ähnlich traurige Behandlungserfolge werden auch in den Gutachten über die restlichen 37 Patienten mitgeteilt. Nur weisen sie nicht vergleichbar grobe, vom Scharlatan bewirkte Verschlechterungen des Krankheitsbildes auf, weil sie konservativ therapierte Klienten Hillmers betreffen: 13 Männer, 23 Frauen und ein fünfjähriges Kind ohne Geschlechtsangabe. Zwar führen die "Acta" unter Lit. D gesondert sieben Fälle auf, "die wegen der Trichiasis-Krankheit operiert und be-

handelt worden sind" (S. 289 ff.). Doch beschränkte sich das
chirurgische Vorgehen bei drei von ihnen auf das "Auszupfen von Wimpernhaaren" und die anschließende Applikation
von Hillmerscher Augensalbe. Die anderen vier Trichiasis-
Patienten wurden ausschließlich mit Augensalbe behandelt,
genau so vergeblich wie die drei ersten.

Unter den übrigen 30 seiner gutachtlich erfaßten Klienten
hat Hillmer 26 Augenkranke mit Augensalbe, Augengeist und
Augenpulver behandelt, dazu mit Augenmilch, die ein Aufguß
seines Augenpulvers mit wässerigen Pflanzenextrakten dar-
stellte (S. 225). Diese "Arcana", deren gewöhnliche Zusammensetzung bekannt war, wandte er einzeln oder kombiniert
an. In den elf dokumentierten Fällen überwiegend chronischer
Augenentzündungen verordnete er vor allem Augensalbe, die
"nichts anderes" war "als die bekannte weiße Salbe... aus
Baumöl, Bleiweiß und Kampher..." (S. 226)

Therapeutische Effekte erzielte er nicht, jedoch eine ausdrücklich angeführte Verschlechterung im Falle des genannten
fünfjährigen Kindes. Dem war neben Salbe und Augenmilch noch
ein "Pflaster von spanischen Fliegen" auf das Genick appli-
ziert worden (S. 292). Keinerlei Erfolg zeitigten naturgemäß auch die medikamentösen Behandlungen von Staphylomen
in zwei Fällen, von beidseitigen Panni bei einem und Maculae
bei zwei Patienten, obwohl von den letzteren eine Frau
meinte, "vom Augengeist... so etwas wie ein wenig Nutzen
gehabt" zu haben (S. 296). Auch ein auf dem linken Auge
erblindeter Patient "aus dem Armenhaus", der "an den Pupillen beider Augen eine Verdunkelung" hatte, erklärte, er
habe "von jenen Medikamenten ein wenig Nutzen gehabt"
(S. 294).

Neben diesen zwei unsicheren, subjektiven Bewertungen der
Therapie Hillmers geben die "Acta" keine weiteren positiven Ergebnisse seiner konservativen Behandlungen wieder.
Im Falle dreier Patienten mit dünnen "Häutchen auf der Cornea" (S. 292 f.) war bei Augenpulver- und Salbenapplikation
kaum damit zu rechnen, auch nicht, wenn der Okulist einem

von ihnen "einen Seidenfaden am Nacken eingehängt" hatte
(S. 293). Die Anwendung von Augengeist bei einem Maler mit
durch "eine Trübung in den Augen" geschwächtem Sehvermögen
(S. 291) sowie die Augenwasser-Behandlung einer einseitig
blinden jungen Frau mit verminderter Sehkraft auf dem letzten Auge war nach den vorliegenden Gutachten therapeutisch
sinnlos. Erst recht gilt diese Beurteilung für die Therapie
zweier Fälle von "Gutta serena" mit Augengeist sowie bei
einer jungen Frau mit "Neigung zu dunklem Wasser, was Gutta
serena genannt wird" (S. 293); sie bekam durch die Behandlung mit Augenwasser und Kampfer "eine heftige Inflammation".
Angesichts der zur Erblindung führenden, ätiologisch unbekannten Krankheitsbilder, die unter der Diagnose Gutta serena versammelt wurden, war vor allem Hillmers Augengeist-
Therapie fauler Zauber.

Zusätzliche Pein ohne therapeutischen Effekt erfuhr auch
die blinde und taube Ehefrau eines Friseurs. "Für die Augen
hatte Hillmer ihr seinen Augengeist gegeben und für die
Ohren sein Räucherpulver; sie wandte auch das Bad an"
(S. 296). Schwere Schmerzen an Augen und Ohren ließen sie
die Therapie abbrechen. Zwei weiteren Patienten bereitete
sein Räucherpulver neue Beschwerden: einem Mann, der an
Kopf- und Ohrenreißen litt, und einem Schwerhörigen, dem
es "eine starke Inflammation mit schwerem Schmerz in den
Ohren" eintrug (S. 297).

Machte das Räucherpulver gegen Ohrenkrankheiten "aus Succinum album und flavum, Zucker und Kopfkräutern[241] mit einer
reichlichen Portion Kümmelsamen und gebranntem Ton im Gewicht aller vorgenannten Bestandteile, auch zum Kassieren
eines größeren Gewinns..." (S. 226), den Patienten wahrscheinlich nur vorübergehende Beschwer, so war eine andere
Medikation des Okulisten gefährlich.

Einem Soldaten der Kaiserlichen Leibkompanie, "der einige
Jahre lang an einer gewissen Krankheit litt" - vermutlich
einer Geschlechtskrankheit -, hatte Hillmer unter anderem
sein Universalelixier verkauft, von dessen zwiespältiger

Wirkung wir schon im Falle des Pernauer Oberstleutnant Ulrich vernommen haben. Außerdem verordnete der Okulist "10 Dosierungen seines roten Pulvers" - Zinnober oder Merkurblende (HgS), dessen interner Gebrauch wegen seiner Giftwirkung von Boerhaave den russischen Apotheken untersagt worden war (S. 235). Der Soldat war "vom Gebrauch dieser roten Pulver so aufgedunsen, als wäre er mit Gift gefüttert worden" (S. 297).

Das gleiche Präparat in ziemlichen Mengen neben großen Dosen seines Universalelixiers wandte Hillmer bei der komplexen Behandlung eines zwanzigjährigen Mädchens an, das an epileptischen Anfällen litt und anscheinend neurologische Ausfälle aufwies (S. 298 ff.). Die Patientin hatte keinerlei therapeutischen Nutzen, obwohl ihr Vater, ein Notar, zuerst einen solchen festgestellt haben wollte und deswegen mit dem Direktor der Medizinischen Kanzlei eine heftige Auseinandersetzung hatte: Er wollte unbedingt von dem mittlerweile unter Hausarrest stehenden Okulisten weitere Medikamente für seine Tochter beziehen, weil er ihnen mehr Wirkung zutraute als den approbierten der Petersburger Kronsapotheke!

Im übrigen geht auch aus dem bereits zitierten Bericht des Stadtphysikus von Narva hervor, daß Hillmer dort ebenfalls einen Epileptiker mit Zinnober behandelt hatte (S. 243).

OPHTHALMOLOGISCHE BEWERTUNG

Die Analyse der begutachteten Fälle läßt den Schluß zu, daß Hillmers konservative Behandlungen praktisch wirkungslos, für einzelne Patienten gesundheitsgefährdend waren und daß seine chirurgischen Künste neben häufigen "iatrogenen" Schäden nur verschwindend geringe Erfolge zeitigten. Doch bleibt die Frage nach vergleichbaren Wertungen der Tätigkeit seiner medizinischen Zeitgenossen. Ihre Beantwortung ist schwierig, da es kaum geeignete Mitteilungen gibt außer solchen erfahrener Chirurgen wie Heister, die bei Augenoperationen - wenigstens den Starstich betreffend - große Zurückhaltung empfahlen. Und die Erfolgsmeldungen von der neuen Starextraktion Daviels hatten gegenüber der klassischen Linsendepression völlig andere methodische Voraussetzungen.

Zwar wissen wir einiges über die damals als sachgerecht angesehene Behandlung des Staphyloms, dessen antike Beseitigung durch Abschnürung zu Hillmers Zeit als nicht mehr kunstgerecht galt. Doch erscheinen aus heutiger Sicht teilweise die entsprechenden Therapievorschläge - Woolhouse empfahl unter dem Beifall Heisters bei Partialstaphylomen eine unter die Lider geschobene goldene Druckplatte - zweifelhaft und wenig geeignet zu Wertungsversuchen. Zudem verbarg sich um 1750 unter dem Begriff "Staphylom" auch noch das Krankheitsbild des Keratokonus (Taylor wurde als Verdienst angerechnet, diesen als eigenständige Augenaffektion "Ochlodes" beschrieben zu haben[242]).

Einige Eingriffe Hillmers lassen sich anhand der übermittelten Diagnosen auch ohne Vergleich bewerten: Die vom Stadtphysikus Burchart aus Reval mitgeteilte Pterygium-Operation (S. 245) mit Eröffnung der Vorderkammer war ein "unmöglicher" Kunstfehler. Das gleiche gilt für die fünf Petersburger Fälle von Leukomen, Perlen und "pelluzidem" Pannus, deren operative Behandlung in einer Phthisis bulbi endete. Die dafür vorauszusetzende Vorderkammer-Eröffnung muß der ignoranten Fahrlässigkeit des Operateurs angelastet werden:

Entweder konnte er nicht subtil operieren, oder er übersah
den für eine Operation ungeeigneten Befund. Diese Überlegung wird gestützt durch Keilings Mitteilung aus Narva
über Hillmers Staphylom-Operation an einem siebenjährigen
Mädchen: "... er hat dem Vater des vorgestellten Mädchens
nicht versprochen, daß es ihm nach der Operation möglich
sein werde, wie früher zu sehen, sondern nur, daß das
kranke Auge nach Größe und Form völlig dem gesunden gleichen wird; allerdings ist das nicht seinen Worten gemäß in
Erfüllung gegangen; weil durch das Aufschneiden des Staphyloms die Augenfeuchtigkeit stärker hervortrat, verkleinerte sich das Auge und fiel ein..." (S. 241)

Bewertbare Mitteilungen über Staroperationen, die zu Vergleichszwecken geeignet sind, finden sich häufiger, und
nur für solche augenärztlichen Eingriffe gibt es - wenn
auch spärlich - statistisch verwertbare Angaben über Operationserfolge und -mißerfolge.

Daviels Ergebnisse bei der Linsenextraktion sind für das
18. Jahrhundert sensationell, da die klassische Methode der
Stardepression mit weit größeren Unsicherheiten als nur
mit seinen etwa 12 % Mißerfolgen belastet war. Wenige einschlägige Zahlen gibt Hirschberg aus späterer Zeit an[243]:
"Genaue Statistiken über die Erfolge der Niederlegung oder
Niederdrückung des Stars aus dieser Zeit sind nicht vorhanden. Man weiß nur aus der Dissert. von Ed. Jäger[244] (vom
Jahre 1844), dass Fr. Jäger[245] bei 728 Lappen-Ausziehungen
32 verunglückte hatte, d. s. 4 1/2 %; bei 129 Reclinationen
21 verunglückte, d. s. 16 %. Ed. Jäger selber hatte (Star
und Star-Op., 1854) bei 114 Lappen-Ausziehungen 7 verunglückte, d. s. 6 1/7 %; bei 81 Reclinationen 12 verunglückte,
d. s. 14 %. Fr. Arlt[246] hatte (Lehrbuch 1853) bei 541 Lappen-Ausziehungen 41 verunglückte, d. s. 8 %; bei 82 Reclinationen 14 verunglückte, d. s. 16 %. Rivaud Landrau (zu
Lyon, Ann. d'Oc. LXVII, 1862) hatte in 20 Jahren (1840-1860)
bei 2073 Lappen-Ausziehungen 201 verunglückte, d. s. 10 %;
bei 177 Niederdrückungen 50 verunglückte, d. s. 29 %: er
schließt mit der Bemerkung, dass er das letztgenannte Verfahren aufgegeben hat und nur für Ausnahmefälle noch anwendet.

Gab es doch Autoren, welche erklärten, dass nur 50 % Dauer-Erfolge dabei zu beobachten seien."

Rechnet man die für die Reklination und Niederdrückung genannten Ergebnisse um 100 Jahre zurück und vorsichtig für die altertümliche Depression ausschließlich hoch, dann fällt das Urteil über die "Erfolge" Hillmers vernichtend aus: Nach Abzug der wenigen gelungenen Linsendepressionen betrugen seine Mißerfolge bei Staroperationen im Baltikum rund 78 % und in Petersburg 90 %! Diese hohen Raten sind wesentlich durch Hillmers Außerachtlassen der damaligen Operationsindikationen bedingt (S. 276). Aus den "Acta" läßt sich dies sicher für wenigstens sechs Starpatienten belegen. Im estnischen Pernau war die Reoperation des jungen Adligen Krüdener (S. 251) ebenso sinnlos wie die am Landrat Güldenstube von der Insel Ösel (S. 252), und der dort bei Kristina Forš willkürlich am falschen, noch leidlich sehenden Auge vorgenommene Starstich war so kontraindiziert wie kriminell (S. 255).

Aus Petersburg liegen drei Gutachten vor, die kontraindizierte Operationen sicher wiedergeben. Bei der sechzigjährigen Avdot'ja Danilova nahm Hillmer an beiden Augen die Staroperation einzeitig vor, obwohl die Patientin auf einem Auge noch etwas sah (S. 263). Noch böser klingt der Bericht über die vierzigjährige, beidseits operierte Frau Menšikova: "Vor der Operation hatte sie nach ihrer Angabe ansehnlich sehen können, auch lesen und schreiben..." (S. 265) Auch hier hat der Okulist wenigstens ein Auge zuviel operiert. Im Falle des 62jährigen Kammerdieners Saplinskij wurde ein unreifer, einseitiger Star gestochen: "... daß die Pupille nicht völlig bedeckt und der Star noch nicht reif gewesen ist." (S. 276) Hillmers forsches Vorgehen mit der Starnadel stand in krassem Gegensatz zur von Heister angeratenen und bei Boerhaave zitierten Zurückhaltung gegenüber dem Starstich. Nur war diese für den Scharlatan keine Alternative zu seinem Gewinnstreben.

Verschlechterungen bestehender Augenleiden, die von Hillmers Eingriffen bewirkt wurden, lassen sich aus fast allen Gutachten über erfolglos operierte Patienten ablesen. Da die Staroperation - mit der Intention der Wiederherstellung des Sehvermögens - die auffälligste und wichtigste chirurgische Maßnahme damaliger Augen-Operateure war, sind die gutachtlichen Angaben über die Star-Patienten besonders exakt. So ist es dem heutigen Fachmann möglich, moderne epikritische Überlegungen anhand der 1751 erhobenen Augenbefunde anzustellen, wobei ophthalmologische Krankheitsbilder zu registrieren sind, die den Dokumentatoren der "Acta" unbekannt waren.

Auch über einige Patienten aus dem Baltikum sind die Mitteilungen der Stadtärzte so deutlich, daß entsprechende diagnostische Schlüsse für den endgültigen postoperativen Befund möglich werden. Keiling berichtet über die Baronin von Rosen, sie hätte bei seinem Besuch zwei Wochen nach dem Hillmerschen Starstich auf dem operierten linken Auge "kein bißchen Tageslicht" wahrgenommen im Gegensatz zur präoperativen Situation (S. 240). Die anfänglich heftigen Schmerzen und der Reizzustand des Auges waren bei Keilings Visite bereits abgeklungen, so daß ein Sekundärglaukom als Folge der Staroperation für die Amaurose ursächlich kaum in Frage kommt. Hillmers "Wühlen" mit der Starnadel wie auch seine "Großzügigkeit" hinsichtlich der empfohlenen Einstichstelle (S. 214) legen die Annahme einer Netzhautablösung nahe.

Gestützt wird diese unterstellte Diagnose durch Wissels Mitteilungen aus Pernau vom 28. Oktober 1751. Er führt vier Star-Patienten an, die ihr Sehen auf operierten Augen vollständig verloren hatten: Der beidseits operierte junge Adlige Krüdener "hat an äußerstem Leid auf dem linken Auge wenig erlitten, jedoch rechts sieht er nichts.

...Anna Christina Forš... ist an ihrem rechten Auge... jetzt völlig erblindet..."

Die sechzigjährige Dorna Jūris war am linken Auge operiert worden, "nur jetzt ist sie vollständig blind." (S. 252)

Dazu äußert sich der Stadtphysikus von Pernau: "... habe ich fast alle selbst untersucht und fand nicht, daß der deprimierte Star sich wieder aufgerichtet hatte, sondern die Augen erscheinen hell und rein, und deshalb muß ihre Blindheit von der Verschiebung oder Beschädigung innerer Teile herrühren." Die Befunde ohne Erwähnung von Reizzuständen - welche eineinhalb Monate nach der Operation abgeklungen sein konnten - oder von Schmerzen machen wiederum die Diagnose Amotio retinae wahrscheinlich.

Vor allem die erwähnte Fahrlässigkeit Hillmers bezüglich der Einstichstelle der Starnadel - "er führt die Nadel... manchmal auch weiter weg ein" (S. 214) - vergrößerte die Gefahr einer postoperativen Netzhautablösung, weil dabei zwangsläufig die Retina perforiert wurde bei gleichzeitiger Destruktion des Glaskörpers. Dagegen ließ die empfohlene Einstichstelle - "zwei Linien" hinter dem Limbus - die Starnadel die Bulbuswand im Bereich der Ora serrata durchdringen, wodurch iatrogen gesetzte Netzhautforamina vermieden wurden. Ein einschlägiger pathomorphologischer Hinweis findet sich sogar in den "Acta" selbst, im zweiten Gutachten über Katerina Polikarpova, obwohl das Krankheitsbild der Netzhautablösung im heutigen Sinne noch unbekannt war: "... daß die eilige Einführung der Nadel in das Auge, das schnelle und kräftige Drehen an ihr im Auge... und die daher eingetretene Zerreißung, folglich auch die Schädigung der Glaskörperflüssigkeit mit Fältelung selbst der Fasern der Tunica retinae, der Grund ist für... die Sehkraftberaubung bei jener Frau." (S. 262)

Den 70 Jahre alten Schmied Devic hatte Wissel postoperativ nicht selbst untersucht. Er war von Hillmer beidseits operiert worden und fing "wie alle anderen, die die Operation erduldet hatten, sogleich an zu sehen, jetzt aber ist er, wie authentisch darüber berichtet worden ist, nicht nur vollständig erblindet, sondern er leidet auch empfindlichen Schmerz." (S. 251) Unterstellt man, daß Wissel diese Nachricht etwa zum Zeitpunkt der Abfassung seines Briefes erhal-

ten hatte, dann kann der (wochenlang) anhaltende Schmerz
ein Hinweis auf ein Sekundärglaukom bzw. Glaucoma absolutum sein.

Mit Sicherheit verliefen viele der begutachteten Petersburger Kataraktfälle nach Hillmers Eingriff mit Sekundärglaukomen. Im ausführlichen Gutachten über den Protopopen Slonskij (S. 257 ff.) wird das vom Okulisten mit der rechten Hand operierte linke Auge des Patienten nicht kritisch erwähnt, weil die Operation das geplante Ergebnis hatte. Am rechten Auge bestand einen Monat nach dem mit der linken Hand vorgenommenen Starstich "wie auch mehrere Monate nach der Operation, noch eine beträchtliche Inflammation mit Tränenfluß... und der Kranke klagte, daß er... an entsetzlichem Reißen im rechten Auge und in der Kopfhälfte auf jener Seite leide, welcher Schmerz sowohl nachts wie auch tags anhält und meist abends ab sechs Uhr beginnt, und er deswegen nachts wenig oder fast keinen Schlaf findet...

Am 30. November, als er sich bereits bis zu diesem Zeitpunkt mit wechselndem Schmerz in jenem rechten Auge und auf derselben Seite im Kopf abgequält hatte...", bat Slonskij Boerhaave um ärztliche Hilfe. Der stellte fest, "daß innen das gesamte Augenrund und von außen die Lider völlig geschwollen waren und die Geschwulst von der Größe eines Hühnereis, mit unerträglichem Schmerz, sowohl in jenem Auge wie auch im Kopfe; und er konnte nicht einmal den kleinsten Lichtstrahl ertragen..." Unter Boerhaaves Behandlung besserte sich dieser Zustand so weit, daß am 16. Dezember nur noch "eine mittelmäßige Inflammation" bestand, "allein noch ein grausamer Schmerz, der vom Auge seinen Anfang nimmt und durch die rechte Seite des Kopfes zieht, und damit mußte er sich meistens abends ab 6 Uhr bis Mitternacht abquälen..."

Die mehrfach ausdrücklich charakterisierten Schmerzen weisen auf ein Sekundärglaukom: Die Symptomatik eskalierte beim Weitwerden der Pupille mit Einbruch der Dunkelheit, belegt durch die Uhrzeit in Verbindung mit dem Datum und der geographischen Breite Petersburgs. Dabei scheint die pathologische Augendrucksteigerung von der postoperativen Iritis abgehangen zu haben, auf welche die geschilderte Lichtempfindlichkeit weist. Im Maße des unter Boerhaaves Behandlung abnehmenden intraokularen Reizzustandes gingen anscheinend auch der erhöhte Augendruck und mit ihm die Beschwerden Slonskijs zurück. Dies läßt sich dem letzten gutachtlichen Befund vom 20. Januar 1752 entnehmen. Seine Datierung ist übrigens neben Güldenstubes Brief vom 28. Februar 1752 (S. 331 f.) ein weiterer Hinweis auf das wirkliche Erscheinungsjahr der "Acta" im Gegensatz zum Titelblatt der Dokumentation, das 1751 angibt.

Nimmt man unter der Vielzahl beschriebener postoperativer Reizzustände die ausdrücklich angegebene Lichtempfindlichkeit als Hinweis für eine Iritis, dann lassen sich unter dieser Diagnose wenigstens vier weitere Gutachten versammeln: Avdot'ja Danilova mußte "ständig im Bett liegen..., um die geringsten Strahlen Lichtes nicht an die Augen zu lassen..." (S. 263) Bei der 24jährigen Marija Panova "ist am operierten Auge eine äußerst heftige Inflammation zu erkennen, so daß sie Licht nicht im geringsten ertragen kann und gezwungen ist, jenes ständig zu verbinden, weil beim kleinsten Lichtstrahl der Schmerz zunimmt..." (S. 266) Dem 25 Jahre alten Marketender Stepan Denisov war durch "die gewohnte Inflammation" sowie "Kopf- und Augenschmerzen... das rechte Auge... so gut verschlossen worden und unter Arrest gehalten, daß sie auch die kleinsten Lichtstrahlen ohne tödlichen Schmerz einzulassen nicht gestatteten." (S. 274) Zwei Monate nach der Operation bestand bei der über siebzigjährigen Vasilisa Fedorova noch "eine starke Inflammation..., auch konnte sie nicht den geringsten Lichtstrahl ertragen..." (S. 275)

Von diesen vier Patienten wies Marija Panova eindeutige Symptome eines Sekundärglaukoms auf: "Abends aber sieht sie die Kerze zweifach und leidet auch ständig Schmerz, was zwar folglich bei Sonnenaufgang nachläßt, jedoch bei Sonnenuntergang zunimmt und meistens eine Tortur darstellt." (S. 266 f.)

Die heftigen Schmerzattacken hatten sich zusammen mit dem
ausgeprägten intraokularen Reizzustand erst sechs Wochen
nach der Operation eingestellt: "Nach Ablauf dieser Zeit
trat großer und beinahe unerträglicher Schmerz sowohl in
den Augen als auch in einer Kopfhalbseite auf, daher sie
auch in heftiges Fieber fiel..." (S. 266) Das monokulare
Doppeltsehen war durch einen Reststar bedingt: "Hinter der
Pupille erhebt sich von unten her ein Läppchen, das ohne
Zweifel ein Überrest des Stars ist; jener hängt unten fest
und schlottert ständig... (S. 266), ... und sie erklärt,
daß sie zuweilen Leute einfach sieht, bald darauf aber
auch doppelt..."

Auch im Falle Avdot'ja Danilovas besteht der dringende Verdacht eines Sekundärglaukoms. Zwar fehlt im Gutachten die
Angabe abendlich zunehmender Beschwerden, doch spricht die
Qualität der Schmerzen dafür: "... und der Schmerz im Kopf
und in beiden Augen ist so stark, daß sie weder tags noch
nachts Ruhe findet... Darüber sind bereits 14 Wochen vergangen, daß diese Frau mehr als Höllenpein erleiden muß und
davon mit der Zeit in solche Verzweiflung geraten ist, daß
sie auch zur Beendigung ihres Lebens geneigt gewesen ist..."
(S. 263)

Für Stepan Denisov gilt wahrscheinlich die gleiche Beurteilung: seit sieben Wochen anhaltender "... Kopf- und Augenschmerz, die sich wie treue Trabanten bei fast allen Operationen unseres großen Hillmer vereinen und ohne Ablösung
einige Monate Wache halten, und auch bis auf den heutigen
Tag ihn nicht verlassen, auch in diesem Fall vielfach wissen lassen, daß der Nachbar, sein linkes Auge, diese Bürde
auch zu spüren genötigt ist." (S. 274) Dies deutet auf
eine Sympathische Ophthalmie am nicht operierten linken Auge
hin, "daß er... dadurch in Gefahr geraten ist, seines noch
guten Auges verlustig zu gehen..."

Analoge Schmerzschilderungen finden wir in sechs weiteren
Gutachten: Der 27jährige Aleksej Mat'veev hatte "durch die
Operation eine starke Inflammation und unerträglichen Schmerz

bekommen...", die vier Wochen nach dem Eingriff noch andauerten (S. 269 f.). Ein junges Mädchen, das "von Hillmer mit einem kleinen Geldgeschenk weggeschickt worden...", hatte drei Wochen hindurch nach dem beidseitigen Starstich ..." bis jetzt an einer schweren Inflammation und fürchterlichem Schmerz sowohl in beiden Augen als auch im Kopf gelitten..." (S. 270) Bei dem 55 Jahre alten Kaufmann Karp Apajščikov zeigte sich wenigstens zwei Monate lang postoperativ "eine heftige Inflammation mit unerträglichem Schmerz in Kopf und Augen..." (S. 271) "Beim Zimmermann Timofej Timofeev, fünfundzwanzig Jahre...", fanden sich sechs Wochen nach der Operation am rechten Auge "eine heftige Inflammation und gewaltiger Kopf- und Augenschmerz..." (S. 272) Am linken Auge der über siebzigjährigen Agrafena Matveeva "besteht eine heftige Inflammation und unerträglicher Schmerz... Der Schmerz dauert" nach zwei Monaten "noch ständig an, so daß sie deshalb Tag und Nacht keinen Schlaf findet." (S. 273 f.) Dem siebzigjährigen Andrej Petrov war fünf Wochen zuvor links der Star gestochen worden. "Von Stund an folgten auf diesem Auge eine heftige Inflammation, Schwellung und unerträglicher Schmerz, ... der Kopf- und Augenschmerz dauert ununterbrochen Tag und Nacht an, so daß er häufig denkt, ob das Auge nicht berste, wodurch auch das rechte Auge immerzu leidet." (S. 277) Womöglich ist dies ein weiterer Hinweis auf eine Sympathische Ophthalmie.

Um einen Glaukomanfall handelt es sich augenscheinlich im Gutachten über den 62jährigen Michajla Šaplinskij: Nach der Stardepression am rechten Auge "erfolgte am nächsten Tag eine Inflammation mit einem 48 Stunden anhaltenden so unerträglichen Schmerz... Wegen der so großen Pein hatte er das Bettuch unter sich zerrissen und dachte, daß er völlig den Verstand verliert." (S. 276 f.)

Eindeutige Hinweise für ein Sekundärglaukom mit abendlichen Schmerzattacken enthält das Gutachten des Hofchirurgen Foussadier über den sechs Wochen vorher linksseitig operierten Nikita Stepanovič Grigor'ev: "... daß er nach Ablauf zweier Tage nach der Operation sowohl in diesem Auge als auch auf jener Kopfseite überaus grausamen Schmerz bekommen habe, an welchem er nachts heftiger als am Tage und bis heute leidet." (S. 262)

Die gleiche Symptomatik teilt der Hofchirurg Saltzer über Katerina Polikarpova fünf Wochen nach der beidseitigen Operation vom 19. September 1751 mit: "... der schreckliche Schmerz in den Augen und im Kopf ist bis jetzt der gleiche, jedoch nachts besonders heftig..., besonders aber im rechten und im gesamten Kopf, ... so daß jener Schmerz vielfach so heftig war, daß man echte Konvulsionen oder einen Krampf befürchten mußte..." (S. 260) Am 28. November konstatierten Saltzer und Foussadier in einem zweiten Gutachten: "Sehr starker Schmerz, welcher... bis jetzt ununterbrochen andauert und mit großer Heftigkeit mehr nachts." (S. 261)
Einen möglichen Grund für die intraokulare Drucksteigerung gaben die Gutachter mit ihrem Augenbefund an: "Am rechten Auge zeigt sich hinter der Cornea transparens in der Camera anterior wirkliche Materie, die mit der Zeit eine echte Eiterung dieses Auges herbeiführen kann." (S. 261) Für das linke Auge der Patientin stellten sie fest, "daß alle jene Dinge, die den Lichtstrahlen keinen Durchtritt geben, sondern sie in erster Linie zurückwerfen, dem Auge als feurig erscheinen, oder, wie jene Frau äußert, als rot, demgegenüber hingegen das, was schwarz und dunkel ist, ihr weiß vorkommt." (S. 261) Der Befund scheint eine Glaskörperblutung wiederzugeben. Ihm ähnelt zu Teilen das bereits zitierte Gutachten über Nikita Grigor'ev, "daß er die hauptsächlichsten Farben nicht unterscheiden kann, nämlich: Schwarz, das ich ihm dicht vor die Augen hielt, ist ihm weiß erschienen..." (S. 262 f.) Diese Schilderung weist zumindest auf einen starken Blendungseffekt hin.

Bei Katerina Polikarpova schlußfolgern die Gutachter vor allem für das rechte Auge, "daß bei dieser Frau eine starke Verletzung der inneren Schicht des Auges durch besagte Operation bewerkstelligt worden ist, weil ja völlig bekannt ist, daß diese Frau die für eine Depression beste Cataract und dabei reine und lichte Augen ohne die geringste Inflammation hatte." (S. 261 f.)

Die Vielzahl weiterer postoperativer Befunde in den Gutachten ermöglichen wegen nicht ausreichender Informationen nur vage epikritische Vermutungen. Bei dem alten Matrosen Nikifor Zorin wurde festgestellt: "... das linke Auge aber ist völlig verdorben. Hinter der Pupille sind die Humores gänzlich trübe und weiß, was von der Destruktion der Vitrealfeuchtigkeit herrührt, und darauf ist bereits ein Glaukom zu sehen." (S. 264) Womöglich wird hier ein intraokularer Abszeß beschrieben, wobei "Glaukom" noch im altertümlichen Sinne zu begreifen ist.[247]

Im übrigen wird in den Gutachten unabhängig von den anderen Operationsfolgen für wenigstens 19 der 40 staroperierten Augen das Wiederaufsteigen der getrübten Linse angegeben. Auch der Revaler Stadtphysikus Burchart erwähnt mindestens zwei gleichartige Fälle (S. 244). Dieser postoperative Verlauf machte den Eingriff, abgesehen von weiteren schweren Komplikationen, zum Mißerfolg, der teilweise durch eine erneute Linsen-Depression korrigiert werden sollte, wie bei der vierzigjährigen Frau Menšikova: "... als schon 14 Tage zuvor am rechten Auge der wieder aufgerichtete Star zum zweiten Mal deprimiert worden war." (S. 265) Der Mißerfolg wiederholte sich.

DAS GUTACHTEN

Den in den "Acta" systematisch aufgeführten Gutachten
über Hillmers Petersburger Patienten sind fünf, zum Teil
bereits zitierte Dokumente angefügt, die das Wirken des
Okulisten verdeutlichen: ein Gesuch und eine Bevollmächtigung den Fall der Baronin von Rosen betreffend und drei
Briefe, die sich auf Landrat Güldenstube beziehen. Dem
folgt - im Original wiederum zweisprachig, lateinisch und
russisch - das Resümee der Medizinischen Kanzlei, das wahrscheinlich Boerhaave selbst zum Autor hat; sein Stil entspricht dem des einleitenden Berichtes der "Acta":

"Und so hat der geneigte und unparteiische Leser vor sich
einen Katalog von solchen Kranken gesehen, ... soviel die
Kanzlei darüber erkunden und ausforschen hat können.

Jener Kanzlei nämlich ist wohlbekannt, ... daß noch viel
mehr Menschen durch ihn insgeheim operiert worden sind...

Was aber die angeht, die seine Medikamente... gekauft haben,
wodurch er eine Menge Geld von hier weggetragen hat, das ist
der Kanzlei heraus zu bekommen unmöglich gewesen... Indessen aber bittet die Kanzlei, die all diese Dinge ohne die
geringste Eigennützigkeit ihrer beschworenen Pflicht und
ihrem Gewissen gemäß behandelt hat und kraft dessen dem allgemeinen Wohl verpflichtet Mühe walten läßt, alle treuen
Untertanen Ihrer Majestät mit Fleiß, besagten Scharlatan
als Exempel zu nehmen und fürderhin vor solchen Pulvermüllern, Operateuren, Okulisten und weiteren Vagabunden und Betrügern dieser Sorte auf der Hut zu sein, in der Erwägung,
daß dieser Kanzlei... es nicht immer möglich sein wird,
solch wachsames Auge zu haben, wie in diesem Fall anzuwenden sie genötigt war, freilich jedoch durch die gottlose
Weise und den widerspenstigen Ungehorsam seitens dieses
Scharlatans..." (S. 305 f.)

Wie wirklichkeitsnah die Selbsteinschätzung der beschränkten
Möglichkeiten der Medizinischen Kanzlei war, ihre gesund-

heitsaufklärerischen Aufsichtspflichten wirksam wahrzunehmen, belegt der Fall Hillmer exemplarisch. Die Gründe dafür lagen in objektiven Gegebenheiten wie wenig entwickelten und langsamen Verkehrs- und Nachrichtenverbindungen, vor allem aber im kriminellen Potential des Scharlatans, mit dem er alle gesundheitspolizeilichen Vorschriften bewußt unterlief. Dabei kann der Übergang von der bewußten Gesetzesverletzung zur ignoranten Selbstüberschätzung fließend sein. Beide machen charakteristische, unärztliche Kennzeichen des Scharlatans aus. Boerhaave zog in seiner persönlichen Darlegung der Affäre zu Beginn der "Acta" den Schluß:

"Aus all dem ist klar ersichtlich, daß Josef Hillmer ein beschränkter, ungelehrter Mensch ist, der Medizin und Chirurgie unkundig, und im übrigen nicht so handelt, wie es einem Doktor der Medizin und einem Professor ansteht, sondern wie ein Vagabund, Scharlatan, Dummkopf und Betrüger. Einzigartig sind bei ihm nur die Unverschämtheit, Arglist und die abscheuliche Lüge..." (S. 220)

Und doch hätte diese empörte Einschätzung des Okulisten den ranghöchsten Arzt des Russischen Reiches kaum veranlaßt, die aufwendige Dokumentation der "Acta" zusammenzustellen und auf eigene Kosten drucken zu lassen. Gegen Ende seines Berichtes kommt Boerhaave auf die Beweggründe zu sprechen, die ihn anscheinend zu diesem mühsamen und teuren Vorgehen genötigt hatten:

"Jedoch bevor ich ende, kann ich nicht umhin, der tadelnswerten Meinung, oder so zu sagen derjenigen Unbedachtsamkeit Erwähnung zu tun, mit der ein angesehener Herr (den ich immer als Freund anzusehen mir zur Ehre angerechnet habe), der hauptsächlichste Beschützer und Patron Hillmers, wegen dieses untauglichen Menschen meinen guten Namen und die Ehre der Medizinischen Kanzlei auf gefährliche Weise beleidigt hat nicht nur bei Privatleuten, sondern auch bei allerhöchsten Personen." (S. 229) Wir wissen bereits, daß zu diesen die Zarin selbst gehörte.

"Und sein Verteidiger, der ohne jedes Recht sich ein Richteramt über die Angelegenheiten der Medizinischen Kanzlei anmaßt, tut frei seine Meinung über eine ihm völlig unbekannte Angelegenheit kund." (S. 230)

Demnach war Hillmers Gönner in Petersburg ein Nichtmediziner, der aber am Hofe über erheblichen Einfluß verfügt haben muß. Dieser Umstand würde die auffällige Widersetzlichkeit des Okulisten gegenüber der obersten russischen Medizinalbehörde in besonderer Weise verständlich machen - nicht nur als typisches Verhalten eines Scharlatans - und auch Boerhaaves Beflissenheit, den Einfluß seines nicht genannten Gegenspielers bei der Zarin zu neutralisieren bzw. dessen Ansichten über Hillmer zu verändern, nicht zuletzt durch den Dokumentationsaufwand der "Acta". Für deren Abfassung mag daneben seines Vorgängers Lestocq Sturz in die Ungnade ihrer beider kaiserlichen Herrin Elisabeth ein wichtiges Motiv gewesen sein. Wahrscheinlich hat des Okulisten namentlich nicht genannter Gönner auch dessen Operation an Katerina Polikarpova vor der Zarin in Carskoe Selo vermittelt, so daß die "Ordre der Kanzlei" zu diesem Unternehmen wider bessere medizinische Überzeugung auf den höchsten Wunsch Ihrer Majestät hin erging. Immerhin gab die Existenz eines solchen Patrons Hillmer so viel Rückenstärkung, daß dieser bereits einen Tag nach dem abgeschlagenen ersten Gesuch um die Erlaubnis, nach Moskau reisen zu dürfen, am 2. November 1751 dem Direktor der Kanzlei "kühn sein gestriges Gesuch wiederholte" (S. 324). Natürlich beschied ihn Boerhaave erneut abschlägig. "Darauf antwortete er in unverschämter Weise, wenn der Direktor ihm nicht die Erlaubnis geben würde, nach Moskau zu fahren, ... er dann dieserhalb an höchster Stelle bitten werde, und er habe auch die echte Gewißheit, jene Erlaubnis zu erhalten." (S. 324)

Boerhaave war "von solch großer Unverschämtheit eines so unwürdigen Menschen aufgebracht" (S. 324). Womöglich ist der wesentliche Grund seines bislang schonenden Umgehens mit Hillmer dessen Protektion bei Hofe gewesen. Jetzt nötigten ihn die gesammelten Erkenntnisse über den Okulisten, den

Anordnungen der Medizinischen Kanzlei größten Nachdruck zu
verleihen, nicht nur wegen der Fülle des belastenden Materials, sondern auch, um seine und der Kanzlei Autorität
nicht zu gefährden. Die Widersetzlichkeit des Scharlatans
hatte die Eskalation der über ihn verhängten Aufsichtsmaßnahmen provoziert.

Am 3. November beschloß die Medizinische Kanzlei, "alle in
Sankt Petersburg eine Praxis betreibenden Doktoren der Medizin und die angesehensten Wundärzte zusammenzurufen..."
(S. 324) Boerhaave wollte dem Verdikt über Hillmer eine
möglichst breite medizinische Basis geben: "Jene Kanzlei
aber hat den Charakter dieser Person nicht ihrem Urteil
überlassen, sondern dazu alle... in Sankt Petersburg die
medizinische Praxis ausübenden hochberühmten Herren Doktoren, auch die geschicktesten und erstrangigen Wundärzte vorgeladen, auf daß sie frei und gewissenhaft ihr Urteil über
Hillmers Person abgäben..." (S. 306f.) Hier kommt neben einem
besonderen Hang zur Vorsicht - nach dem Zeugnis der "Acta"
ein für Hermann Kaau Boerhaave wesentlicher Charakterzug (vergleiche S. 203) - sein Bestreben zum Ausdruck, die unvermeidbare Disziplinierung Hillmers, für die er von Amts wegen
verantwortlich war, in jeder Hinsicht abzusichern. Neben der
fachlichen Rechtfertigung seiner Maßnahmen gegen den Scharlatan war dies für den obersten Arzt Rußlands die beste
Möglichkeit, sämtlichen unqualifizierten Vorwürfen - von
welcher Seite auch immer - im Falle Hillmer gleichzeitig
und wirksam zu begegnen. So konnte er am ehesten dessen einflußreichen Patron standhalten, die Gunst der Zarin behalten und hoffen, sich auch bei weiteren Hofintrigen behaupten zu können. Die sachlich gebotene Beurteilung des Okulisten ausschließlich nach medizinischen Kriterien enthob den
Ersten Leibarzt der Zarin der Schwierigkeit, in dieser Angelegenheit irgendjemandes Partei ergreifen zu müssen.

Die anberaumte Ärzteversammlung fand bereits einen Tag nach
dem Kanzleibeschluß statt: "Am 4. waren... die besagten Doktoren und Wundärzte alle versammelt, und als sie alle Dokumente durchforscht hatten, da beurteilten sie billigermaßen

an Augen vorgenommene Operationen, bei denen sie auch selbst
anwesend waren" (S. 324   ), "... da ja jene Doktoren und
Wundärzte teils auf Befehl der Medizinischen Kanzlei, teils
auch von selbst bei vielen seiner Operationen dabei gewesen
sind ..." (S. 307)

Während der Versammlung wurden alle verfügbaren Dokumente
über Hillmers Wirken in Petersburg sowie in Livland und Estland "durch die beiden Sekretäre der Medizinischen Kanzlei,
den russischen und den deutschen, wie auch durch den Übersetzer dieser Kanzlei... vorgelegt und sachgerecht verlesen." (S. 307) Nach der Überprüfung aller Materialien
gaben die versammelten Ärzte und Wundärzte über Hillmer ein
Gesamturteil ab, dessen schriftliche Fassung als Gutachten
unter dem Datum des 4. November 1751 die Seiten 148 bis 158
in den "Acta" einnimmt. Ausdrücklich wird auf die Bereitschaft der Teilnehmer des Konsiliums hingewiesen, notfalls
die bezeugten Fakten zu beeiden (S. 308).

Alle Hillmers Praktiken betreffenden medizinischen Vorhaltungen sind in 13 Punkten zusammengefaßt. In konzentrierter Form geben die Vorwürfe die gesamte fachliche Kritik
wieder, die in den Relationen der "Acta" enthalten ist:
fahrlässige Indikationen, mangelnde Vor- und Nachsorge,
leichtfertiges und grobes Vorgehen beim Starstich; sofortige, marktschreierische Demonstration des durch den Starstich wiedergewonnenen Sehvermögens zu Lasten des postoperativen Verlaufs; mangelnde Zurückhaltung bei Staroperationen, sinnloses und unverantwortliches Operieren an den
vorderen Augenabschnitten, unterlassene postoperative ärztliche Hilfe, medizinische Unkenntnis, medizinisch unhaltbare Versprechungen; nutzlose, übelteuerte und zum Teil gefährliche Medikamente, "so daß wir ohne Ausnahme unterschrieben habenden Doctores Medicinae und Wundärzte diesen
Hillmer bezeugt haben und hiermit bezeugen als vagabundierenden Empiriker und Scharlatan, der seine Kunstgriffe an
den Augen armer Menschen zeigt, so als wäre er ein Taschenspieler, um damit die Zuschauer zu blenden und unter diesem

Vorwand seine untauglichen... Medikamente zu teurem Preis
zu verkaufen und den Leuten das Geld abzuluchsen." (S. 312)

Dem folgen in parallelen Spalten links die Unterschriften
von 14 Ärzten und rechts die von 19 Wundärzten mit Angabe
der jeweiligen Dienststellung. Da auf Geheiß des Direktors
der Medizinischen Kanzlei sich "alle hochberühmten Herren
Doktoren der Medizin und die erfahrensten Herren Oberwundärzte, welche in Sankt Petersburg die medizinische Praxis
und Chirurgie betreiben" (S. 307), versammeln sollten und
am 4. November "die besagten Doktoren und Wundärzte alle
versammelt" (S. 324) waren, gibt die Unterschriftenliste
einen guten Einblick in die ärztliche Versorgung Petersburgs unter Elisabeths Regierung. Eine noch bessere Bewertung der Situation ermöglichen Brückners Auflistung von insgesamt 76 Ärzten in ganz Rußland für die Jahre 1750 bis
1760[248] und Semenovas Angaben, nach denen um 1750 in Petersburg 95 000 Menschen lebten und gegen Ende der vierziger
Jahre des 18. Jahrhunderts in ganz Rußland 9 103 387 Männer,
von ihnen 56 700 in Petersburg.[249]

Obwohl das Gutachten zweisprachig wiedergegeben ist, er-
scheinen die Namen der Unterzeichner nur in der russischen
Transkription; sie steht für die originalen Unterschriften.
Der Vermerk "im Original haben unterzeichnet" (S. 312) weist
auf die Vorlage eines offiziellen Dokuments der Medizinischen Kanzlei, das Boerhaave in den "Acta" wiedergegeben hat.
Da mit Ausnahme einzelner die Unterzeichner auch in Richters
"Geschichte der Medicin in Rußland" bzw. bei Čistovič[250] dokumentiert sind, ist die lateinische Schreibweise fast aller
Namen sicher feststellbar. So geht aus der Liste hervor, daß
die Ärzteschaft Petersburgs 1751 ausschließlich ausländischer Abkunft war, wobei die Deutschen den größten Anteil
stellten. Doch sind in einzelnen Fällen die Träger nicht-
russischer Namen bereits in Rußland geboren.

Die angegebenen Dienststellungen der Petersburger Mediziner
verdeutlichen 1751 noch immer den von Peter I. gesetzten
Schwerpunkt der Militärmedizin: zwei Ärzte und zwei Profes-

(157)

foraneum, qui encheiresin suam in oculis miserorum hominum exercet, quasi, mimae instar, chartulis luderet ad oculos spectatorum obcaecandos, ut sub hoc praetextu in utilia, et quidem in multis casibus periculosa, medicamina caro pretio vendat et hominibus argentum emungat.

такой ухватки свои надъ глазами бѣдныхъ людей показываетъ, такъ какъ бы изъ кармана игралъ, чтобъ тѣмъ смотрителей омрачить, и подъ такимъ видомъ неродные свои, а во многихъ припадкахъ и опасные медикаменты дорогою цѣною продавать, и у людей деньги выманивать.

[у подлинного подписались]

ФРИД. НИКОЛАЙ МАРГГРАФЪ
  Младшей Докторъ, въ Генеральной Сухопутной гошпитали.
І. Ф. РЕЙХНАУ.
  Младшей Докторъ, въ Московской гошпитали.
ГЕНРИХЪ БАХРАТЪ.
  Докторъ артиллеріи, и Инженернаго корпуса.
Н. РИТОРЪ.
  Армейской Докторъ, при Санктпетербургской дивизіи.
С. Ф. КРУЗЕ.
  Профессоръ, и Санктпетербургской Адмиралтейской гошпитали Докторъ.
ІОГАНЪ АНДРЕАСЪ УНГЕБАУЕРЪ
  Старшей Докторъ, Генеральной сухопутной гошпитали.
Ф. А. ОРУХЪ.
  Докторъ Шляхетнаго Кадетскаго корпуса.
І. Ф. ШРЕЙЗЕРЪ.
  Медицины Докторъ и Профессоръ Хирургіи, въ генеральной Сухопутной гошпитали.
ДАМ АНУСЪ СИНОПЕУСЪ.
  Докторъ Морскаго флота.

І. С. Ф. МЕЛЛЕ.
  Операторъ, Генеральной Сухопутной и Адмиралтейской гошпиталей.
И. ЛИНДВУРМЪ.
  Главной Лѣкарь, Генеральной Сухопутной гошпитали.
І. РОДЕТЪ.
  Главной Лѣкарь, Санктпетербургской Адмиралтейской гошпитали.
Д. А. ДОРОВІУСЪ.
  Главной Лѣкарь, Шляхетнаго Кадетскаго корпуса.
ХРИСТІАНЪ УЛРИХЪ.
  Штабъ-Лѣкарь Артиллеріи.
ХР. ВИРГЕРЪ.
  Штабъ-Лѣкарь, Санктпетербургской дивизіи.
ХР. О. КИЛЕВИНДЪ.
  Штабъ-Лѣкарь, лейбгвардіи Преображенскаго полку.
Е. С. ЕГИДІИ.
  Штабъ-Лѣкарь, лейбкомпаніи ЕЯ ИМПЕРАТОРСКАГО ВЕЛИЧЕСТВА.
ХР. ПАУЛЬСОНЪ.
  Штабъ-Лѣкарь, лейбгвардіи

V 3

Abb. 14: Seite 157 aus Boerhaave H. Kaau, Cancellariae Medicae acta...

soren vom Generalhospital der Landtruppen, wie auch zwei
Wundärzte, die im gleichen Haus angestellt waren, gefolgt
von zwei Ärzten und sieben Wundärzten bei einzelnen Armee-
Einheiten sowie einem Flottenarzt. Dazu kommen ein Wundarzt,
ein Doktor der Medizin und ein Professor am Petersburger
Marinehospital. Der letztgenannte ist Boerhaaves bereits
erwähnter Schwiegersohn Carl Friedrich Kruse. Nach den beiden medizinischen Vertretern der Akademie der Wissenschaften, Kratzenstein und Abraham Kaau Boerhaave, haben als
weitere Zeugen gegen Hillmer der Hofarzt Ihrer Kaiserlichen
Majestät, Kondoidi, und fünf Hofchirurgen sowie der Leibchirurg des Großfürsten und späteren Zaren Peter III. unterzeichnet, schließlich als Vertreter der Kanzlei die mit
Hillmer besonders befaßten Stadtphysici Grieve und Lerche
wie auch die Wundärzte Thiemann und Pohlmann.[251] Nimmt man
zu dieser Aufzählung den ersten Leibarzt der Zarin, Hermann
Kaau Boerhaave, hinzu, der das Dokument nicht unterzeichnet
hat, so ergibt sich nächst der Armee als zweiter Schwerpunkt
medizinischer Versorgung der kaiserliche Hof.

Dort muß Boerhaave auch nach dem eindeutigen Gutachten des
Ärzte-Konsiliums noch immer Widerstand wegen seines Vorgehens gegen Hillmer erfahren oder gefürchtet haben. Auffällig ist, daß im Gegensatz zur Eile, mit der die Mediziner-
versammlung einberufen wurde, unmittelbar nach ihr das Gutachten ohne verbindliche Folgen für den Okulisten blieb. Der
jedoch reagierte sofort auf das Konsilium.

HILLMERS AUSWEISUNG

Nur einen Tag nach dem Ärzte-Konsilium, am 5. November 1751, als "Hillmer von dieser Versammlung Kenntnis erhalten hatte, da ließ er in den Sankt Petersburger Nachrichten zum ersten Mal drucken, daß er aus dem Reich auszureisen beabsichtige, und am 8. geschah es zum zweiten Mal." (S. 325) Der Scharlatan mußte annehmen, sein Aufenthalt in der russischen Hauptstadt könnte von Amts wegen bald beendet sein, oder er wollte selber Petersburg verlassen. Für Einnahmen bot es nur noch trübe Aussichten wegen des behördlichen Widerstandes. Dazu hatten seine "Kuren" die Zahl möglicher Patienten sicher spürbar reduziert, auch wenn wir uns heute kaum ein verläßliches Bild vom augenärztlichen Betreuungsbedarf der Petersburger Bevölkerung 1751 machen können.

Die zweite Annahme, Hillmer wäre selbst zur Abreise entschlossen gewesen, macht der Inhalt einer der erwähnten Annoncen wahrscheinlich, die Stolpjanskij ohne Datumsangabe aus den Petersburger Nachrichten zitiert hat[252]: "Der hier sich aufhaltende preußische Hofrat und Doktor Gil'mers fährt von hier über See, weswegen, wenn wer an ihn oder seine Diener ein gewisses Anliegen hat, dann ihn finden kann auf der Admiralitätsseite in der Großen Morskaja im Haus des Schneiders Kriger." Stolpjanskij weist darauf hin, daß Hillmer diese Anzeige drucken lassen mußte, weil jeder, der Petersburg verlassen wollte, sich als Abreisender in den Petersburger Nachrichten zu annoncieren verpflichtet war. Dies entsprach einem Erlaß von Peter I. vom 16. August 1721[253], gemäß welchem kein Ausländer über die Landesgrenze ausreisen durfte, ohne in seinem Paß einen Vermerk von der Polizei-Direktion (Policejmejsterskaja Kanceljarija) zu haben. Diesen Vermerk erhielt der Paßinhaber nur nach der annoncierten Ankündigung seiner Abreise - die laut Ukaz d r e i mal erfolgen mußte -, damit Einheimische etwaige Geldforderungen an den Ausländer geltend machen konnten. Diese sollten erforderlichenfalls von der Polizei gerichtlich durchgesetzt werden. Im Falle, daß niemand Forderungen hatte, durfte nach erteiltem Polizeivermerk der Fremde das Land unverzüglich verlassen. Bei Hillmer dauerte dies noch einen Monat, wenn auch nicht aus Gründen der Ausreiseformalitäten, obwohl schließlich von ihm auch Geld gefordert wurde.

Welche Anordnungen oder Überlegungen den Okulisten auch immer bewegt haben mochten, die Annoncen trieben ihm mit Sicherheit erneut Klienten zu. Nun ließ er das Praktizierverbot vom 6. Oktober (siehe S. 105) völlig außer acht. In der Medizinischen Kanzlei wurde am 10. November bekannt, daß Hillmer jetzt sogar solche Patienten zum Operieren akzeptierte, deren chirurgische Behandlung er zuvor abgelehnt hatte - "nur damit man ihm Geld gäbe" (S. 325). Am nämlichen Tage bat er eben diese Kanzlei um die Ausstellung eines Passes, um den er sich anderweitig vergeblich bemüht hatte. Ob dieser Antrag im Zusammenhang steht mit dem mehrfachen Ersuchen um die Erlaubnis, nach Moskau zu fahren, geht aus der Dokumentation nicht eindeutig hervor. Hillmers Einlassung auf Boerhaaves frühere diesbezügliche Weigerung, daß er dann "an höchster Stelle bitten werde" (S. 324), macht in Verbindung mit den Abreise-Annoncen klar, daß der Okulist in jedem Fall auf eine Reiseerlaubnis angewiesen war, sei es für Moskau oder für das nunmehr erwogene Verlassen Rußlands.

Am 11. November fuhr Boerhaave selbst mit dem russischen und dem deutschen Sekretär und mit dem Übersetzer der Kanzlei zu Hillmer, "um ihn zur Raison und zum Gehorsam gegenüber der Medizinischen Kanzlei zu bringen oder ihn unter Arrest zu setzen..." (S. 325) Dabei wurden ihm alle seine Vergehen vorgehalten und das wiederholte Praxisverbot für die Rückreise des Okulisten ausdrücklich auch auf Estland und Livland ausgedehnt. Den Vorwürfen versuchte Hillmer mit Ausflüchten und Verdrehungen zu begegnen, ohne Aussicht auf Erfolg angesichts der vorhandenen Dokumente und Relationen. Die Aufzeichnungen des Journals der Kanzlei unter dem 11. November lassen nicht eindeutig erkennen, ob die Kanzlei-Abordnung bei ihrem Besuch des Okulisten das dokumentarische Material mit sich geführt hat.

Auf das Praktizierverbot wollte sich Hillmer diesmal nicht
einmal zum Schein einlassen, weil nach seiner Ansicht er
zum einen ordnungsgemäße chirurgische Behandlungen vorgenommen hätte und zum anderen seine Medikamente therapeutisch
wirksam wären. Da "die Kanzlei aber ihn mit Haß behandle,
... werde er sich auch nicht mehr um ihre Erlaubnis grämen,
sondern er werde einzig auf die Unterstützung deren bauen,
welche ihn gegen die Kanzlei schützen werden..." (S. 325)
Diese Reaktion gegenüber dem obersten Arzt des russischen
Reiches ist für einen Wandertherapeuten ausgesprochen auffällig. Sein Behauptungswillen wäre immerhin erklärbar mit
der Selbstachtung eines wirklichen ordentlichen Professors
für Chirurgie am Berliner Collegium Medico-Chirurgicum. Eindeutig erklärt wird er durch die Mentalität des Scharlatans,
der gewohnt war, nach seinen jeweiligen Gastspielen alle
Brücken hinter sich abzubrechen. Folgerichtig mußte wegen
der langen Verweilzeit in Petersburg Hillmers Widersetzlichkeit gegen Ende seines dortigen Aufenthaltes zunehmen. So
deutet seine ausdrückliche Mißachtung der Kanzlei-Auflagen
an, daß er selbst das Reservoir seiner Scharlatan-Tricks
als erschöpft ansah. Hillmers ausdrücklicher Verweis auf eine
Protektion, die den Befugnissen der Medizinischen Kanzlei
überlegen sei, mit einem drohenden Unterton, belegt gleichfalls seine taktische Hilflosigkeit. Er macht sich mit Dreistigkeit Mut in der vagen Hoffnung, bei seinem hochgestellten Patron hinreichende Unterstützung zu finden. Sein Hinweis auf Boerhaaves Gegenspieler in dieser Affäre sollte
den Durchsetzungswillen des Kanzlei-Direktors so weit wie
möglich schwächen.

Der wagt anscheinend noch immer keinen endgültigen Schritt
gegen Hillmer, trotz allen vorliegenden Materials, sondern
greift zu einer hinhaltenden Zwischenlösung. Daß während
seiner Unterredung mit dem Okulisten diesen drei arme, zur
Operation bestellte Patienten aufsuchen, die sichtbar "völlig
inkurable Augenkrankheiten" (S. 326) haben, nimmt Boerhaave
zum Anlaß, den Scharlatan unter Hausarrest zu stellen "mitsamt seiner Frau, die den ganzen Tag lang sich mit dem Ver-

kauf der geheimen Medikamente ihres Mannes beschäftigt hatte, ... wozu der Direktor bereits vor langer Zeit vom Hofe ungehinderte Vollmacht erhalten hatte, obgleich er dies auch seitens der Kanzlei aus eigener Macht hätte tun können." (S. 326) Der Hinweis auf seine doppelte Legitimation macht Boerhaaves zögernden Umgang mit Hillmer - angesichts dessen Halsstarrigkeit und Dreistigkeit - besonders bemerkenswert.

Die Erklärung findet sich im Kanzlei-Journal unter dem 12. November. An dem Tag "schickte Hillmer an seinen hohen Patron durch seinen Diener insgeheim einen Brief und beklagte sich über die Feindseligkeit der Kanzlei, und obgleich es völlig unwahr ist, so gebrauchte dennoch dieser sein Patron das zur Schmähung der Kanzlei." (S. 326) Dies scheint die Klippe im Umfeld des russischen Hofes gewesen zu sein, die Boerhaave meinte angemessen berücksichtigen zu müssen. So verschärfte er die von ihm zu verantwortenden Maßnahmen gegen Hillmer nur vorsichtig Schritt für Schritt. Dessen Widerstandsarsenal war jedoch inzwischen erschöpft. Er schreibt unter dem gleichen Datum dem Direktor der Medizinischen Kanzlei ebenfalls einen Brief, in deutscher Sprache. Das Schreiben ist von so grobem Zuschnitt, daß es seinen Urheber als Menschen mit beschränkter Bildung und ungeschliffenen Umgangsformen erkennen läßt, nicht aber als akademisch gebildeten Hochschullehrer der Medizin. Mit aufgeblasenem, ungerechtfertigtem Selbstbewußtsein appelliert der Briefsteller scheinheilig an die religiösen Überzeugungen des Empfängers: "Ich bitte um der fünf heiligen Wunden Christi willen, bezähmet Ihr Eure falschen Zweifel, und zeigt Euch diesen Tags noch wofern möglich so Christlich, wie ich bin Euer Excellenz untertänigster Diener J. Hillmer." (S. 330) Die Unverschämtheit ist wohl teilweise der stilistischen Unsicherheit und dem naiven Gemüt des Verfassers zuzuschreiben. An anderer Stelle argumentiert er erstaunlich: "... wofür meine sprachlosen Pferde ihren Ernährer, das heißt meinen Kutscher verlieren und Hunger leiden müssen..." (S. 329f.); doch droht er ebenso dreist, wenn auch kläglich oder abergläubisch: "... dann auf den Hals Eurer Excellenz ich die Göttliche Rache schicke..." (S. 330)

Anscheinend war Hillmer etwas jähen Gemütes, was ihm sicherlich in anderen Situationen geholfen hat, sich durchzusetzen. In Petersburg wirkte sich dieser Charakterzug dahingehend aus, daß ihn die Wachen, die ihn unter Hausarrest hielten, in der Nacht vom 12. auf den 13. November bei Schießversuchen fanden. Das Verb "überraschen" ist in diesem Fall nicht angebracht, weil "er mit seiner Frau Pistolen mittels Aufschütten von Pulver auf den Hahn auf übliche Weise ausprobierte, ob der Flintenstein nach Abschuß auf die Zündpfanne wie erforderlich Feuer gibt..." (S. 326), was nicht ohne Lärm abgehen konnte. Nach allem gehörte wohl auch dies zu den leicht theatralischen Drohgebärden des Okulisten. Boerhaave ließ am 13. November durch den Stadtphysikus Lerche sowie die beiden Sekretäre und den Übersetzer der Kanzlei Hillmer "das gesamte Gewehr mit Vorsicht" wegnehmen. Der Okulist war mit einem Degen und einem Hirschfänger sowie fünf geladenen gewöhnlichen und einer doppelläufigen Pistole ziemlich umfangreich bewaffnet. Aus den Schußwaffen wurden insgesamt zwanzig (!) Geschosse entfernt.[254]

Am 15. November berichteten die Wachen, daß Hillmers Diener heimlich Stricke in sein Gemach gebracht hätten, die angeblich der Verschnürung seiner Fahrzeuge dienen sollten. Doch war dem Okulisten gar nicht erlaubt, den Hof mit der Kalesche zu betreten. Anscheinend waren die Stricke für einen Ausbruchsversuch vorgesehen: "Seitens der Kanzlei jedoch war es durchaus möglich zu erkennen, zu welchem Vorhaben diese Stricke gebracht worden waren..." (S. 327) Leider geben die Tagebuch-Eintragungen keine weiteren Aufschlüsse, so daß uns konkrete Anhalte für einen Fluchtplan fehlen. Die Medizinische Kanzlei beschlagnahmte das Seilwerk und verstärkte die Wachen vor Hillmers Domizil um einen Soldaten. Ansonsten läßt sich die Behörde noch immer Zeit. Vom 16. November bis zum 1. Dezember sammelt die Kanzlei weiteres Material über den Okulisten unter Befragung seiner Diener. Diese geben die Adressen der Kommissionäre an, die in Riga, Pernau, Reval und Narva die deponierten Hillmerschen Arzneien verkaufen. Auf Befehl der Medizinischen Kanzlei müssen die Medikamentenbestände und die erzielten Einnahmen nach Petersburg überstellt werden. Zu den in der zweiten Novemberhälfte zusammengetragenen schriftlichen Dokumenten gehören vor allem die Briefe der Stadtärzte von Riga und Pernau wie auch das ausführliche Attest über den Protopopen Slonskij und das zweite über Katerina Polikarpova.

Am 2. Dezember wurden Hillmer alle Berichte verlesen über die Nachuntersuchungen der Medizinischen Kanzlei an Patienten, die er behandelt hatte - anscheinend die in den "Acta" enthaltenen Einzelgutachten - "in Anwesenheit aller, welche nach Wahrheit und Gewissen gegen ihn Zeugnis abgelegt hatten..." (S. 328) Bei diesen Zeugen handelte es sich wohl um die Mediziner, die von der Kanzlei mit den Untersuchungen der Hillmerschen Patienten beauftragt worden waren: Stadtphysikus Lerche, die Wundärzte Pohlmann, Rodet, Lindwurm, von Mellen, Schein und Thiemann (siehe S. 257 und 263) sowie die Hofchirurgen Saltzer, Foussadier und Barré (S. 257, 260, 262 und 278). Als Erwiderung konnte der Scharlatan "nichts anderes als nur Ausreden schwätzen..." (S. 328)

"Am 4. Dezember ward ihm das Urteil der Doktoren der Medizin und der Wundärzte über seine in Sankt Petersburg gezeigten Unternehmungen verlesen, in Gegenwart des größten Teiles der Doktoren und Wundärzte, welche jenes Urteil namentlich unterschrieben hatten." (S. 328) Der Personalaufwand, den die Medizinische Kanzlei, genauer Boerhaave, in der Konfrontation mit Hillmer betrieb, bleibt erstaunlich. Er findet seine Erklärung durch den Widerstand des Okulisten erst in zweiter Linie, vorrangig jedoch durch dessen Protektion. Als Verdikt der Medizinischen Kanzlei wurde Hillmer eröffnet, daß er nach den kaiserlichen Erlassen von 1721, 1729 und 1750 wegen Verstoßes gegen dieselben sowohl Geld- wie Leibesstrafen verfallen wäre. Jedoch hätte ihn die Kanzlei "entsprechend der alleruntertänigsten Vorlage vom Direktor an Ihre Kaiserliche Majestät und der allergnädigst von Ihrer Kaiserlichen Majestät dieserhalb erhaltenen Approbation ihn, Hillmer, von der ihm zukommenden Strafe befreit..." (S. 328)

Hatte Boerhaave trotz aller ihm durch den Okulisten zuteil
gewordenen Mißachtung, trotz der mühseligen Disziplinierung
des Scharlatans die strafrechtliche Durchführung der entsprechenden Erlasse gescheut, weil ihm als gebildetem Zeitgenossen des Jahrhunderts der Aufklärung solch ein Exempel
zuwider war? Oder verschleiert die wohlabgewogen formulierte
Übereinstimmung von kaiserlicher Herrin und Erstem Leibarzt
eine Ansicht der Zarin zu der Affäre, die zwar vor Boerhaaves
medizinischem Sachverstand nicht bestehen konnte, jedoch Elisabeth für Hillmer gnädig stimmte? Am einleuchtendsten ist
die Annahme, daß noch mit der Verurteilung des Okulisten auf
dessen hohen Patron Rücksicht genommen worden ist, mit der
auch die Zarin übereinstimmte, deren Name unter dem Erlaß von
1750 stand. So wurde der Scharlatan nur verurteilt, nach Er-
stattung der durch den Arrest entstandenen Unkosten und nach
Rückerstattung von Honoraren an Patienten, die sich mit Ge-
suchen wegen verunglückter Operationen an die Kanzlei gewandt hatten (Baronin von Rosen), schließlich "ihn unter Bewachung über die Grenze des Reiches zu schaffen und ihm dort
einen Revers abzunehmen, daß er niemals wieder die Grenzen
überschreiten werde." (S. 329)

Am 7. Dezember wurde das Reichskollegium für Fremdenangelegenheiten ersucht, "kraft Befehls Ihrer höchsten Kaiserlichen
Majestät besagten Okulisten Hillmer mit Frau und dessen Dienern mit einem gehörigen Konvoi über die Reichsgrenze zu
schaffen." (S. 329) Dem Ersuchen war ein Auszug aus der
Hillmer-Akte sowie das Gutachten des Ärzte-Kollegiums angefügt. (Der Schreibaufwand, der in dieser Angelegenheit erforderlich war, könnte zu gewissen Teilen die auffällige Verzö-
gerung der endgültigen Disziplinierung Hillmers erklären.)
Das Fremden-Kollegium reagierte noch am gleichen Tag mit der
Reise-Anweisung für den Okulisten und stellte einen Unteroffizier mit vier Soldaten. Nach gehöriger Instruktion des militärischen Kommandos seitens der Medizinischen Kanzlei ist am
Morgen des 8. Dezember 1751 "jener Hillmer mit Frau und seinen
Dienern, unter Arrest mit diesen Soldaten über die Grenze aus
dem Reich gebracht worden." (S. 329)

Nach einem viertel Jahr war der Scharlatan wieder in Berlin. Die "Berlinische Nachrichten" meldeten unter dem 18. März 1752 lapidar: "Dieser Tage ist der Königl. Hofrath und Professor, Herr Doktor Hilmer, aus Petersburg wieder hier eingetroffen."[255] Dies blieb mit einer Ausnahme der einzige Zeitungsbeitrag über den Okulisten bis zum Sommer 1753; in jenem Jahr brachten die "Berlinische Nachrichten" über ihn nur eine Meldung, die vom 8. Juli aus Leipzig über seine Operation am Erzdiakon der Thomaskirche (siehe Anm. [128]). 1754 finden sich keine Nachrichten von Hillmer in dem Berliner Blatt. Im "Adres-Calender" verliert sich seine Spur im nämlichen Jahr. (Das besagt nicht zwangsläufig, daß er zu diesem Zeitpunkt seinen Berliner Wohnsitz aufgegeben hatte.) Anscheinend hat Hillmer nach seiner Rußlandreise auf eine okulistische Praxis im Gebiet von Berlin verzichtet. Die Ausweisung aus Petersburg muß seinen Ruf ziemlich beeinträchtigt haben. Die scheinbar gute Verbindung zum preußischen König war offensichtlich gerissen und nicht mehr werbewirksam verwertbar.

Von Lorenz Heister wissen wir bereits, daß er Hillmers Petersburger Unternehmen schon 1753 anhand der "Acta" der Medizinischen Kanzlei als warnendes Beispiel literarisch verarbeitet hatte (S. 111, Anm. [204]). Und noch 1751 berichtete der schwedische Legationssekretär in Petersburg, Carl Lagerflycht, nach Stockholm an den dortigen Kanzleipräsidenten in vier Briefen vom 15. und 22. November sowie vom 6. und 13. Dezember[256] ausführlich über Hillmers medizinische Inkompetenz und die Aufsichtsmaßnahmen der Medizinischen Kanzlei einschließlich der Landesverweisung des Scharlatans.

Der versuchte, in Berlin zu retten, was möglich war. Am 22. und 25. April 1752 erschien in Nr. XLIX und Nr. L der "Berlinische Nachrichten" ein zweiteiliger Bericht über die Rußlandreise des Okulisten, der deutlicher noch als die bisher zitierten Zeitungsmeldungen Hillmers Urheberschaft zeigt:

"Weil in verschiedenen Zeitungen einige ungegründete Nachrichten von dem Königl. Preussischen Hofrathe, D. und Professor, Hilmer, was währenden seines Aufenthaltes in Peters-

burg vorgefallen, ausgestreuet worden; so wird der unpartheyische Leser aus folgendem die Wahrheit der Sache, oder deren Unrichtigkeit, von selbsten beurtheilen können:
Der Herr D. und Prof. Hilmer reisete im vorigen Jahre auf Verlangen einiger vornehmen Patienten nach Königsberg in Preussen. Wie seine dasigen Curen zu Ende, wurde er von dem Land=Rath von Güldenstoph, mit welchem er schon verschiedene Jahre wegen seiner Augen=Kranckheit einen Brief=Wechsel unterhalten, nach Rußland berufen. Er rettete bey seiner Ankunft nicht nur den von Güldenstoph, sondern noch viele andere Blinde.
Auf besonderes Ansinnen des Collegii Medici operirte Herr etc. Hilmer in Gegenwart desselben zweymahl öffentlich, und erhielt von allen Anwesenden eine gleichdurchgehende Approbation."[257]

Hieran schließt sich der uns von Seite 97 f. bekannte Bericht von Hillmers Auftritt in Carskoe Selo. Der zweite Teil bietet eine spezielle Version des Scharlatans über seine Ausweisung aus Rußland:

"Es ist dieses eine Wahrheit, welche kein redlicher Mann, dem solche bekannt, läugnen wird; dem ohngeachtet hielte sich die Medicinische Cantzley berechtiget, alle fernere Operationes und Ausgebung innerlicher Artzeneyen dem Herrn etc. Hilmer zu untersagen, und denselben, weil er sich als ein Doctor promotus, und der sich durch verschiedene öffentliche in Gegenwart des Collegii Medici cum applausu gemachten Operationen ad Praxin hinlänglich qualificiret, zum Gehorsam nicht verbunden erachtete, mit Haus=Arrest zu belegen, wovon er aber, nachdem dieses Verfahren am Käyserl. Hofe ruchtbar geworden, sogleich befreyet, und unter einer sichern Escorte bis an die Gräntzen des Pohlnischen Reichs geleitet wurde. Der Wahrheit liebende Leser wird hieraus nach der bisherigen Erfahrung von selbst den Schluß machen, daß der verhängte Haus=Arrest nicht aus einem Verbrechen, sondern aus andern ihm unbekannten Ursachen, herrühren können, quoniam unius rei plures possunt esse fines."[258]

Dieser Bericht bedarf keines Kommentars. Doch ist die Anmerkung sinnvoll, daß neben den Un- und Halbwahrheiten offensichtlich auch die Angabe falsch ist, Landrat Güldenstube habe ihn nach Rußland gerufen. Das geht aus Güldenstubes Brief an Wissel vom 28. Februar 1752 hervor (siehe S. 331 f.) und noch deutlicher aus dem Schreiben des Postmeisters Bukov aus Arensburg an Postdirektor Asch vom 13. Dezember 1751 (siehe S. 304 f.).

Bleibt zu fragen, ob die mit der lateinischen Sentenz von den "plures fines" gewichtig gemachten "andern... unbekannten Ursachen" von Hillmers Hausarrest in Petersburg nur der Verschleierung seiner Ausweisung dienen sollten oder wirklich die Andeutung verborgener Fakten bedeuten.

HOFPOLITIK

Hat sich mit der Ausweisung des Okulisten aus Rußland auch das Bild gerundet, daß die wiedergegebenen Materialien, vor allem die "Acta", im Bewußtsein ihrer Leser von Josef Hillmer und seinem Aufenthalt in jenem Lande entstehen lassen, so bleiben dennoch einige Aspekte dieser Episode zugleich auffällig und unklar. Sie beziehen sich nicht auf die medizinische Qualifikation des Okulisten. In dieser Hinsicht erlaubt die Petersburger Dokumentation eindeutige Schlußfolgerungen. Dies traf auch für Boerhaaves Zeitgenossen zu, denen ja der herausgeberische Aufwand des Direktors der Medizinischen Kanzlei galt. Doch ist gerade dessen Bemühen um Akribie unter vergleichbaren Veröffentlichungen besonders bemerkenswert. Daß dem ersten Arzt Rußlands an einer umfassenden Rundumverteidigung seiner Stellungnahme gegen Hillmer gelegen war, ist bereits deutlich geworden. Daß er sich dabei gegen Vorhaltungen aus Petersburger Hofkreisen, wenn nicht gar der Zarin selber, klug behauptete, zeigt das Material der "Acta" zur Genüge auf. Doch bleibt die Frage, wie es einem immerhin nur durchschnittlichen Okulisten gelingen konnte, den Ersten Leibarzt der Zarin so unter Druck zu setzen, wenn zum einen seine fachliche Qualifikation ausgesprochen mangelhaft war und ihn zum anderen geschickte Umgangsformen auch nicht auszeichneten.

Von Taylors Besuch in Petersburg 1752 wurden keine vergleichbaren Querelen überliefert. Er praktizierte mit Genehmigung der Medizinischen Kanzlei.[259] Zwar ließ Abraham Kaau Boerhaave vor seiner Reise nach Holland im September 1752 in einem Brief aus Leiden an den holländischen Botschafter in Petersburg, De Swart, verlauten: "Wenn Taylor doch noch gekommen ist und bis zu meiner Ankunft bleiben wird, habe ich viel Neues, aber wenig Gutes über ihn."[260] Taylor hat das zumindest vorerst kaum geschadet. Ihm wurde zugute gehalten, am 2. Dezember 1752 die erste ophthalmologische Vorlesung - in französischer Sprache - auf russischem Boden gehalten zu haben.[261] Doch muß im Verlauf seines längeren Aufenthaltes in Rußland sein Ruhm verblaßt sein, wie aus einer Nachricht aus Moskau vom 7. Oktober 1753 hervorgeht: "Der berühmte Ritter Taylor hat hier in aller Stille gelebt. Ob von ihm Curen sind verrichtet worden, welche Beyfall gefunden haben, kann man alles Nachfragens ohngeachtet, so wenig erfahren, als wo er hin gekommen ist, und es scheint, daß er ohne viele Abschieds=Complimente zu machen, wieder aus dem Lande gegangen sey."[262]

Der englische Ritter wußte sich dennoch wenigstens anfänglich gewandter in Szene zu setzen als der preußische Hillmer. Den kennzeichnete in Petersburg besondere Hartnäckigkeit. Nur hat diese Eigenschaft den gleichen Okulisten an anderen Wirkungsstätten gerade nicht ausgezeichnet. Aus Frankfurt am Main floh er 1746 nach der Eingabe der dortigen Wundärzte an den Magistrat erst nach Heidelberg, bevor er brieflich Widerspruch einlegte.[263] Auch wich er 1774 in Kopenhagen den Folgen zweier Prozesse durch vorzeitige Abreise aus.[264] Mag in diesen Fällen das schlechte okulistische Gewissen Hillmer getrieben haben, besonderer Mut war sicher nicht seine Stärke und wohl auch für die zwielichtige Existenz eines Scharlatans unangebracht, dem eher Dreistigkeit von Nutzen sein konnte. Nur reicht diese für Hillmer sattsam dokumentierte Eigenschaft allein nicht aus, den mehrmonatigen Widerstand des Okulisten gegen die oberste Medizinalbehörde Rußlands zu erklären. Die Zuhilfenahme seines Doktor- und Professorentitels bringt bei dieser Überlegung nicht weiter, da Boerhaave den ersten als fragwürdig bewertete (S. 208) und dem zweiten nur eine allgemein abwertende Bemerkung zukommen ließ ("der sich selbst Doktor und Professor titulierende..."; siehe S.66). Hillmers Widerstreben gegen die Anordnungen der Medizinalbehörde galt aber Boerhaave als Direktor der Medizinischen Kanzlei und damit einem sehr persönlichen Vertrauten der Zarin, ihrem Ersten Leibarzt.

Der Okulist muß also - wie die "Acta" mehrfach andeuten - am russischen Hof selbst deutliche Unterstützung gefunden haben, wenn er auch deren Gewicht in der fachlichen Auseinandersetzung mit der Medizinischen Kanzlei überschätzt haben mag. Dabei erhebt sich die Frage, wie er zu solcher Patronage kam, da er zuvor noch nicht in Rußland gewesen war (die Auswertung aller Hillmer betreffenden Quellen einschließlich der medizingeschichtlichen russischen ergibt keinerlei Anhalt für eine gegenteilige Annahme).

Bei der Suche nach weiteren Auffälligkeiten, die Hillmers Verhalten in Petersburg erhellen könnten, sind wir auf das Faktum gestoßen, daß er seinen Professorentitel in Berlin regulär verliehen bekommen hatte zusammen mit der Ernennung zum Hofrat. Das Belegmaterial aus dem Staatsarchiv in Merseburg ist ebenso eindeutig wie die seriöse Quelle des "Adres-Calenders" der Preußischen Akademie der Wissenschaften. Dennoch bezeugen die "Acta" keinerlei dem medizinischen Titel entsprechende fachliche Qualifikation des Okulisten - und die Zeitungsquellen ausgeprägte Scharlatanerie. Dabei war das Berliner Collegium Medico-Chirurgicum 1751 bereits eine zu angesehene wissenschaftliche Institution, als daß Hillmers Professur dort mit leichter Hand be- oder abgewertet werden könnte.

Hatte sich Friedrich II. bei der Ernennung Hillmers zum Professor "im Wartestand" 1748 schlicht bezüglich dessen ophthalmologischer Qualifikation getäuscht oder täuschen lassen? Diese Annahme könnte der Umstand bestärken, daß die "Berlinische Nachrichten" vom Sommer 1747 bis Anfang 1754 Meldungen von nur vier reisenden Augenoperateuren bringen, von denen zwei - Köhring und Cyrus - nach den Zeitungsangaben im angegebenen Zeitraum anscheinend nicht in Berlin praktiziert haben.[265] Demnach war die Spezies Okulist in der preußischen Hauptstadt nicht so häufig anzutreffen. Dazu suchte Hillmer den Eindruck zu vermeiden, ein "Marcktschreyer" zu sein (siehe S. 60).

Die mögliche Erwägung einer im Vergleich zur russischen laxer gehandhabten preußischen Medizinalaufsicht bringt uns keiner Lösung näher. Sie entspräche auch nicht der preußischen Realität, die seit dem Medizinalreglement des Großen Kurfürsten von 1685 und seit seiner Verbesserung unter Friedrich Wilhelm I. von 1725 bestand.[266] Zwar scheint in Hillmers Fall die Medizinische Kanzlei in Petersburg besonders streng verfahren zu sein. Zu fragen bliebe, warum?

Die Unverhältnismäßigkeit der unterschiedlichen gesellschaftlichen Einschätzungen Hillmers in Berlin und Petersburg - hier Professor, dort Scharlatan - ist solcherart nicht zu erklären, zumal der preußische Friedrich II. Medizinern gegenüber gehörige Skepsis walten ließ. Er hatte 1744 erneut Scharfrichter, denen 1725 alles Kurieren verboten worden war (siehe Anhang, S. 349), zu chirurgischen Tätigkeiten zugelassen und den protestierenden Berliner Wundärzten zugemutet, ihre Gegenargumente in der praktischen Konkurrenz zwischen Medizinern und Henkern unter Beweis zu stellen: "da aber Se. Königl. Majestät nicht indistinctement allen Scharfrichtern, sondern nur denen habilen solch kuriren erlaubt haben, so lassen Höchstdieselben es auch dabei fernerhin bewenden, massen das Publikum in nöthigen Fällen Hilfe haben will; und wann die Chirurgi so habil seind, als sie sich in ermeldeten ihrer Vorstellung gerühmet haben, jedermann sich ihnen lieber anvertrauen, als bei einem Scharfrichter in die Kur gehen wird: wohingegen aber, wenn unter den Chirurgen Ignoranten seind, das Publikum darunter nicht leiden kann, sondern jene sich gefallen lassen müssen, dass sich jemand lieber durch einen Scharfrichter kuriren und helfen lasse, als ihnen zu gefallen lahm und ein Krüppel bleibe. Und also wollen sich die Chirurgi nur erst recht geschickt machen und habilitiren , so werden die Kuren derer Scharfrichter von selbsten und ohne Verbot aufhören."[267]

Friedrichs Skepsis galt nicht allein der Chirurgenzunft. Obwohl er einzelne Mediziner sehr schätzte, so "vertraute er den Jüngern des Hippokrates doch ebensowenig als den Astrologen".[268] Grund dafür waren nicht zuletzt die medizinischen Kenntnisse des preußischen Königs, die diesem eine kritische Beurteilung der Äskulapjünger ermöglichten. Schon sein Vater hatte ihn veranlaßt, sich unter anderem durch Besuch von

Spitälern medizinisches Wissen zu erwerben. Die eigenen Krankheiten des bereits mit 34 Jahren von der Gicht geplagten Friedrich - er wurde 1712 geboren - vermehrten durch zahlreiche Konsultationen von Ärzten solches Wissen. Dies entsprach seinem Wunsch, durch Kenntnis der ärztlichen Kunst in Krankheitsdingen unabhängig zu sein.[269] So kannte er neben anderen medizinischen Werken das Oeuvre Hermann Boerhaaves. Er selbst versuchte, dessen größten Schüler, Albrecht von Haller, für die Preußische Akademie der Wissenschaften zu gewinnen.[270]

Die königliche Skepsis entsprach der sehr unterschiedlichen fachlichen Bildung der Ärzte. Noch 1795 klagte der Marburger Professor der Medizin Ernst Gottfried Baldinger: "Ob wir gleich am Ende des 18ten Jahrhundert leben so giebt es doch zum Erstaunen noch eine Menge solcher Aerzte, wie sie im 16ten Jahrhundert waren, die noch eben so elenden Plunder in ihren Recepten verordnen, als damals üblich war".[271] So muß uns Friedrichs Pauschalurteil wenig wundern: "Les médecins de France sont des charlatans comme les nôtres".[272] Und bei Paramedizinern urteilte er noch schärfer, so in einem persönlichen Brief an seinen Geheimkämmerer und Vertrauten Michael Gabriel Fredersdorf vom Sommer 1753: "... aber wan alle quaksalbers hervohr gesuchet werden so komt gewiße einmahl solche ungeschickte Canaille die Dihr ums leben bringet... gottbewahre Dir Fch".[273]

So erscheint es folgerichtig, daß er sich im Falle eines Okulisten wie Taylor von größter Zurückhaltung leiten ließ. Dabei wußte sich Taylor theatralischer in Szene zu setzen als Hillmer, nur hätte dies wohl bei Friedrich II. verstärkte Ablehnung hervorgerufen. Der König hatte im Fall des englischen Ritters auch fachliche Gründe ins Feld geführt, um dessen Praktizieren in Preußen zu unterbinden. Mehr noch aber leiteten ihn politische Befürchtungen, da er Taylor unterstellte, wahrscheinlich einen englischen Agenten abzugeben. 1865 war sich Stricker der Schilderung der Markgräfin von Ansbach nicht in allen Teilen sicher, wohl aber bezüglich des königlichen Verdachts.[274] Dieser Biograph des englischen Okulisten irrte sich selber in der Person der Markgräfin: Sie war als Autorin der Mitteilung über Taylor am preußischen Hof nicht die Schwester Friedrichs des Großen[275] - die nicht nur im 19. Jahrhundert Gebildeten als Markgräfin von Ansbach geläufig war, ein Umstand, der Strickers Fehler erklären kann -, sondern deren Schwiegertochter, eine geborene englische Gräfin Berkeley. Sie war naturgemäß an den für England wichtigen Vorgängen am preußischen Hof interessiert, so daß ihren Mitteilungen über Taylor entsprechende Informationen vorausgegangen sein dürften. Friedrich hatte den englischen Okulisten nicht zuletzt deswegen mit einem Titel ausgezeichnet, um so die diplomatischen Vertreter Englands an seinem Hofe zu düpieren, eine Intention, die in keinem Widerspruch steht zur erklärten Furcht des Preußenkönigs vor Taylor als englischem Agenten. Ansonsten war seine Meinung von den medizinischen Künsten des englischen Ritters ausgesprochen gering, wie die königliche Kommentierung seiner Ausweisung aufzeigt (siehe S. 67 f.).

So bleibt zu fragen, wie Hillmer fast zur gleichen Zeit in Berlin zu Amt und Würden kommen konnte, welche die von Taylor nur durch hartnäckiges Antichambrieren erlangte Auszeichnung bei weitem übertrafen. Könnte man Friedrich II. bei der Ernennung Hillmers im Januar 1748 noch unterstellen, seine Einstellumg wäre noch nicht so kritisch gewesen wie 1750 bei Taylor, so entfällt diese Argumentationsmöglichkeit im Falle der Forderung Friedrichs vom 14. Februar 1751 an das Collegium Medico-Chirurgicum, Hillmer "zu Haltung seiner Collegiorum zu admittiren" (siehe S. 78).

Wie angesichts eines hier angedeuteten Widerstandes, in diesem Fall des Collegium Medico-Chirurgicum, der König reagieren konnte, wissen wir aus einem Brief Friedrichs II. vom 19. November 1769 an seinen Ober-Marschall und Minister Graf von Reuß[276] anläßlich einer anderen Professoren-Berufung[277]: "Mich befremdet nicht wenig aus Eurer Vorstellung ohne Datum zu ersehen, daß anstatt Meine ordre vom 13. d. zu befolgen,

Ihr dagegen allerhand Euch nicht geziemende Einwendungen zu machen Euch beygehen lassen mögen. Ich wiederhole Euch demnach erwehnte Meine Ordre hierdurch, mit dem ernstlichen Befehl, daß Ihr die Introduction des Hofrathes Henckel[278] als Professorem Chirurgiae in das Collegium Medico-Chirurgicum ohne ferner Weitläuftigkeit, sofort Verfügen und wie solches geschehen und befolget worden, Mir unter Einsendung des Patents für den Henckel als Professorem Chirurgiae zu meiner Vollziehung einberichten sollet..."

Die im königlichen Schreiben vom 14. Februar 1751 intendierte Berufung Hillmers zum ordentlichen Professor der Chirurgie galt - wie schon bekannt - nicht der Besetzung eines vakanten Lehrstuhls, sondern der Okulist verdrängte formal den bisherigen Ordinarius Simon Pallas, der diese Stelle seit 1740 innegehabt hatte, auf die nachgeordnete Position (eines außerordentlichen Professors?[279]). Zwar belegt der "Adres-Calender", daß Hillmer und Pallas bereits 1752 wieder die Plätze tauschten - nach der Ausweisung des Okulisten aus Rußland; Pallas behielt die ordentliche Professur bis zu seinem Tode 1770. Doch macht dies den Vorgang der Bestallung des Scharlatans nur noch auffälliger. 1754 wird Hillmer nicht mehr im Adreßkalender der Preußischen Akademie der Wissenschaften aufgeführt. Als Fazit bleibt, daß der ordentliche Inhaber des Lehrstuhls für Chirurgie am Collegium Medico-Chirurgicum vorübergehend sein Ordinariat einem Scharlatan abtrat, der als formal neuer Lehrstuhlinhaber praktisch zum Zeitpunkt der königlichen Anweisung an das Collegium, ihn zu "admittieren", auf Reisen geht (siehe S. 80), im Frühjahr 1751 nach Ostpreußen und anschließend nach Rußland.

An all dem war der preußische König zumindest nicht unbeteiligt. Wenn er 1748 zugleich mit der Ernennung Hillmers zum Professor diesem ausdrücklich einen zweijährigen Urlaub bewilligt hatte, konnte der Okulist 1751 kaum ohne königliche Zustimmung einfach Berlin verlassen. War die Anweisung an das Collegium Medico-Chirurgicum vom 14. Februar bezüglich der Hillmerschen Vorlesungen eine königliche Farce?

War Hillmer als reisender Okulist wirklich an Vorlesungen
interessiert, wie Friedrichs Schreiben dies suggeriert,
oder hatte er sich beim König beschwert, keine Vorlesungen
halten zu dürfen, obwohl er - womöglich auf Anweisung des
Ober-Collegium Medicum - für 1751 als wirklicher Professor
des Collegium Medico-Chirurgicum von der Redaktion des
"Adres-Calender" berücksichtigt werden mußte? Und was sollte
das Ober-Collegium zu diesem Zeitpunkt dazu veranlaßt haben,
da doch keine vakante Stelle zu besetzen war? Friedrich II.
konnte immerhin, unabhängig von der Stellensituation, an
ophthalmiatrischen Vorlesungen am Collegium Medico-Chirurgicum interessiert gewesen sein. Bekam der Okulist nun ein
"convenables Gehalt", obwohl er Berlin sofort verließ? Oder
haben den König im Frühjahr 1751 im Falle Hillmer noch ganz
andere Überlegungen bewegt?

Den Souverän des jungen Staates Preußen, ständig gefährdet
durch ihm feindlich gesonnene Allianzen konkurrierender und
etablierter europäischer Nachbarn, trieben vorrangig politische Überlegungen. Die Machtpolitik des 18. Jahrhunderts
kennzeichnet ein zuvor ungekanntes Maß an Geheimdiplomatie,
ein politisches Instrument, das Friedrich II. besonders vir-
tuos zu spielen beabsichtigte und dessen Wirkungen ausgesetzt zu werden er fürchtete.[280] Taylors Ausweisung aus Preußen macht dies deutlich. Friedrichs Außenpolitik war unab-
lässig darauf gerichtet, überlegene, gegen Preußen wirksame
Konstellationen der europäischen Großmächte England, Frankreich, Österreich, Schweden und Rußland möglichst zu verhindern. Die komplizierten politischen Anstrengungen und diplomatischen Manöver des preußischen Hofes darzustellen, die
dem Gewinn und Erhalt Rußlands als zuverlässigen Alliierten
gegolten haben, ginge über den Rahmen dieser Arbeit hinaus.
Die "Politische Correspondenz Friedrich's des Grossen" ist
voll von einschlägigem Belegmaterial (siehe Anhang,
S. 350 f.).

In Petersburg hatte die preußischen Interessen zusammen mit
denen des französischen Hofes der aus Celle stammende Graf

Lestocq wahrgenommen, der Vorgänger Boerhaaves als Erster
Leibarzt der Zarin Elisabeth. Er war maßgeblich an der Pa-
lastrevolution beteiligt, die am 25. November 1741 der jüngeren Tochter Peters des Großen Elisabeth auf den russischen
Thron verholfen hatte. In einem Brief vom 25. Dezember 1741
- nach dem in Rußland geltenden julianischen Kalender am
14. Dezember, somit nur neunzehn Tage nach dem Machtwechsel
(die Zeitdifferenz zwischen beiden Kalendern betrug 1751
erst elf Tage) - macht der preußische Friedrich bereits
seinen Botschafter in Petersburg, Baron Mardefeld, auf die
besonderen Qualitäten des Leibarztes der neuen Zarin auf-
merksam: "Il faudre surtout observer un certain chirurgien,
Lestocq, homme que l'on me dépeint comme très intrigant et
chaudement attaché aux intérêts de la maison d'Hanovre, et
que l'on prétend avoir été assez dans les bonnes grâces de
la nouvelle Impératrice. C'est souvent par des gens de mince
étoffe que se frappent des grands coups; ainsi, s'il est
vrai que cet homme ait encore conservé quelque crédit auprès
de la Princesse, et qu'il n'y ait point de moyen de l'attirer
dans mon parti, vous aurez une attention particulière
d'eclaircir ses demarches pour ne pas être pris au dépourvu.

Vous n'oublierez pas, au surplus, de me faire de poste à
l'autre des rapports exacts de la situation ou les affaires
se trouvent là-bas, tant à l'égard de l'intérieur de la cour
et de l'empire qu'a celui des liaisons qu'on songe à former
au dehors."[281]

Die Qualifikation des Johann Hermann Lestocq für "grands
coups" beinhaltete seinen politischen Untergang. Auf Betreiben ihres Kanzlers Bestužev-Rjumin hatte Elisabeth 1746 mit
Österreich ein vornehmlich gegen Preußen gerichtetes Vertei-
digungsbündnis geschlossen, das dessen Eroberung aus den
Schlesischen Kriegen gefährdete - das ehemals österreichische Schlesien. Die Gegnerschaft des russischen Kanzlers
ließ den Parteigänger Preußens im höfischen Intrigenspiel,
den Leibarzt Lestocq, aus der Gunst seiner kaiserlichen Herrin fallen. Am 17. November 1748 wurde Graf Lestocq für vier-

einhalb Jahre auf die Peter-Paul-Festung gebracht und später verbannt. Friedrich II. hatte seine Hofpartei in Petersburg eingebüßt.

Hillmers Professur am Berliner Collegium Medico-Chirurgicum fällt mit einem Tiefstand der russisch-preußischen Beziehungen zusammen, die durch den Abbruch der diplomatischen Beziehungen im Herbst 1750 gekennzeichnet sind: Mit einem Reskript vom 25. Oktober (nach russischer Datierung) war der außerordentliche russische Gesandte von Groß aus Berlin abberufen worden.[282] Er verließ Berlin am 2. Dezember desselben Jahres (siehe Anm. [164]).

Den diplomatischen Eklat belegt der "Adres-Calender" der Preußischen Akademie der Wissenschaften, der auch die diplomatischen Vertreter Preußens und solche anderer Staaten in Berlin aufführt. Für Preußen wird in Petersburg Wahrendorf, für Rußland in Berlin der bereits genannte von Groß letztmalig für das Jahr 1751 angegeben.[283] Der Zeitversatz der Kalenderangaben gegenüber dem faktischen Abbruch der Beziehungen ergibt sich aus dem Redaktionsschluß des Kalenders.[164]

Friedrich mußte zu diesem Zeitpunkt viel daran gelegen sein, in Rußland erneut in höchsten Hofkreisen nach einem Ansatzpunkt für seine und seiner Zeit Vorstellungen von direkter Einflußnahme auf die Politik der Zarin, die ihm persönlich gewogen war, zu suchen. Nimmt man seine Einschätzung des Okulisten Taylor als möglichen Agenten des englischen Hofes ernst, dann liegt der Schluß nicht so fern, der preußische König habe selber versucht, sich einer vergleichbaren Figur auf dem schwankenden Boden der Geheimdiplomatie zu bedienen, des besagten Josef Hillmer.

Eine solche Annahme wäre im Hinblick auf die Intentionen des Scharlatans u n d des preußischen Königs abzuwägen. In den sogenannten Fredersdorf-Briefen - etwa 300 Briefen zwischen Friedrich und seinem Geheimkämmerer Fredersdorf[284] - kommen des Königs private politische Vorstellungen deutlich zur Geltung. Unter 47 Autographen dieser Briefe im Geheimen

Staatsarchiv in Berlin finden sich einige, die das Anwerben
eines Spions an der österreichischen Gesandtschaft in Berlin
1747 betreffen. Interessant ist, wie der preußische König
mißtrauisch, aber zielstrebig zuerst die Motive des poten-
tiellen Zuträgers erkunden will, um sicher zu gehen: "ich
habe Deine beide briwe gekrigt, ich bin Sehr verwundert
über den bothen, in deßen ist nöthig das du den Menschen
sprichst man mus ihm versprechen was er verlangt umb zu
hören was er zu Sagen hat, und mache was Du könst das Du
ihm reden Machst, und das Man erfähret was er Weis und was
man durch ihm wirdt erfahren können. in deßen mus man wißen
was er vohr absichten hat und wohr seine gedanken hin gehen;
den wan der mensch mihr considerable Dinste Thun wil mus er
absichten darunter haben, und die Müßen wiehr nohtwendig
entdeken Sonst ist er doch nicht zu trauen. ich bin Sehr
Curios des Wegen also setze ihm Montag sehr zu und ver-
spreche als."[285]

Legt man solche Kriterien zugrunde, dann waren zumindest
1751 etwaige geheimdiplomatische Absichten des Preußenkönigs
und das Reisegewerbe des Okulisten in Übereinstimmung zu
bringen. Der Widerspruch zwischen der Aufforderung des Königs
vom 14. Februar an das Collegium Medico-Chirurgicum, Hillmer Vorlesungen halten zu lassen, und dessen fast gleichzeitiger Abreise zur Ostseeküste und bald auch nach Rußland
ließe sich dann partiell deuten. Der mögliche überzogene
Wunschtraum des Scharlatans auf eine angesehene seßhafte
Tätigkeit in Berlin entsprach womöglich zu diesem Zeitpunkt
gar nicht den königlichen Intentionen. 1751 fehlen auch -
im Vergleich zu 1748 - entsprechende anweisende Dokumente
der Medizinalaufsichtsbehörde an das Collegium Medico-Chirurgicum. Hat Friedrich II. Josef Hillmer nur mit der formalen
Position in diesem Gremium zufriedenstellen wollen?

War etwa schon das Versprechen einer Professur 1748 vom
König vage gemeint? Jemanden wegen seiner Fähigkeiten zum
Professor zu ernennen und ihn dann zur Vervollkommnung eben
dieser Fähigkeiten erst einmal auf Reisen zu schicken, ist

wenigstens zum Teil in der Sache widersprüchlich. Anzunehmen, daß Friedrich II. bereits 1748 Hillmer zum Professor "im Wartestand" gemacht hatte, um zu sehen, wie weit die Reisetätigkeit von politischem Nutzen wäre, erscheint sehr weit hergeholt. Dennoch gibt die Audienz des Okulisten unmittelbar nach der Rückkehr von seinem über zweijährigen Auslandsaufenthalt (siehe S. 76 f.) auch in diese Richtung zu denken.

Die hier induzierten politischen Prämissen würden Hillmers Gastrolle als Professor am Collegium Medico-Chirurgicum erklärbar machen und ebenso das rasche Zurücktreten aus der Rolle des ordentlichen Professors nach seiner Ausweisung aus Petersburg. Mangelnde Fähigkeiten als Hochschullehrer haben in diesem Zusammenhang wegen seiner reisebedingten Abwesenheit von Berlin keinen Einfluß gehabt.

Ist Hillmer außer mit gewöhnlichen Scharlatan-Intentionen gleichzeitig mit einer geheimen politischen Mission nach Rußland gereist, so hätte die ihm zugeschanzte Position als Professor des Berliner Collegiums ihn für die höfischen Kreise Petersburgs attraktiver machen können. Zwar erscheint diese Vorstellung - sofern ihrer Annahme reale Überlegungen beim preußischen König bzw. bei dessen Ratgebern zugrunde lagen - aus heutiger Sicht wie auch aus der damaliger Mediziner einigermaßen naiv. Doch ist die Umbruchsituation der Augenheilkunde in der Mitte des 18. Jahrhunderts in Rechnung zu stellen. Sie erschwerte selbst akademisch ausgebildeten Ärzten die Beurteilung so manchen zeitgenössischen Augenarztes, wie die Materialien, die allein in dieser Arbeit vorgelegt worden sind, zur Genüge deutlich machen. Der Nichtmediziner Friedrich II. hat bei einem möglichen geheimdiplomatischen Engagement kaum vorrangig Hillmers ophthalmologische Qualifikation im Auge gehabt, noch dazu, wenn man die distanzierte Geringschätzung der Mediziner-Zunft durch den Preußen-König in Rechnung stellt.

Sollte die Annahme einer geheimen Mission des Okulisten aus Berlin zutreffen, dann hat Hillmer die in ihn gesetzten Er-

wartungen in mehrfacher Hinsicht enttäuschen müssen. Zum
einen war sein Charakter zu wenig geschmeidig, um die ihm
zugedachte verdeckte politische Rolle in Rußland spielen
zu können. Zum anderen waren seine fachlichen Kenntnisse
zu dürftig, seine chirurgischen Künste zu grob, um den Bedingungen der russischen Medizinalverordnungen und Boerhaaves Kritik standzuhalten. Wahrscheinlich war dies Hillmer wenigstens zu Teilen bewußt. Er hat augenscheinlich den
Vorsprung, den ihm sein Berliner Professoren-Titel verschaffen konnte, vorrangig genutzt, um intensiv die Werbetrommel
für seine okulistischen Unternehmungen zu rühren. Steht
seine Zurücksetzung im "Adres-Calender" von 1752 in direktem Zusammenhang mit seiner Ausweisung aus Rußland, dann muß
wegen der bereits angestellten Überlegungen bezüglich des
Redaktionsschlusses Berlin sehr kurzfristig über den Stand
der Affäre Hillmer informiert worden sein. Nach allem war
dies 1751 nicht unmöglich (vergleiche S. 180).

Im unterstellten Zusammenhang können wir nicht wissen, wie
weit die Intensität der Kritik des Leibarztes der Zarin mittelbar oder unmittelbar von der angenommenen geheimen Funktion des Okulisten mitbestimmt war. In Boerhaaves Relationen
findet sich kein Hinweis auf eine Doppelmission des Scharlatans in Petersburg. Doch gäbe deren Annahme in Verbindung
mit einem geeigneten Adressaten in der russischen Hauptstadt die einfachste Erklärung für Hillmers auffälligen
Widerstand gegen die Disziplinierungsversuche der Medizinischen Kanzlei ab. Zwar ließe sich der auch allein mit der
Existenz eines einflußreichen Protektors des Okulisten begründen, nur bliebe dann zu fragen, wie der Scharlatan an
einen solchen gelangt sein sollte.

Hillmer drohte der obersten russischen Medizinalbehörde in
Gestalt des Ersten Leibarztes der Zarin mit seinen Beziehungen zum höherrangigen Patron am Petersburger Hof. Daß
dies kein Hirngespinst nach Scharlatan-Manier war, belegen
der anhaltend hartnäckige Widerstand des Okulisten und Boerhaaves vorsichtige Andeutungen über diese namentlich nicht

genannte Person. Läßt man im angenommenen politischen Zusammenhang die in Frage kommenden Gestalten des russischen Hofes von 1751 Revue passieren, dann war dies mit höchster Wahrscheinlichkeit der Großfürst selber. Der Kronprinz Peter Feodorovič und spätere Zar Peter III. - aus dem Hause Holstein-Gottorp - bewunderte Friedrich II. uneingeschränkt, den gleichfalls die Gattin des Großfürsten, die spätere Zarin Katharina die Große, verehrte. Der preußische König hatte die Vermählung der ehemaligen Prinzessin Sophie Friederike Auguste von Anhalt-Zerbst mit dem russischen Thronfolger auf Wunsch der Zarin Elisabeth protegiert. Vorausgesetzt, die unterstellte geheime Mission Hillmers entspricht der Realität, so wäre es für den Preußenkönig leicht gewesen, das Großfürsten-Paar zum Beispiel durch ein Schreiben als Protektoren Hillmers einzunehmen. Dabei wäre als eigentlicher Adressat der Kronprinz anzusehen. Jedenfalls richtet Boerhaave seinen verklausulierten Tadel "... kann ich nicht umhin, der tadelnswerten Meinung, oder so zu sagen derjenigen Unbedachtsamkeit Erwähnung zu tun..." (S. 229) gegen eine einzelne männliche Person, "... ein angesehener Herr..., der hauptsächlichste Beschützer und Patron Hillmers..." (S. 229) Die vorsichtige negative Charakterisierung dieses Patrons erhärtet noch die unterstellte Identität mit dem Großfürsten: "... wogegen jedoch Spötter, die bei all ihrer Beschäftigung nichts tun und die beste Zeit des Lebens müßig und mit nichtswürdigen Reden hinbringen, oder die ihre ungewöhnlichen Kleider einem Spiegel darbieten, sie bewundern und auf diese Weise durch sich selbst befriedigt werden..." (S. 229)

Die despektierliche Schilderung entsprach der Realität. Der 1751 erst 23 Jahre alte Carevič, der als Siebzehnjähriger mit der sechzehnjährigen Katharina verheiratet worden war, wird als beschränkter Durchschnittsmensch mit infantilen Zügen geschildert: "... mit Minderwertigkeitsgefühlen behaftet, neigte er, seinem Drang nach Kompensation gemäß, als Großfürst, der zu keiner systematischen Arbeit angehalten wurde, zu Renomage, Tölpeleien bis zu flegelhaftem Betra-

gen."[286] Katharina schrieb in ihren Memoiren über die erste
Zeit ihrer Ehe: "Andererseits kümmerte sich mein lieber Gemahl überhaupt nicht um mich, sondern war ständig dabei,
mit seinen Dienern Soldaten zu spielen, sie in seinem Zimmer
zu exerzieren, oder zwanzigmal am Tage die Uniform zu wechseln."[287]

Da sie selbst 1762 ihren Mann durch einen Staatsstreich um
den Thron gebracht hatte und der gestürzte Peter III. von
einem ihrer Günstlinge ermordet worden war, müssen die als
"Rechtfertigung für die Hofkreise und zur Beeinflussung der
öffentlichen Meinung verfaßten höchst tendenziösen Memoiren"[288] der Zarin Katharina II. sehr kritisch zur Kenntnis
genommen werden. Doch gibt es analoge Äußerungen in den
tagebuchähnlichen Aufzeichnungen des aus Memmingen stammenden Erziehers des Kronprinzen Jacob Stählin (1709-1769),
Professor für Eloquenz und Poesie an der Petersburger Akademie der Wissenschaften. Seine Mitteilungen lassen ein differenzierteres Bild von Peters Neigungen entstehen:"... alles
wurde auf Vergnügungen verwandt, auf die Anprobe preußischer
Grenadiershelme, auf das Exerzieren mit Dienern und Pagen,
am Abend aber auf das Spiel.

1746. Der Hof des Großfürsten verbrachte den Sommer in Oranienbaum; dort wurde auf einer Wiese eine Festung errichtet
und ein Saal mit einigen Unterteilungen, wo man häufig
Feste gab... mit Illuminierung, Kanonenschießen u. a.

Dort äußerte sich zum ersten Mal in großem Ausmaß bei Seiner
Hoheit die Leidenschaft zum Militärischen (militaire marotte)
in der Aufstellung einer Kompanie aus Hofkavalieren und anderen, die den Großfürsten umgaben. Er selbst war ein Hauptmann, Fürst Repnin sein Adjutant.

Abends und morgens Schießen vom Festungswall... Signale; tägliche Ausbildung, Marschieren, Manöver mit Feuerwaffen, von
4 Uhr nachmittags bis zum späten Abend."[289]

Doch ist auch in Stählins Darlegung der "militaire marotte"
seines Zöglings leise Kritik am Verhalten des Thronfolgers

nicht zu übersehen. Die mitgeteilten Fakten verdeutlichen
die oben angeführten kritischen Äußerungen Hermann Kaau
Boerhaaves. Der Direktor der Medizinischen Kanzlei hat
folgerichtig seine für den Kundigen eindeutige Charakterisierung des Großfürsten mit einer rückversichernden Ent-
schuldigung abgeschlossen, um den peinlichen Tatbestand ab-
zuschwächen: "Ich führe diese Worte deshalb hier an, weil
sie irgendwo anders vorzubringen nicht so angemessen wäre."
(S. 230)

Die großfürstliche Protektion Hillmers würde unter anderem
eine Erklärungsmöglichkeit für seine Operation vor der Zarin
in Carskoe Selo anbieten; Katerina Polikarpova könnte dabei
zu Elisabeths Hofdamen gehört haben. Natürlich hätte der
preußische König dem russischen Kronprinzen Hillmers doppelte Mission überhaupt nicht anzudeuten brauchen. Bei seinem Stil, politische Absichten tunlichst zu verbergen ("Antimachiavell"[290]), hätte er wohl einen solchen Hinweis bewußt
vermieden, zumal er angesichts des Charakters Peters bei
einem derartigen Unterfangen besondere Vorsicht walten lassen mußte. Daß der Großfürst der richtige Adressat für preußische Ambitionen war, belegen zwei Mitteilungen Stählins
aus dem Siebenjährigen Krieg: "Von allem was im Krieg vor-
gieng hatte Seine Kayserl. Hoheit ich weiß nicht woher, genaue Nachrichten von Preußischer seite..." (Angabe in das
zweite Kriegsjahr 1757 datiert).[291] Die zweite betrifft die
Schlacht bei Torgau von 1760: Durch einen Kurier war am
Petersburger Hof die Nachricht eingetroffen, daß der österreichische Feldmarschall Daun einen entscheidenden Sieg
über die Preußen errungen hätte. Der Großfürst weigerte sich,
diese ihm durch ein Schreiben der Zarin übermittelte Neuig-
keit zu glauben, bevor ihn nicht genaue Mitteilungen erreicht
hätten. Am nächsten Morgen begegnete er Stählin mit den Worten: "Was hab ich gestern über der AbendMalzeit gesagt? hab
ich nicht recht gehabt mich über den einberichteten Sieg
der Österreicher über den König von Preußen bey Torgau zu
erklären, daß ich die Nachricht eher nicht glaube, biß ich
eine von Preußischer Seiten erhalten haben werde. Die hab ich

nun diesen Morgen in aller früh bekommen und die lautet gantz anders, nemlich... daß der König einen vollkommenen Sieg über die Österreichische Armee erfochten, einen erstaunliche Menge Volcks von derselben auf der Flucht in die Elbe gestürtzt, und der Feldmarschall Daun bey vermerckter gäntzlicher Niederlage sich mit dem Rest seiner in Confusion gebrachten Armee mit Hinterlaßung aller bagage in der größten Eile gegen Dresden zu auf die Flucht begeben müßen."[292]

Die Gefühle des unglücklichen Peter III. für Friedrich II. waren solcherart, daß er bei seinem Regierungsantritt nach Elisabeths Tod (Weihnachten 1761) im Februar 1762 die russischen Kampfhandlungen gegen Preußen im Siebenjährigen Kriege einstellen ließ ("Wunder von Jägerndorf") - gegen den Widerstand des überwiegenden Teiles des russischen Hofes. Friedrich gedachte später "seiner... als 'einzigem Freund'".[293]

Im Falle Hillmer war 1751 für die preußischen Interessen wichtig, daß der Okulist möglichst mühelos Zugang zu den höchsten Petersburger Hofkreisen gewann, dabei aber in gar keiner Weise dem russischen Hof selbst angehörte oder diesem gar verpflichtet wäre. Umgekehrt konnte eher eine solche gesellschaftliche Verpflichtung - aus Dankbarkeit für geleistete medizinische Hilfe - seitens des russischen Hofes gegenüber dem Professor aus Berlin für Preußen von politischem Nutzen sein. Dies als real unterstellt, wären alle geheimdiplomatischen Weiterungen der Zukunft überlassen geblieben. Der Aufenthalt des Okulisten in Petersburg war wahrscheinlich ohnehin zeitlich begrenzt geplant; dies ergab sich aus seiner Rolle als Wandertherapeut. Womöglich erschöpfte sich die hier angenommene geheime Mission im vorübergehenden Erkunden und Beeinflussen entsprechender Personen bei Hofe, ähnlich der Rolle, die Friedrich II. Taylor unterstellt hatte. Immerhin ist Hillmers "Anhänglichkeit" an das Russische Reich auffällig, obwohl sein okulistischer Spielraum - wenigstens nach dem Buchstaben des Gesetzes -

zunehmend eingeengt wurde. Sein wiederholter Versuch, dem
Druck Boerhaaves in Petersburg durch eine Weiterreise nach
Moskau auszuweichen, galt zwar sicher der dort erwarteten
okulistischen Klientel. Doch war Moskau auch zweite Residenzstadt, und die Zarin residierte alternierend hier wie
in der neuen Hauptstadt an der Neva.[294] Die alte russische
Hauptstadt konnte also auch bei einer politischen Mission für
Hillmer ein wichtiges Reiseziel sein. Die Rückreise von dort
hätte ihn dann erneut über Petersburg führen können.

Entsprang nun die Anhänglichkeit des Okulisten an Rußland
nur seiner Unbekümmertheit als Scharlatan oder entsprach
sie einem geheimen Auftrag? Für das zweite könnte das auffällige Faktum sprechen, daß Hillmer in seiner Replik auf
die Petersburger Affäre in den "Berlinische Nachrichten"
vom 22./25. April 1752[295] (siehe S. 97 f. und 169 f.), seinen
Ruhm mittels der ihm erwiesenen Huld der Zarin kräftig herausstreicht, die Patronage durch den Großfürsten Peter jedoch mit keinem Wort erwähnt. Das sieht seiner (gewerbeabhängigen) Renommiersucht überhaupt nicht ähnlich. Seine
ruhmseligen Selbstdarstellungen können in Bezug auf den Carevič - aus Verschleierungsgründen - gerade wegen dessen Faible
für Friedrich II. von letzterem Hillmer ausdrücklich untersagt worden sein. Taylor wurde nach dem Zeugnis der Markgräfin von Ansbach vom preußischen König mit dem Strick gedroht.[296] So etwas oder die Festung Spandau konnte auch
einen redseligen Scharlatan zügeln.

Auch seine offensichtlich falsche Angabe, Landrat Güldenstube habe ihn von Ostpreußen nach Rußland geholt - zwei
der im Anhang auf den Seiten 304 f. und 331 f. wiedergegebenen Briefe, einer von Güldenstubes Hand, widerlegen dies
- könnte der Verschleierung geheimer Intentionen bezüglich
Petersburgs gedient haben. Andererseits gaben Scharlatane
gerne vor, von hochgestellten Personen angefordert worden
zu sein. In jedem Fall mußte Hillmers Scharlatanerie das
Gelingen der hier unterstellten oder ähnlicher politischer
Absichten vereiteln.

Die hinter diesen Überlegungen stehende mögliche Realität
gäbe im übrigen die stärkste Motivation für Boerhaaves Dokumentation ab. Als Nachfolger Lestocqs war er ein Nutznießer
der Politik von dessen Gegner Bestužev-Rjumin, gleichzeitig
Vertrauter der Zarin Elisabeth, die eigentlich Friedrich II.
bewunderte. Wenn Boerhaave angesichts des traurigen Loses
seines Vorgängers im Amte des Leibarztes der Kaiserin peinlich darauf achtete, sich nicht in politische Händel zu verstricken, mußte er zum einen die Partei des mächtigen Kanzlers halten, zum anderen der Person der Zarin folgen und
Rücksicht auf deren Favoriten nehmen - den Großfürsten - und
womöglich auch auf die entschlossene und gebildete Katharina.
Er mußte gleichzeitig dem Nachfolger Elisabeths auf dem russischen Thron zu gefallen suchen; die Zarin war nicht mehr
bei bester Gesundheit. Die Thronfolge des Friedrich-Verehrers
Peter stand aber bereits fest.

So ließe sich die Veröffentlichung des Direktors der Medizinischen Kanzlei als vollendeter politischer Balance-Akt erklären. Medizinische Argumente waren für Fachleute eindeutig und für alle Parteien am Hofe neutral. Boerhaave hielt
sich alle Optionen offen. Vor solchem Hintergrund würde sich
auch sein auffallend zögernder Umgang mit dem widerspenstigen Scharlatan fast von allein erklären. Als weitere Möglichkeit wäre zu bedenken, daß Bestužev-Rjumin von Hillmers
Doppelmission Kenntnis hatte, jedoch wegen des mit Preußen
sympathisierenden großfürstlichen Protektors gezwungen war,
vorsichtig zu taktieren (im "Perlustrieren"[297] von diplomatischer Post hatte der Kanzler eine gewisse Perfektion entwickelt, auch an befreundeten Höfen außerhalb der russischen
Grenzen). Sollte Boerhaave durch den russischen Kanzler von
solchen Aspekten des Falles Hillmer gewußt haben, hätte er
erst recht jeden schriftlichen Hinweis auf politische Implikationen vermieden und sich um so mehr auf gesicherte medizinische Argumente verlassen.

Denkbar ist auch, daß Hermann Kaau Boerhaaves subtile Mühe
um die Disziplinierung des Scharlatans nicht zuletzt Inten-

tionen Bestužev-Rjumins entsprach, den angesichts des preußischen Okulisten mit Hofrat- und Professoren-Titel ähnliche Überlegungen plagten wie Friedrich II. im Falle Taylor. Womöglich enthält der bereits früher zitierte Brief Abraham Boerhaaves an Sanchez (S. 27) einen einschlägigen Hinweis: "Miseratus ejus sortis, qui hic vexabatur negotiis Hillmerianis, quibus intermiscuerat Baronem Munnich pessime mulctatum..." Hermann Kaau Boerhaave könnte gegenüber seinem jüngeren Bruder im Zusammenhang mit der Affäre Hillmer auf den verbannten Münnich verwiesen haben. Der war vor Lestocq ein entschiedener Parteigänger Preußens am russischen Hof. Wurde hier analog bei Hillmer die Wahrnehmung preußischer Interessen angedeutet? Und hat Abraham Kaau Boerhaave die Tragweite der Andeutung nicht begriffen? Dann konnte der vom obersten Arzt Rußlands in dieser Angelegenheit gezeigte Eifer seinem jüngeren (nicht eingeweihten) Bruder leicht als kleinliche Kinderei erscheinen.

Auch der in der russischen Geschichte durchaus nicht einmalige Vorgang einer Ausweisung unter militärischer Bedeckung könnte bei einer unterstellten geheimen Mission eine spezielle Deutung erfahren, mehr vielleicht noch die dem Okulisten abgenommene schriftliche Verpflichtung, Rußland nie wieder zu betreten. Auffällig ist immerhin, daß nach Übereinkunft Boerhaaves mit der Zarin die M e d i z i n i s c h e Kanzlei Hillmer von den gesetzlich angedrohten Strafen befreite und gleichzeitig zur Ausweisung verurteilte (S. 328 f.). Haben sich aus guten Gründen die Polizeibehörde und der Kanzler zurückgehalten?

Im angenommenen Zusammenhang gewinnen auffällige Merkmale der bereits erwähnten Briefe des schwedischen Legationssekretärs in Petersburg, Lagerflycht (siehe S. 169), eine besondere Bedeutung. Als Diplomatenpost wurden sie zum überwiegenden Teil mit einem komplizierten Zahlenkode verschlüsselt - aus zum Teil noch heute verständlichen Gründen, wie der Inhalt ergibt. Im ersten der vier Schreiben Lagerflychts, die neben anderem Josef Hillmer zum Gegenstand haben, vom

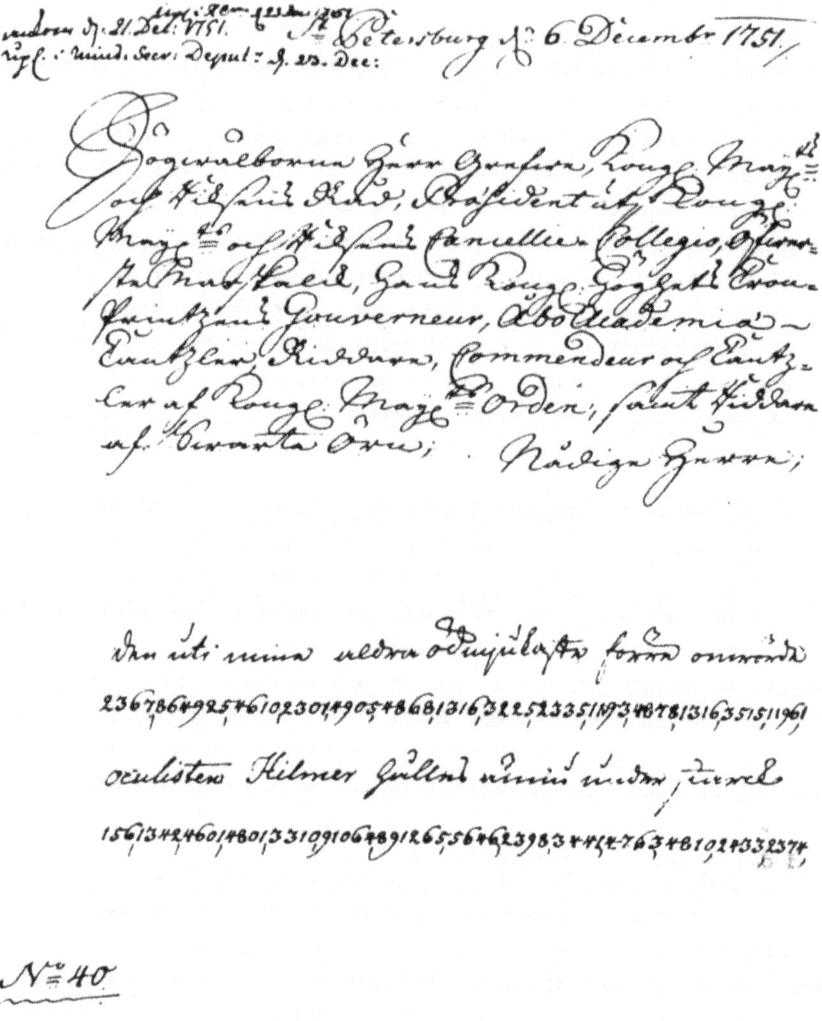
St. Petersburg d. 6. Decembr 1751.

Högwälborne Herr Grefwe, Kongl. Maj:ts och Riksens Råd, Präsident uti Kongl. Maj:ts och Riksens Cancellie Collegio, Öfwerste Marskalk, Hans Kongl. Höghets Cron-Printzens Gouverneur, Åbo Academiæ Cantzler, Riddare, Commendeur och Cantzler af Kongl. Maj:ts Orden, samt Riddare af Serafim Orden; Nådige Herre;

Den uti mina aldra ödmjukaste förra omnämde

oculisten Hilmer

N:o 40

Abb. 15: Brief Carl Lagerflychts mit codierten Mitteilungen über Hillmer

15. November 1751 aus Petersburg (siehe Anm. [255]) sind die ersten fünf von insgesamt acht Seiten kodiert. Sie enthalten ausführliche Angaben über Standorte und Bewegungen russischer Truppenkontingente in Rußland. Von den restlichen unverschlüsselten Briefseiten sind die letzten zwei Hillmers Aufenthalt in Petersburg gewidmet.

Der zweite Lagerflycht-Brief vom 22. November des gleichen Jahres beginnt mit drei nicht kodierten Seiten mit allgemeinen Nachrichten vom russischen Hof und Personalia einschließlich allgemeiner militärischer. Das Schreiben wird mit vier verschlüsselten Seiten fortgesetzt, von denen die ersten beiden Mitteilungen über Führungsstrukturen des russischen Heeres enthalten, während die restlichen zwei auf Hillmers Arrestierung vom 11. November 1751 eingehen.

Im dritten Brief Lagerflychts vom 6. Dezember sind die ersten drei kodierten Seiten ausschließlich dem Ärztekonsilium über Hillmer und dessen beschlossener Ausweisung aus Rußland gewidmet. Weitere drei Briefseiten enthalten unverschlüsselte Nachrichten vom Petersburger Hof (siehe Abb. 15).

Der vierte Brief datiert vom 13. Dezember 1751. Ihm merkt man nach Hillmers Abreise das Abklingen dieser Affäre an. Er besteht aus sechs verschlüsselten Seiten im ersten Teil, von denen die sechste dem Okulisten gewidmet ist mit der Mitteilung, daß dieser in der Nacht vom 8. zum 9. Dezember die polnische Grenze überschritten hätte. Dem schließen sich dreieinhalb unverschlüsselte Seiten mit detaillierten Hofnachrichten an.

Bewertet man die Art, in der Carl Lagerflycht die Nachrichten über Hillmer in Petersburg nach Stockholm übermittelte, so ist zum wenigsten der Schluß erlaubt, daß der schwedische Briefsteller in der russischen Hauptstadt es angesichts der Eskalation in der Affäre um den Okulisten aus Berlin für ratsam hielt, die entsprechenden Briefpassagen - wie die geheimzuhaltenden über russische Militaria - zu verschlüsseln. Hat Lagerflycht eine Ahnung von politischen

Implikationen im Fall Hillmer gehabt? Der Text seiner Briefe enthält keine derartigen Andeutungen.

Alle hier vorgebrachten Überlegungen sind hinsichtlich der unterstellten verdeckten Zusammenhänge nicht dokumentarisch belegbar. Etwaige einschlägige Akten dürften im Gegenteil von den möglichen Urhebern eines solchen Planes tunlichst n i c h t angelegt worden sein. So muß vieles bei diesem Vorgehen mit lückenhaften Indizien unklar und ungereimt bleiben, wie bei einer zerrissenen Halskette deren wiedergefundene aber unvollständige Teile das ursprüngliche Muster nur angedeutet erkennen lassen. Doch haben als Arbeitshypothese diese Deduktionen den Vorzug, einer Vielzahl von auffälligen Fakten - Hillmers kometenhafter akademischer Würde in Berlin, Friedrichs differenziertem Umgang mit Okulisten und Geheimdiplomatie, der Halsstarrigkeit des Scharlatans in Petersburg und seiner Protektion, Boerhaaves Zögern und subtiler dokumentarischer Bemühung - einen plausiblen inneren Zusammenhang zu geben. Ohne den wäre die Identifizierung des Hillmerschen Protektors als Carevič kaum gelungen. Dem würde schließlich auch der heutige Leser die dokumentarische Einmaligkeit der "Cancellariae Medicae acta cum oculista Iosepho Hillmero" verdanken.

ZUSAMMENFASSUNG

Das 18. Jahrhundert ist gekennzeichnet durch die Entstehung der modernen Augenheilkunde. Sie wurde begleitet von der Konjunktur einer speziellen Form von Scharlatanen, den reisenden Okulisten. Ein bekannterer unter ihnen war Josef Hillmer, der sich 1751 vier Monate hindurch im Baltikum und in St. Petersburg aufhielt, bis ihn die oberste russische Medizinalbehörde wegen Scharlatanismus des Landes verweisen ließ. Der Rußlandaufenthalt dieses Okulisten wurde Gegenstand einer Dokumentation, die der führende Arzt des russischen Reiches, Hermann Kaau Boerhaave, ein Neffe des großen Leidener Hermann Boerhaave, 1752 als Buch drucken ließ. Der aus der Dokumentation nur schwer ersichtliche Anlaß ihrer Veröffentlichung bekam unter ihrer Bearbeitung als Dissertation immer deutlichere politische Aspekte, die auf eine Agentenrolle des Okulisten weisen. Er wurde in Petersburg vom russischen Kronprinzen protegiert, dem nachmaligen Zaren Peter III., einem Bewunderer Friedrichs II. von Preußen. Dieser hatte sehr wahrscheinlich die Rußlandreise Josef Hillmers dazu benutzen wollen, am Petersburger Hof den preußischen Einfluß zu verstärken. Der Scharlatan war zum Zeitpunkt seiner Reise nach Petersburg für kurze Zeit Professor für Chirurgie am Berliner Collegium Medico-Chirurgicum, eine Stellung, der er mangels Bildung in keiner Weise gerecht werden konnte. Nach dessen Ausweisung aus Rußland sah sich Hermann Kaau Boerhaave veranlaßt, sich gegen unqualifizierte Vorwürfe am russischen Hof mittels des genannten Buches mit medizinischen Argumenten zu verteidigen und politisch abzusichern. Dem verdanken wir diese einmalig subtile ophthalmologische Dokumentation aus dem 18. Jahrhundert, die unter anderem über hundert gutachtlich untersuchte Fälle überwiegend Augenkranker enthält.

Ein zweiter Aspekt dieser Arbeit ergab sich ebenfalls unerwartet: Da das gesamte Buch in russischer Sprache vorliegt, es jedoch 1752 noch kaum russische medizinische Fachliteratur gab, geschweige denn ophthalmologische Spezialwerke, handelt es sich bei Boerhaaves Veröffentlichung um das erste gedruckte russische ophthalmiatrische Dokument. Es gibt die ophthalmologische Fachsprache im Russischen in statu nascendi wieder. Hier ist die Entstehung der Augenheilkunde in einer europäischen Sprache widergespiegelt, deren kyrillisches Alphabet die Übernahme lateinisch geschriebener Termini stark erschwert. Zugleich war Russisch im 18. Jahrhundert die Sprache einer aufstrebenden Großmacht, die traditionell eine vom Westen separierte, seit Peter I. diesem aber weit geöffnete Wissenschaftsgeschichte hatte. So belegt Boerhaaves Veröffentlichung die europäische Vernetzung der modernen Wissenschaften.

Als ophthalmologisches Denkmal des Zeitalters der Aufklärung erhellt die akribisch dokumentierte Auseinandersetzung um den reisenden Okulisten einen wichtigen Abschnitt in der Geschichte der ärztlichen Ethik.

ANHANG

	Seite
Verhandlungen der Medizinischen Kanzlei mit dem Okulisten Josef Hillmer	199
Ernennungsurkunde des Stadtphysikus Happel aus Reval von 1686	333
Mémoires de la Margrave d'Anspach: Taylor bei Friedrich II.	335
Leserbrief an die Vossische Zeitung über Taylor	337
Celsus, De suffusione	340
Brief Daniel Geißlers mit Obduktionsbefund einer staroperierten Frau	342
Henckel, De Cataracta crystallina vera (Auszug)	343
von Willburg, Betrachtung über die bishero gewöhnlichen Operationen des Staars (Auszug)	345
Preußisches Medizinaledikt vom 27. September 1725	348
Brief Friedrichs II. an Graf Podewils	350

VERHANDLUNGEN DER MEDIZINISCHEN KANZLEI
MIT DEM OKULISTEN
JOSEF HILLMER,

gedruckt auf Kosten
des Direktors
in Sankt Petersburg
bei der Akademie der Wissenschaften 1751

Bei den übersetzten ausschließlich russischen Textvorlagen ist in einleitenden Überschriften und bei Unterschriften die russische Schreibweise der Namen transkribiert wiedergegeben - unter Einschluß des Härtezeichens (-), wenn im Russischen der Name im Nominativ erscheint. Der Fließtext gibt die russische Vorlage nur wieder, wenn die nichtrussische Schreibweise eines Namens nicht sicher bekannt ist.

Die auf den Seitenrändern stehenden Zahlen sind die Seitenzahlen des russischen Originals.

Jedermann ist bekannt, wie glücklich das weite Russische
Reich ist vor vielen anderen Europäischen Ländern, daß es von
gewissen Vagabunden frei ist, die unter dem ohne jedes Recht
angenommenen Titel eines Doktors bei einigen Krankheiten mit
ebenso großem Unwissen wie Unverschämtheit das Volk mit
schändlichem Betrug hintergehen und das Leben guter Bürger
ohne jegliche Strafe aufs Spiel setzen. Solches Glück muß
insbesondere dem sehr weisen und vielfach erneuerten Erlaß
PETERS des Großen, unsterblichen Angedenkens, zugeschrieben
werden, welcher Erlaß durch seine hochgesinnte Tochter ELI-
SABETH die Erste aus Sorge und mütterlicher Liebe zum Wohl
der Untertanen allergnädigst bekräftigt und vor eineinhalb
Jahren, als er vom Dirigierenden Senat auf Anfrage der Medi-
2 zinischen Kanzlei aufs schärfste wiederholt worden, auch in
alle Städte des gesamten Russischen Reiches versendet worden
ist, kraft dessen niemandem (bei körperlicher Strafe, wenn jemand dagegen verstößt) erlaubt ist, die ärztliche, wundärztliche, pharmazeutische oder irgendeinen Teil dieser Wissenschaften auszuüben, es sei denn, ihm wurde von der Medizinischen Kanzlei die Erlaubnis dazu gegeben.

Und dies bestimmte jener Höchste Herrscher weise, daß kein
unbekannter Ankömmling weder unter dem Titel eines Arztes
noch auch eines Wundarztes seine Kunst ausübte, es sei denn,
er ist zuvor examiniert worden und zeigt dazu Proben, damit
jeglicher Betrug dieser Sphäre entzogen wäre. Darüber hinaus
wird kraft jenes jetzt in Erinnerung gebrachten Erlasses
solchen die Lizenz entzogen, die mit von ihnen bereiteten
Arzneien, unter der Bezeichnung Arcana, sich erkühnen wollen,
Leute von jeglicher Art Krankheit zu kurieren, angesichts der
Gefährlichkeit solcher Experimente.

Als vor nicht ferner Zeit der sich selbst Doktor und Professor der Medizin titulierende Josef Hillmer (der mit nach Vaga-
3 bundenart an verschiedenen Orten ausgestreuten Flugblättern
seine geheimen Arzneimittel selbst anpries, so als besäßen
sie mehr als nur menschliche Kraft und Wirkung) hier eintraf,
erschien er bei mir als dem von der allerdurchlauchtigsten

MAJESTÄT, der KAISERIN und SELBSTHERRSCHERIN ALLER REUSSEN allergnädigst eingesetzten leitenden Direktor der Medizinischen Kanzlei und suchte um die Erlaubnis nach, Augenkrankheiten sowohl von Hand als mit verläßlichen Arzneien zu kurieren, wobei er dazu noch erbat, ihm möge erlaubt sein, diese zu verkaufen. Da habe ich ihm, indem ich ihn auf das freundlichste empfing, alles oben Aufgeführte vorgehalten; demgegenüber umging er durch Vorzeigen von Attesten ein Examen, wobei er versprach, daß er keine anderen außer Augenkrankheiten behandeln werde und weder äußerliche noch innerliche Medikamente verkaufen werde. Indessen jedoch bat er am dritten Tag (danach) mit einer eingereichten Bittschrift, die Kunstfertigkeit seiner Wissenschaft in Augenoperationen zu zeigen, und auch seine Arcana zu verkaufen, wobei er einiges an Proben der Kanzlei aushändigte.

Die Kanzlei prüfte, um ihm wegen seiner Eingabe Genugtuung zu erzeigen, nach den Regeln der Kunst diese Arzneimittel, in denen jedoch überhaupt kein Geheimnis oder irgend etwas besonderes entdeckt wurde, weil sie aus den gleichen gewöhnlichen und bekannten Stoffen zusammengestellt waren, wie sie in der Apotheke ganz leicht verfertigt und zu einem billigen Preis verkauft werden können. Darüber hinaus bestimmte jene Kanzlei, daß er an einem dazu festgesetzten Tag eine Probe seiner Kunstfertigkeit in Operationen zeigte mit solcher Bedingung, daß er die armen Leute danach in seiner Wohnung auf seine Kosten mit Fleiß behandelte und sie nach der Genesung der Medizinischen Kanzlei vorstellte, damit jene über den Verlauf mit Zuverlässigkeit urteilen könnte, aber inzwischen sollte er sich von jeglicher weiteren Operation und vom Verkauf seiner geheimen Medikamente zurückhalten, mit welcher Bedingung er völlig zufrieden war.

Aber als ich bei diesen ersten Operationen nicht anwesend sein konnte, da ich zu der Zeit IHRER KAISERLICHEN MAJESTÄT nach Carskoe Selo zu folgen hatte und nicht wußte, wann ich nach Sankt Petersburg zurückkehrte, da bestimmte ich dazu (auf daß er seine Zeit nicht vergebens verlöre und nicht

gleichsam als Neuankömmling behindert wäre) die berühmtesten
Doktoren und die erfahrensten Wundärzte. Alle wurden sie in
Schrecken versetzt, mit welcher waghalsigen Methode er Maculae
von der Cornea und eine elongierte Tunica albuginea wegschneidet, und sie urteilten, daß er bei der Entfernung und
beim Niederdrücken der Cataract allzu viel Kraft anwendet,
die Nadel mehr als erforderlich dreht und mit jenem Übermaß
im Auge agiert, mit dem er die kleinsten und subtilsten Teilchen unvermeidlich verletzen muß. Sie alle waren gleicher
Meinung in der Beurteilung dessen, daß er weder über die
innere zarte Struktur dieses Organs, noch über das Äußere
bezüglich der Anatomie wirkliche Kenntnis besitzt, und darum
auch handelt er, wie alle anderen fahrenden Augen-Kurierer,
tollkühn; in jener Meinung wurden sie um so mehr bestärkt,
als sie sahen, was er auf prahlerische, freilich mehr kindi-
6   sche Weise bewies: Indem er ein mit Kunstfertigkeit herge-
stelltes Auge vorzeigte, zählte er die Namen seiner Teile
auf. Im übrigen standen sie davon ab, als gebildete Leute
ihre Meinung über den Verlauf der Operationen kund zu tun.

So hat die Medizinische Kanzlei dem Verlangen des Okulisten
unter begründeten Konditionen Genüge getan, und sie dachte
nicht anders, als daß er, angesichts jenes Befehles, bis zu
dem Zeitpunkt warten würde, an dem nach Ablauf der erforderlichen Zeit die Folgen seines Wirkens sich zeigen würden;
und auf diese Weise hätte die Kanzlei bei gutem oder schlechtem Verlauf zuverlässig urteilen und ihm entweder eine Erlaubnis geben, oder auch diese abschlagen können; und anders
konnte sie ja mit dem Fremden guten Gewissens nicht verfahren, und so findet dieser überhaupt keinen Grund, eine Klage
wegen Ungerechtigkeit vorzubringen. Mit diesem Verfahren war
er auch völlig zufrieden, als er die ersten Operationen aus-
führte, nachdem er entsprechend den ihm erteilten Weisungen
versprochen hatte, in allem gehorsam zu sein. Aber wie ehr-
lich er sein Versprechen gehalten hat, dies ist daraus ersichtlich, daß er noch am gleichen Tag die operierten armen
7   Leute gegen alle Regeln der Wissenschaft zu der schon ziem-

lich kalten Jahreszeit ohne jedes Mitleid, im Widerspruch zu
jeglicher christlichen Liebe und zum guten Gewissen nach
Hause entließ.

Auf solche Weise denn fuhr er auch fort, ohne das entscheidende
Urteil abzuwarten und ohne weitere Erlaubnis von der Medizinischen Kanzlei erhalten zu haben (da jene noch nicht in der
Lage war, über die ersten Operationen zu urteilen), in den
darauf folgenden Tagen nicht nur öffentlich an anderen armen
Leuten Augenoperationen vorzunehmen, sondern dabei auch seine
gewöhnlichen und bekannten Arzneien, diese auf unverschämte
Weise wie große Geheimnisse anpreisend, zur Mißbilligung der
Kaiserlichen Apotheken und dem Volke zum Schaden zu einem so
teuren Preis zu verkaufen, wobei er auf gottlose und unstatthafte Weise Geld wie ein Betrüger erpreßte. Obschon dieser
Okulist und überall herumziehende Scharlatan hinreichend
wußte, da er von einer Stadt zur anderen reist, daß in keinen wohl verwalteten Gebieten solche Leute geduldet werden,
es sei denn, ihnen wird von irgendeinem Kollegium oder einer
Medizinischen Kanzlei oder vom Magistrat selbst, nach vorherigem Erhalt der diesbezüglichen Meinung von Doktoren und
Wundärzten, eine Erlaubnis erteilt.

Aber was für unerhörte Eigenmächtigkeit und Dreistigkeit,
daß dieser Mensch, hierher gekommen aus seinem eigenen Willen, von niemandem gerufen, als nicht gelehrter, völlig unerfahrener und unwissender, demzufolge besonders unverschämter es wagte, den Anordnungen der Medizinischen Kanzlei zu
spotten, jene zu täuschen und zu verunglimpfen, ihre Privilegien und Gerechtsame zu verletzen und ihrem Urteil und
ihrer Entscheidung auszuweichen. Und dennoch hätte jene vermögens der ihr von der Allerdurchlauchtigsten Allrussischen
MAJESTÄT, der KAISERIN verliehenen Macht von Amts wegen mit
ihm fertig werden können; doch fand ich als leitender, von
IHRER KAISERLICHEN MAJESTÄT bestimmter Direktor dieser Kanzlei für nützlicher, erst zu erproben, ob es nicht möglich
sei, diesen Menschen im Guten zum Gehorsam zu bringen. Und
deshalb schrieb ich einen Brief in französischer Sprache

(im Anhang unter Buchstabe A) und schickte ihn an den berühmten Herrn Doktor Jakob Grieve, Physikus und Doktor der Medizinischen Kanzlei, auf daß er Hillmer in jene riefe und ihm den Brief Wort für Wort vorläse, und würde er auf französich nicht alles verstehen, er das auf deutsch erklärte. In französischer Sprache schrieb ich dessentwegen, da ich und mit mir alle nicht ohne Verwunderung gewahr wurden, daß er nicht nur als Doktor der Medizin, sondern auch als Professor (vermutlich der einzige auf der Welt) die lateinische Sprache so wenig verstand, daß er von den ihm gestellten Fragen, auf welche ein Kind der unteren Klasse einer gewöhnlichen Schule hätte antworten können, kein einziges Wort begriff; woraus leicht geschlossen werden kann, wieviel er von den übrigen Medizinischen Wissenschaften wußte.

Aus dem erwähnten Brief ist deutlich ersichtlich, wie wohlwollend ich mich diesem unbotmäßigen Fremden gegenüber ausgedrückt habe; denn ich habe in ihm die Gründe aufgezeigt, deretwegen die Kanzlei den Verkauf von Arzneimitteln ihm nicht erlauben kann, darum daß jene die gleichen gewöhnlichen sind, die auch in der Apotheke zu einem geringen Preis hergestellt werden können; weshalb ich aus reiflicher Überlegung ihm im Vorhinein einige Beschränkungen auferlegt habe; wenn aber die Operationen einen guten Erfolg hätten, so habe ich in diesem Fall ihm jegliche geziemende Freizügigkeit versprochen. Was begehre ich jetzt zu wissen? Was könnte er mehr von der Medizinischen Kanzlei oder von mir selbst verlangen? Geziemt es sich nicht, ein waches Auge auf das Wohlergehen der Einwohner zu haben? Sind die Bedingungen so streng, daß, angesichts der angestellten Probe, so lange keine Operationen vorzunehmen sind, als bis nicht die ersten Patienten kuriert und gesund gemacht worden? Und daß er dann bereits in Gegenwart einiger Doktoren und Wundärzte weitere Operationen vornehmen würde. Ist es möglich, in einer wohl verwalteten und mit Gesetzen gesicherten Stadt anders zu verfahren? Und übernehmen in Rußland einzelne Wundärzte irgendeine wichtige Operation, ohne Doktoren und andere Wundärzte zum Consilium zu bitten?

Als ihm dies alles in Erinnerung gebracht worden, heuchelte
er, als möchte er danach handeln, aber bald danach mißachtete er alle diese Ermahnungen, ja auch mit Verachtung der
Medizinischen Kanzlei (obgleich jene ihre Macht und Privilegien von der allergnädigsten MAJESTÄT der KAISERIN selbst
erhalten hat und die Ehre hat, im geheiligten Namen IHRER
HOHEIT alle Angelegenheiten zu regulieren) setzte er frech
Tag für Tag seine Operationen fort, in Gegenwart vieler Zuschauer, wodurch er die Leiden unschuldiger Leute durch
schändlichsten Betrug noch mehr vergrößerte, nur um die ihn
Umstehenden zum Bewundern zu veranlassen und nicht, um Unglücklichen das Sehvermögen wiederherzustellen, und bald
wird es bewiesen sein, daß dies am wenigsten in seiner Absicht liegt, weil er selbst solchen Verlauf nicht erwartet
und sich wegen der Heilung jener Armen nicht bekümmert. Und
weil er mit seinem Versprechen, mir gehorsam zu sein, mich
nur unnütz aufhielt und meine Milde mißbrauchte, da er anders
handelte, als er mir versprochen hatte, und da er das täglich fortsetzte, was er einmal begonnen hatte, so eröffnete
ich ihm mit großem Nachdruck, sich sowohl der Operationen
als auch des Arzneimittelverkaufs zu enthalten, und zwar
durch einen Kanzlei-Erlaß, von meiner eigenen Hand (unter
Buchstabe E) verfaßt, worauf er schriftlich antwortete und
für seinen Ungehorsam um Vergebung bat; dabei aber setzte
er jenen wie zuvor fort und häufte so Schuld auf Schuld.

Nach Ablauf einiger Zeit, in welcher über die angeordnete
Operation, insbesondere der Cataract, mit Zuverlässigkeit
zu urteilen möglich war (damit ich von jeder Art Beschuldigung, worüber ich bereits in Kenntnis gesetzt war, als ob
alle Doktoren und Wundärzte diesen großen Aeskulapjünger
aus Neid verfolgen, frei wäre) befahl ich ihm, daß er diejenigen, welche er kuriert hatte und von denen er ein Verzeichnis überall verbreitete, in der Medizinischen Kanzlei
vorstellte und dort in meiner und einiger Doktoren und Wundärzte Gegenwart Proben seiner Kunst nochmals wiederholte.
Dies tat er tatsächlich, jedoch wieder mit einem Betrug,
weil er nur einige, denen er die Augen nicht gänzlich ver-

dorben hatte und die nicht den vierten Teil derer ausmachten, bei denen er den Star gestochen und andere Augenoperationen vorgenommen hatte, uns vorstellte, von den übrigen aber
13 gänzlich schwieg. Über die ihnen vorgeführten Leute urteilten die anwesenden berühmten Doktoren und erfahrenen Wundärzte nach Beurteilung der Augen entsprechend allen Regeln der Wissenschaft, daß jene Operation bei dem einen und anderen, jedoch nicht sehr den gewünschten Erfolg hatte; bei den übrigen aber stellte man fest, daß sie im Verlauf jener Zeit eine gewaltige Inflammation hatten; bei einigen floß wässerige Flüssigkeit heraus, als wären ihnen nur schnell die Wimpern aufgerichtet worden; bei allen bestand heftigster Kopfschmerz, und beim geringsten Einfall eines Lichtstrahls litten sie an unerträglichem Schmerz, besonders junge Leute. Ja und es gibt niemanden, der, wenngleich er sehr geringe Kenntnis vom inneren Aufbau des Auges besitzt, sich darob wundert, und ich habe nichts anderes über die, denen er den Star in meiner Gegenwart stach, prognostizieren können, denn ich bin über die Kühnheit erschrocken, mit welcher er mit der Nadel in den so zarten Teilen so viel bohrte. Daraus kann nichts anderes folgen, als daß er mit solch einer scharfen Spitze die die Cataract umgebenden Teile beschädigen
14 muß; am widerwärtigsten aber erschien mir diese Unwissenheit oder mehr noch der Betrug, mit welchem er (wenn die Trübung nicht so gleich seinem Wunsch gemäß verschwunden ist und um nicht vergebens zu arbeiten) die Nadel höher, ja auch bis zum großen Augenwinkel nahe der Nase selbst führte, dann kräftig drehte und das ganze Auge beschädigte. Und so wurde ich in der Meinung bestärkt, die ich aus den neutralen Bekundungen berühmter Doktoren und erfahrener Wundärzte und übereinstimmend mit ihnen gewonnen hatte, daß Hillmer genau so ein gewöhnlicher Okulist ist wie auch die, welche überall herumziehen, vom anatomischen Aufbau des Auges keinerlei Kenntnis besitzen, die durch häufigen Gebrauch eine hinreichend sichere Hand bei der Operation bekommen haben und dadurch die jener Wissenschaft Unkundigen zur Bewunderung hinreißen, sich jedoch ob der traurigen Folgen nicht bekümmern,

ja auch jene, da sie von einem Ort zum anderen reisen, nicht
abwarten; die ihre gewöhnlichen Arzneien als große Geheimnisse überaus teuer verkaufen, den Leuten das Geld abluch-
sen, sich über ihre Leichtgläubigkeit aber belustigen und
so die Welt, wie es ihnen beliebt, betrügen.

Bei alldem blieb ich noch bei meiner Meinung, nicht vor Ab- 15
lauf der erforderlichen Zeit über die Operationen zu urteilen. Da man aber inzwischen in der Medizinischen Kanzlei Klagen über den traurigen Ausgang bekommen hatte, da ordnete
ich an, daß diejenigen, an denen er seine Operationen vorgenommen hatte, so viel man von ihnen ausfindig machen könnte,
untersucht würden; und daß die Berichte über sie an die
Medizinische Kanzlei zu übergeben wären, um über den Verlauf
von solchen Operationen wie mit jenen, die seine Arzneien
gebraucht haben (worüber Berichte sich im Anhang unter den
Buchstaben B, C, D befinden), so auch, welche er per manum
bei verschiedenen Augenkrankheiten [operiert hat], wie durch
Entfernung des Stars, unter Buchstabe B, durch Wegschneiden
einer Macula von der Cornea, unter Buchstabe C, auch bei
Trichiasis, unter Buchstabe D, mit Zuverlässigkeit Kenntnis
haben zu können.[298] Inzwischen, als all dies ablief, unter-
sagte ich ihm aufs schärfste, darin weiter fortzufahren.

Aus all diesen oben aufgezeigten Umständen kann niemand, der
mein Verhandeln als Direktor der Medizinischen Kanzlei mit 16
Josef Hillmer vernünftig beurteilt, einen anderen Schluß
ziehen, als daß ich jegliche Milde, Geduld und Freundlich-
keit aufbrachte, jedoch nicht ablassen konnte, das Recht,
die Unabhängigkeit und die Anordnungen der Medizinischen
Kanzlei wachsam zu hüten und nach meinem Gewissen für das
Gemeinwohl gut Sorge zu tragen, um so mehr, als die Kanzlei
aus allen Städten, durch die er gezogen war, schriftliche
Nachrichten erhielt über den traurigen Verlauf der Operationen, über seinen Vorsatz, den Leuten das Geld abzuluchsen, von seinem scharlatanesken Einzug unter Waldhörnerblasen
und von der Abreise in gleicher Art, wobei er nicht das

Ende seiner Kuren abwartet, sondern die Kranken ihrem Schicksal überläßt, so daß in der Tat nichts mit seinen Titeln übereinstimmt, die er sich auf gedruckten Blättern anmaßt, wobei er nach Art der Vagabunden kräftig seine Arzneien rühmt (unter Buchstaben G und I).

17 Und daher ist alles, was ich angeordnet habe, gemäß der Stellung und dem mir von Unserer allergnädigsten MONARCHIN übertragenen Amt geschehen, wobei, wie gemeine und der Wissenschaft gänzlich unkundige Leute unter Flüstern schwatzen, irgendwelcher Neid keinen Platz haben kann. Mißgunst kommt selten anders vor als denn unter jenen, die weniger als andere sind, und darum wäre es lächerlich, daß entweder ich oder irgendeiner von den so sehr berühmten Doktoren, die ordnungsgemäß bezeugt Proben in ihrer Wissenschaft gezeigt haben, die in wirklichen Akademien Titel, Ehre, Recht, Privilegien und Unabhängigkeit eines Doktors erlangt haben, oder daß etwa einer der vielen so erfahrenen und der Wissenschaft durchaus kundigen Wundärzte, die entweder in auswärtigen Staaten durch eine ordnungsgemäße Prüfung und durch Diplome für würdig befunden worden sind, oder im hiesigen Reich sich in dieser Wissenschaft vervollkommnet haben, und die alle (und es mag sein nirgendwo besser) hier in Rußland die ärztliche und wundärztliche Praxis mit ausnehmendem Lob und Erfolg ausüben, auf diesen Vagabunden und Scharlatan, der überhaupt keine gediegene Ausbildung besitzt, der auch nicht mit den erforderlichen Fähigkeiten begabt ist, neidisch sein

18 wollten. In der Tat wäre es mir erstaunlich, wenn auch nur einer, welcher die Ehre hat, in dem einen oder anderen Bereich der Medizin unter dem allergnädigsten Schutz der Allerdurchlauchtigsten Allrussischen MAJESTÄT, der KAISERIN, dem Reich und dem zu Folge der geheiligten Person selbst zu dienen, verglichen um so viel weniger angesehen wäre als unser Doktor der Medizin, welcher in Frankfurt am Main ohne jedes vorangegangene Examen vor irgendeiner Medizinischen Fakultät oder eine feierliche Zeremonie durch solch ein Diplom creiert worden ist, welche Vagabunden sich gewöhnlich verschaffen,

auf daß unter dem Titel eines Doktors und nicht eines Scharlatans er sich auf der Bühne dem Volk offen zeigen und dadurch betrügen könnte; mit welchem Diplom er an keiner Akademie, Universität oder Medizinischem Kollegium als Doktor anerkannt oder erachtet am allerwenigsten Privilegien und Freiheiten genießen kann.

Aber alle redlichen Leute würden sich mit Recht und Billigkeit empören, wenn die Medizinische Kanzlei, die auf Befehl IHRER KAISERLICHEN MAJESTÄT die Handlungen dieser Leute zu überwachen und von ihnen darüber Rechenschaft zu fordern hat, sein äußerst unehrliches scharlataneskes Verhalten dermaßen übersehen hätte und ihm bei dem, was anderen verboten wird, stillschweigend Erlaubnis und Freizügigkeit gegeben hätte, und so jedem Vagabunden den Weg geöffnet hätte, mit der Gesundheit der guten Untertanen willkürlich ohne jegliche Strafe umzuspringen; welche Leute jedoch durch den allerweisesten, von IHRER KAISERLICHEN MAJESTÄT, der herrlich regierenden Autokratin, aus Liebe zu Ihren Untertanen allergnädigst bekräftigten Befehl PETERS des Großen von den Grenzen des Russischen Reiches mit Billigkeit fern gehalten werden.

Insonderheit, da die oben benannten Personen jetzt über die verkehrte Art der Operationen verläßlich urteilen können, die die Unverständigen bewundern, aber damit auch diese letzteren besser nach dem Effekt Schlüsse zu ziehen lernten, so führe ich über jene Operation selbst etwas in Kürze an, nicht darum, daß ich etwas Neues lehren wollte, da die allerberühmtesten Männer diese Operation schon längst auf das allergenaueste beschrieben haben, sondern damit die Vergehen unseres Okulisten und seine Betrügerei durch sich selbst deutlich offenbar würden, und damit auch denen, die die Medizin und Chirurgie nicht begreifen, die Augen geöffnet würden, das für eine sichere Operation Erforderliche zu erkennen, und welche Differenz zwischen einer solchen und der Hillmerschen besteht. Tatsächlich stellen die der Medizinischen Wissenschaft Unkundigen jene wie etwas Neues als Wunderwerk dar; dennoch ist diese Operation eine besonders alte, und

schon von Aurelius Cornelius Celsus so genau beschrieben,
daß danach folgende Autoren kaum irgend etwas zu finden vermochten, um es dem hinzuzufügen. Dieser Celsus aber hat in
der Zeit des Caesars Tiberius gelebt, als unser Heiland gelitten hat.

Unter allen wundärztlichen Operationen wird diese für die
allerleichteste gehalten, weshalb auch der so berühmte
Herr Professor Heister, welcher in der Anatomie und Chirurgie so großen Ruhm erworben hat, diese mit Recht niedriger
als einen Aderlaß einschätzt.

21 Weshalb kein Wundarzt, ja auch selbst die nicht, die ihn anfangs so bewundert haben, Hillmer darin folgen will, wie er
nach dem Vorbild der Quacksalber und Scharlatane die Operationen ausführt.

Das angeführte wird jetzt von mir durch folgende Geschichte
bekräftigt. In Holland gab es in der Stadt Dordrecht einen
berühmten Wundarzt namens Schouerman, der den größten Teil
seines Lebens auf die Erforschung und Behandlung von Augenkrankheiten verwandt hat, weshalb ihn die Doktoren liebten
und die Wundärzte sehr verehrten. Weil er aber jedes Jahr im
Frühjahr und Herbst auf seinem Boot durch die Provinzen fuhr,
um den armen an Augenkrankheiten leidenden Leuten seiner Wissenschaft gemäß Hilfe zu leisten, da geschah es häufig, daß
er den Menschen, der auf einem Pferd sitzend das Schiff mit
einer Leine zog, einen beschränkten und einfachen Bauern, der
weder lesen noch schreiben konnte, und die in Holland Schuyte
boeven genannt werden, herbeirief, den Kopf zu halten oder
bei irgend etwas anderem zu helfen, wodurch er beiden zu-
22 gleich diente, weil dieser hochgeehrte Mensch (der die Armen
unentgeltlich und die Reichen für einen mäßigen Lohn behandelte) bei sich keine Lakaien in Gold oder Silber hatte. Wie
aber dieser einfache Mensch häufig gesehen hatte, daß sein
Herr mit so geringer Mühe den Star sticht, da erkühnte er
sich, nachdem er sich mit einer Nadel versorgt hatte, mit
welcher Stare beseitigt werden, selbst eine gleichartige Probe zu machen; und wie es mehr mit Glück begonnen, denn durch

Kunstfertigkeit einen guten Verlauf genommen hatte, so machte
er darauf bei vielen Staroperationen, zuweilen mit gutem,
mitunter mit schlechtem Erfolg. Aber als auch dieser Schouerman selbst ins Alter gekommen und nicht mehr in der Lage war,
seine Hand und Augen wie bisher zu gebrauchen, so lehrte er
seine Frau und Tochter, bei welchen Staren eine Operation zu
machen ist oder nicht; und so vollkommene Unterweisung hat
er ihnen darin gegeben, so daß ich selbst gesehen habe, daß
der Vater zuvor, dann aber seine Frau und Tochter mit glücklichem Erfolg Operationen machten und zwar so, wie alle guten
Autoren die Operationen beschreiben. Jedoch Aderlaß sowohl 23
als auch Stardepression sind nicht in allen Fällen nützlich:
sonst mag jeder Wundarzt diese Kunst tagtäglich ausüben;
aber da halten sie sich wohlbedacht zurück, um die Leute
nicht unglücklich zu machen, oder gar unnötigen Schmerz zu
verursachen, folglich ihre wahre Kunst nicht zu entehren.
Denn schon Hippokrates mahnte, als er die Beschreibung der
Medizin verfaßte, zu Recht: Jene sollte sich nicht unterfangen, solche zu kurieren, deren Krankheit bereits die Oberhand
gewonnen, da hinreichend bekannt sei, daß diesen Leuten die
Medizin nicht mehr helfe.

Denn ein Doktor, der unheilbare Krankheiten erkennt, ist
nicht geringer als der, welcher heilbare kuriert. Aber das
schätzt Hillmer wenig; er macht bei allerart Staren, und welchen Alters einer auch wäre, Operationen; und wenn ein Star,
wie ich dies oben erwähnt habe, nicht unmittelbar verschwindet, dann drückt er ihn unter rohem Drehen der Nadel mit Gewalt nach unten, wodurch er die inneren Teile des Auges beschädigt.

Alle guten Autoren mahnen, das Alter zu berücksichtigen, und 24
alle erfahrenen Operateure raten ab, die Operation bei Personen über siebzig Jahren sowohl als auch bei Kindern sehr
jungen Alters anzuwenden.

Sobald entsprechend festgestellt worden, daß es möglich ist,
den Star mit Erfolg zu entfernen, ist darauf zu sehen, was

sowohl vor, als auch bei der Operation und nach jener zu tun ist.

Erstens: den Kranken durch einen Aderlaß, sei er vollblütig oder noch jung, vorbereiten; zweitens: aus dem Körper mit leichten Purgiermitteln jegliche Unreinheit austreiben. Drittens: blutreinigende Dekokte, einige Tage hindurch, und solches Getränk anwenden, von denen die Wallung im Blut sich vermindert. Viertens: Speise und Trank sollten nicht sehr nahrhaft sein und, sich vor allem Saurem, Scharfem, darunter besonders Alkohol, hüten. Alles nämlich wird darum gemacht, um nach ausgeführter Operation allen schweren Zwischenfällen vorzubeugen, wie beispielsweise vermehrter Flüssigkeit an den Augen, Fieber, Schmerz, Inflammation und diesem ähnlichem, wodurch zu einem großen Teil aller gute Erfolg der Operation in Schaden verkehrt wird. All das muß man bei dieser Operation um so mehr vor allem anderen bedenken, als an der Stelle, wo mit der Nadel agiert wird, alle aus Nerven bestehenden Teilchen sind, die der Operateur, bei der Lösung und Depression der Cataract, nicht vermag nicht zu beschädigen: Es sind die Äste des dritten und fünften Nervenpaares, die sich durch die Tunicae ausbreiten. Die sehr subtile Membranula, die von der Vitrealflüssigkeit abstammt und den Crystallkern umgibt, muß abgetrennt und entfernt werden, und der Kern selbst ist aus den sogenannten Processus ciliares herauszunehmen, wodurch die Fibrae mehr gedehnt, manchmal aber auch ganz abgerissen werden; aber weil wie gesagt diese Teilchen so empfindlich sind und aus einzelnen Nerven bestehen, verursachen sie bei der geringsten Berührung Schmerz und Inflammation; hingegen kommt dann keinerlei Blutung wie bei großen Operationen vor, welche bei Vernachlässigung des Aderlasses auftritt. Und deshalb vermindert ein vorhergehender Aderlaß den Überschuß und den Druck des Blutes auf diese Teile, und die oben erwähnten Methoden bringen das herbeiströmende Blut in einen solchen Zustand, daß es frei von jeglicher Schärfe den verletzten Teilen angesichts seiner gemäßigten Natur nicht schaden kann, was auch ein gänzlich unerfahrener Mensch leicht zu verstehen in der Lage ist.

Aber wie ordentlich Hillmer auf diese Umstände achtete, das
erhellt daraus, daß er nach Art der Vagabunden und Scharlatane, in Gegenwart der gesamten Zuschauermenge, an den her-
beigerufenen armen Leuten Operationen vornimmt, ohne zuvor
Mühe aufgewendet zu haben für auch nur einen sehr kleinen
Teil dessen, was bereits erwähnt worden ist, und ohne sie
zu fragen, wie sie zuvor gelebt haben; ja, auch wenn er zu
Reichen gerufen wird, dann nimmt er gleichfalls unmittelbar
die Operation vor, im Gegensatz zu allen Regeln der Wissenschaft und der Warnung der besten Autoren. Jedoch kommt es
ihm dabei nur darauf an, wann er nach vollbrachter Operation
das Geld in seine Tasche bringt und weiterreist.

Zweitens: Bei der Operation selbst muß man sehen, welche   27
Instrumente hierfür geeignet sind. Alle guten Autoren bevor-
zugen eine Nadel, deren scharfes Ende die Tuniken leicht
durchsticht, wobei sie vorne ein wenig breit ist, nach hinten zu aber schmal, nach Art eines Myrtenblattes, und hinter der Spitze selbst eine kleine Rinne hat, deren Seiten
sich noch fortsetzen, der Handgriff der Nadel sechs- oder
achteckig; jedoch die Seiten, die bis zur Nadel gehen, sollen mit einer Feile oder einem anderen Instrument etwas
breiter gemacht sein, damit der Operateur durch Tasten zu
wissen vermöchte, wie er mit der Nadel im Auge wirken muß.
Diese Nadel hat vor einer runden viele Vorzüge, wie sich
bald klar zeigen wird. Hillmer hingegen benutzt eine runde
und sehr dünne, wodurch folgende Widrigkeiten entstehen.
Erstens, daß er beim Durchstechen der Augenhäute eine runde
Wunde setzt, welche dann sich nicht rasch schließt, vor allem nicht die Sclerotica, von daher nach der Operation durch
diese Öffnung ständig wässerige Flüssigkeit ausfließt, was   28
nach der Hillmerschen Operation sehr häufig geschehen ist,
wie aus den Berichten im Anhang an verschiedenen Stellen
ersichtlich ist.

Von der vorigen Nadel aber ist nie etwas zu fürchten, weil
sie eine längliche Wunde verursacht, welche sich leicht
schließt. Daß es aber nicht bei allen, an denen die Operation mit der runden Nadel vorgenommen worden ist, aus dem

Auge läuft, das rührt daher, daß zum Teil die Tunica albuginea
oder anders genannte Adnata außen oder die Chorioidea von
innen mit ihrer weichen Struktur hineingedrückt wird und die
runde Öffnung verschließt, so daß sie mit dieser zusammen
verwächst.

Demgegenüber hat die runde Nadel bei Hillmer und anderen Vagabunden den Vorteil, daß mit ihr möglich ist, angesichts der
sehr dünnen und subtilen Spitze, noch etwas unbesorgter als
mit der breiten im Auge und um den Star herumzufahren, sobald jener nicht sofort ohne große Verletzungen innerhalb
des Auges deprimiert wird.

29 Beim Einführen der Nadel ist der akkurate Punkt zu beachten,
und zwar zwischen dem dunklen Augenrund und dem kleineren
Augenwinkel schläfenwärts, mit zwei Linien[65] Abstand von der
Cornea transparens; diese Stelle soll man nicht ändern, außer
der Kranke verspürt bei der Einführung der Nadel einen starken Schmerz, welcher vom Nervulus ciliaris Ruischianus herrührt, und dann ist die Nadel herauszuziehen und etwas höher
oder tiefer einzuführen.

Unterdessen hält sich Hillmer, wie jeder der dabei Stehenden
beobachten konnte, nicht an diese Regel, sondern er führt die
Nadel mal höher, mal tiefer, mal näher, aber manchmal auch
weiter weg ein, so wie nach Öffnung und Festhalten der Lider
das Auge sich ihm darbietet, nur um den Anschein zu vermitteln, daß unser großer Operateur nicht unnötig lange wartet,
oder anderer Weiterungen nicht bedarf, während er dem Kranken sagt, daß er das Auge zur Nase wenden möchte.

Sobald die Nadel die Tunicae durchdringt und sich in der Mitte
der Pupille zeigt[299], so wird das Corpus des Stars, insbesondere sein oberer Teil mit einer sanften Bewegung gefaßt, bis
es sich ganz löst; danach wird die Nadel von der Seite gefaßt,
30 welche man mittels des markierten Handgriffes leicht führen
und sacht gerade nach unten drücken kann, wodurch die Versenkung des Stars erleichtert und jegliche Verletzung der umgebenden Teile vermieden wird, besonders jedoch der Membran der

Vitrealflüssigkeit, welche anders leicht zu beschädigen möglich ist. Manchmal geschieht es, daß der Star nicht gleich gelöst und nach unten gedrückt wird, jedoch in diesem Fall ist niemals zu hetzen oder der Star etwa mit mehr Kraftaufwand zu fassen, geschweige denn durch ausgiebiges Drehen der Nadel zu lösen und niederzudrücken.

Was einmal nicht geschieht, kann beim zehnten, und was nicht beim zehnten, so beim hundertsten Mal passiert sein, woraus dem Operateur keinerlei Schande entstehen kann. Wer die Sache von Grund auf kennt, erwägt immer, daß jede Operation hinreichend schnell ausgeführt, wenn nur gut und vorsichtig bewerkstelligt wird.

Ignoranten jedoch schauen mehr auf die Kürze der Zeit, in welcher eine Operation durchgeführt wird, denn darauf, auf welche Weise jene zu machen ist. Darum bewundern und loben sie den mehr, der in einer oder zwei Minuten unter fürchterlichem Wühlen und mit Verletzung des Auges einen sich nicht so rasch fügenden Star mit Gewalt nach unten drückt, als einen anderen Operateur, der in vier, fünf oder mehr Minuten ohne Hast nach den Regeln der Wissenschaft ihn vorsichtig ablöst und nach unten drückt, in der Nähe liegende Teile nicht verletzt und der Intention der Operation Genüge tut.

Daraus wird wiederum deutlich, daß die Nadel nach Art eines Myrtenblattes mit einer Rinne, welche Brissaeus, Heister, S. Yves und andere sehr gute Autoren beschrieben haben, und die sowohl von diesen als auch von anderen äußerst erfahrenen Operateuren gerühmt wird, vor einer runden mit runder und scharfer Spitze viel Vorzug besitzt und auch vor jener sowohl bei Berücksichtigung des Erfassens als auch insbesondere der mühelosen Depression des Stars den Vorrang verdient. Dann hält ein guter Operateur den deprimierten Star zwei Momente mit der Nadel fest, drückt etwas mehr, damit jener sich nicht mittels des gebahnten Weges wieder nach oben aufrichte, danach hebt er sachte die Nadel nach oben, um zu erproben, ob sich der Star auch nicht aufrichtet; wenn das nicht geschieht, dann nimmt er die Nadel sanft aus dem Auge und hat auf diese

Weise der Operation Genüge getan. Aber Hillmer beachtet auch
das nicht: Denn sobald er den Star gestochen hat, zieht er
sogleich die Nadel heraus, um zu zeigen, daß er seine Operationen überaus schnell auszuführen in der Lage ist; daher
aber kommt es, daß der Star bei dem größten Teil der Leute
bald darauf sich wieder nach oben aufrichtet.

Nach vollzogener Operation werden die Augen unverzüglich zu-
gebunden; man legt auf sie ein Büschel Charpie oder besser
von Baumwolle oder auch eine Kompresse aus dünner Leinwand,
die mit geeignetem Augenwasser oder einer Mixtur aus drei
Teilen Wasser und einem Teil Franzbranntwein angefeuchtet
und mit einem Band befestigt wird; und wenn die Operation
auch nur an einem Auge vorgenommen worden ist, so wird dessen ungeachtet dazu auch das andere gesunde verbunden, weil
das eine sich mit dem anderen zusammen bewegt; danach ist
der Kranke ganz langsam im Bett auf den Rücken zu legen, so

33   daß der Kopf genügend hoch liegt, und so soll er ganze neun
Tage und Nächte liegen, sich wenig bewegen, nicht anders als
mit leiser Stimme sprechen, nicht rufen, auch nicht lachen
und all das meiden, wovon Husten oder Niesen entstehen kann.

Die Kost soll nicht sehr nahrhaft sein, und es sollen nicht
solche Speisen verwendet werden, die viel Kauen erfordern,
weil sowohl durch solches Kauen als auch durch das gerade
erst Erwähnte das Auge bewegt wird und der Star, an dem
eben erst die Operation vorgenommen worden, sich dadurch
leicht wieder nach oben aufrichten kann.

Der Kranke soll sich dünner, mit Wurzeln und Kräutern ge-
kochter Bouillons bedienen, Suppen aus Äpfeln, Birnen, Kir-
schen, Rosinen und Korinthen, Feigen und ähnlichem, die den
Leib ohne Anstrengung purgieren, auf das der Star sich nicht
durch starkes Pressen zu bewegen vermöchte (wobei ich davon
als Medicus mit jeglicher Wohlanständigkeit spreche), damit
der Kranke, auch ohne aufzustehen, sondern im Bett liegend
seine Notdurft in ein dazu geeignetes Geschirr verrichte. Im

34   Falle einer Obstipation ist es möglich, mit einem Klistier
zu helfen.

Das Getränk soll sehr dünn sein, aus Gerstensaft mit Salpeter bestehen, ein sehr leichtes Halbbier, oder aus gebackenen halbvergorenen Äpfeln, die etwas zerdrückt und in hinreichend gekochtem Wasser einige Zeit mit einer hölzernen Mörserkeule in einem Porzellantopf zerrieben werden; durch reines Leinen wird geseiht und dann mit rotem Kandis gesüßt, welcher Trank besonders denen nützlich ist, die an der Lunge leiden; im übrigen vermeide er alles, was Spiritus und Aromatisches enthält; das alles wird getan zum Abwenden, soweit möglich, von Inflammation, Fieber, Schmerz und Augenfluß von den so delikaten Teilen; dazu muß man zwei oder drei Stunden nach der Operation (unter Ausschluß nur von sehr schwachen oder alten Personen) wieder hinreichend zur Ader lassen, sei es aus der Ader oder durch Ansetzen von Blutegeln, und dies kann, sofern erforderlich, am anderen Tag wiederholt werden. Und damit der Kranke die erste Nacht nach der Operation sich nicht viel bewege, sondern ruhig schlafe, wird ihm gewöhnlich eine leichte Arznei zum Schlafen gegeben.

All das ist vor der Operation und nach jener erforderlich, sofern man auf ein gutes Ende hoffen soll, und die Autoren und Operateure bestehen sehr nachdrücklich darauf, dies auf das genaueste zu beachten; Herr S. Yves aber, der die Augenkrankheiten und deren Behandlung so sehr vorzüglich beschrieben hat, gestattet nicht, daß Tageslicht in das Zimmer scheine, wobei er verbietet, daß der Kranke selbst noch wer mit ihm rede; wenn aber er sich mit solchen Leuten befaßt hat, die im Bett nicht auf dem Rücken liegen können, dann hielt er sie volle fünf Tage in Lehnstühlen mit Kissen und einem Bänkchen unter den Füßen fast aufrecht sitzend. Sie bedienen sich so sehr der Vorsichtsmaßnahmen, weil die Operation selbst als solche, wie ich zuvor erwähnt habe, der kleinste Teil dieser Behandlung ist.

Dazu noch werden jeden Morgen und Abend oder bei Sommerhitze auch drei- und viermal täglich Verband und Kompresse, weil sie schnell austrocknen, wieder durch neue ersetzt, oder besser als das, der Verband wird abgenommen, und danach wird

die Kompresse wiederum mit Augenwasser befeuchtet. Am dritten
oder vierten Tag geziemt es sich, das Auge zu untersuchen,
ob nicht bisweilen die Inflammation schwerwiegend ist, und
wenn sie es ist, muß man vorsichtig vorgehen und zusehen,
daß dann für den Kranken das Licht nicht von vorn komme, auf
daß es ihm nicht plötzlich in das Auge falle, und daß auch
die Untersuchung nicht lange andauere, sondern das Auge bald
wieder verbunden werde.

Dies wird ganze neun Tage lang fortgesetzt; dann wird eine
trockene Kompresse am Kopf befestigt; und nach und nach wird
mehr Licht in das Zimmer eingelassen, um allmählich an dieses zu gewöhnen. Dann wird die vorherige strenge Enthaltsam-
keit bei Speise und Trank etwas gemildert, der Gebrauch von
frischem Fleisch wird gestattet, jedoch muß der Kranke noch
drei oder vier Wochen zu Hause bleiben, besonders wenn kal-
tes oder nebliges Wetter herrscht.

Wie ordentlich jedoch Hillmer diese Regeln beobachtet, oder
wie sehr er geradezu dem zuwider nach seinem Kopf verfährt,
das können alle leicht beurteilen, die sein Handeln beobachtet haben. Wenn er seiner prahlerischen Gewohnheit gemäß
einige Tropfen seines Augengeistes in den Händen verreibt,
diesen vor die Augen der erbarmenswerten Leute hält, die
außer sich vor Freude sind, daß nach so langer Nacht sie nun
wieder etwas Licht sehen, und ihnen sofort einige Dinge zum
Ansehen gibt. Und als ob es nicht ausreichend sei, daß sie
Farben, Kleider, einen Hut, Tabaksdosen erkannt haben, be-
fiehlt er ihnen noch, seinen Kopf vorbeugend, ihn selbst an
der Nase zu packen, worüber die Umstehenden vor Spaß in die
Hände klatschen und darüber lachen, anstatt daß sie, wenn
sie nur richtig wüßten, was vor sich geht, ihr Mitleid bekun-
deten zusammen mit denen, die die Angelegenheit richtig beurteilen.

Ich muß gestehen, es ist wunderbar zu hören! "Ich habe einen
Menschen gesehen, der viele Jahre blind war, welcher in ein
oder zwei Minuten, allein nur durch Einstechen und Drehen
einer Nadel im Auge und das Vorhalten von in den Händen ver-

riebenem Augenspiritus vor dessen Augen, gemäß seiner üblichen närrischen Art, Licht, Farben und manchmal auch einige 38
Gegenstände unterscheiden und mit Worten benennen konnte."
Und noch wunderbarer als das ist zu hören, wenn hinzugefügt
wird: "Ich habe dies sogar zur selben Zeit bei verschiedenen
Leuten gesehen und daß in so kurzer Zeit kein Tropfen Blut
geflossen ist" (da einfache Leute von daher gewöhnlich über
den guten Erfolg einer Operation urteilen), und allein nur
aus Neid auf solche Wiederherstellung des Sehvermögens verhindert die gesamte Medizinische und Chirurgische Fakultät,
mehr Operationen vorzunehmen.

Hierdurch aber sollen die solcherart Bewundernden und Urteilenden wissen, daß ihrer Bewunderung jetzt ein Ende gesetzt
ist, weil die darauf folgende Tragödie um so mehr zu Tränen
rühren kann.

Und dann haben sie selbst hinreichend erfahren, wieviel Beschwerden und Schmerzen die Leute zu ertragen gezwungen waren,
die gern ihr Sehen erlangen wollten, und wie schnell eine Inflammation in den Augen meist folgte, welches Lidzucken es anschließend gab und wieviel Tränenfluß. Nach solcherart Peini- 39
gung der Augen durch Hillmer verbindet er sie mit einem gewöhnlichen trockenen Verband, häufig jedoch nur mit einem
Taschentuch (sich gleichsam auf die Güte seines Augengeistes
verlassend, den er für die Augen verreibt, und den er unter
solchem Betrug teuer zu verkaufen trachtet, da er am Ende dieser Komödie den Herumstehenden seinen Spiritus vor die gesunden Augen hält); danach entläßt er diese Leute von sich, welche in ihre entlegenen Wohnungen teils zu Fuß und teils auf
Fuhrwerken zurückkehren, nachdem er einigen von ihnen seine
Arznei als Geschenk gegeben hat. Jeder ersieht daraus, wie
vortrefflich dies übereinstimmt mit den von den Autoren und
Operateuren vorgeschriebenen Vorsichtsmaßnahmen, welche sie
bei der Behandlung der Augen nach der Operation so sorgfältig beachten, wie denn auch wir anfangs daran erinnert haben.
Am allerabscheulichsten aber ist doch, daß er die solcherart gequälten Leute, sobald er sie nicht mehr für seine

Zwecke benötigt, Unwissenden seine Handgriffe zu zeigen, entläßt, im Stich läßt, und sie ihrem Schicksal ausliefert mit solcher nichtswürdigen Ausrede, als habe er keine Zeit, oder sich damit entschuldigend, daß sie sich nicht an seine Vorschrift gehalten hätten; um aber die Wahrheit zu sagen, er tut das, um auch diesen armen Leuten etwas Geld abzuluchsen (siehe die Berichte darüber). Mit den Reichen verfährt er nicht besser: weil er mit ihnen über den Preis verhandelt und indem er die Operation vornimmt, verlangt er den Lohn; oder er erpreßt ihn mit Frechheit, wenn man ihm nicht rasch zahlt (wie es unter Buchstabe F zu sehen ist), ohne zu warten, welchen Ausgang, noch viel weniger, welchen Nutzen die Operation bringt; aber mehr noch, er reist vor diesem Zeitpunkt ab und begibt sich weiter, wobei er die erbarmenswerten Leute im Stich läßt, wie ein Bericht aus Pernau, wo er nur drei Tage gewesen ist (unter Buchstabe I), wie auch die Nachricht aus der von dort nicht weit weg gelegenen Stadt Narva an die Medizinische Kanzlei klar zeigen. In dieser letzteren Stadt verweilte er nur fünf Tage, nahm jedoch bei vielen Operationen vor und ist, wie bekannt, nach Scharlatanmanier unter Waldhörnerblasen angekommen und auf solche Art wieder abgereist (unter Buchstabe G).

Aus all dem ist klar ersichtlich, daß Josef Hillmer ein beschränkter, ungelehrter Mensch ist, der Medizin und Chirurgie unkundig, und im übrigen nicht so handelt, wie es einem Doktor der Medizin und einem Professor ansteht, sondern wie ein Vagabund, Scharlatan, Dummkopf und Betrüger. Einzigartig sind bei ihm nur die Unverschämtheit, Arglist und die abscheuliche Lüge, die er unter meinem Namen in den Städten des Reiches, durch die er gezogen ist, gebraucht hat, nämlich: als hätte ich ihn hierher zitiert und angefordert, auf daß er so mit menschlichen Augen und Geldern spielen könne (G, H, I, K), unter welcher Täuschung und Hinterlist er seine ganz gewöhnlichen und in jeder Apotheke leicht herzustellenden und zu einem wohlfeilen Preis erhältlichen Arzneien als große Arcana und überaus verläßliche Mittel unwissenden Leuten aufschwatzt.

Was aber die Operation von seiner Hand angeht, so ist hin- 42
länglich bekannt, daß ihm diesbezüglich nichts Besonderes
eignet, als nur eine durch ständigen Gebrauch geübte Hand
und Hurtigkeit; jedoch wie untauglich jene ist, habe ich zuvor schon ausführlich erläutert und gezeigt, daß solche Hurtigkeit und Geschwindigkeit die Wiederherstellung des Sehvermögens der armen Leute wenig fördert, sondern wenn das
bei dem einen oder anderen geschieht, dann ist dies mehr dem
Glück als seiner Kunst und nicht seiner unmittelbaren Absicht zuzuschreiben; jedoch nur darum lockt er die Leute zu
sich, täuscht mit seinen Kunstgriffen und verschafft sich dadurch Vertrauen, damit er bei diversen, die nicht so arm
sind, Operationen machen, Lohn nehmen, Arzneien zu außer-
ordentlichem Preis verkaufen und so nach Einnahme des Geldes
nach Vagabundenart an einen anderen Ort reisen könne, um
auch dort unter Mißachtung jeglichen menschlichen Mitleids
genau die gleiche Komödie zu spielen.

Wer denn, bei dem auch nur ein Funken Christlicher Liebe ist,
wird nicht innerlich zum Mitleid bewegt? Wer entsetzt sich
nicht über so viele beklagenswerte Leute? Wenn in Erwägung 43
gezogen wird, daß diese durch irgendein Ereignis erblindeten
armen Leute doch dadurch einen gewissen Trost haben, daß sie
von anderen Schmerzen frei, durch ihren unglücklichen Zustand
die Herzen guter Leute zum Mitleid bewegen, so daß sie durch
kleine Geschenke und Almosensammeln sich in ihrem armen Leben
erhalten können; die darüber hinaus durch die gewaltsame Entfernung jener Abdeckung, die sie gehindert hatte, das Licht
zu sehen, wahrhaftig für kurze Zeit die Freude haben, das
Tageslicht, Farben und einige ihnen gezeigte Gegenstände
zu sehen; daß sie der Betrügerei des Scharlatans geopfert
werden, aber, da sie bald danach ohne jede Pflege entlassen werden, nicht nur wieder blind werden, sondern, als wäre
es nicht genug des Leids, auch durch die Inflammation der
Augen, durch die sehr heftige Zerreißung der verletzten zarten Teile Tränenfluß und unerträglichen Schmerz in Augen und
Kopf zu ertragen gezwungen sind und ganze Monate und Jahre

und häufig ihr ganzes Leben ungeheilt bleiben. Mir erschiene
44 es in der Tat sehr verwunderlich, wenn diejenigen, die vor
dem über die Hillmerschen Operationen urteilen und von ihm
bezaubert sind, nicht anfangen sollten, anders zu reden, sobald sie diese armen Menschen sehen, die in erster Linie
über Kopf- und Augenschmerz klagen, wobei sie die gräßliche
Hand dessen verfluchen, der ihnen so sicher versprach, sie
völlig zu heilen und ihnen wieder zum Sehen zu verhelfen;
im Gegenteil, dem Unglück der Blindheit, das sie sich bis zu
diesem Zeitpunkt mit Geduld zu tragen angewöhnt hatten,
wird noch mehr Ungemach hinzugefügt, kaum geringer als die
Blindheit selbst; insbesondere jedoch, sobald sie erkennen
sollten, daß all das Unglück nur von jenem ausgeht, daß er
weder vor der Operation, noch nach jener irgendeine Therapie betreibt, und daß auch die schlecht durchgeführte Operation selbst ein Grund dafür ist, die sie zuvor angesichts
der Schnelligkeit bewundert hatten.

Und konnte so die Medizinische Kanzlei dann, als alles offenkundig geworden war, mit Hillmer anders verfahren? Mußte sie
nicht jenen verwarnen, damit nicht den so erbarmungswürdigen
45 Leuten sich noch mehr beigesellten? Und war die Bedingung
nicht vernünftig, daß er zuerst diejenigen, an denen er
zur Probe Operationen gemacht und die er kuriert hatte, der
Medizinischen Kanzlei zur Beurteilung vorstellte, die ihm
darauf die Erlaubnis hätte geben können, dies weiter fortzusetzen? Weshalb damit eilen? Kann nicht bei solch einem
Menschen, der zehn Jahre blind gewesen ist, die Operation
noch um zehn Tage oder zehn Wochen aufgeschoben werden, um
sich darüber zuerst ein Urteil zu bilden? Selbige verlief
schon so unglücklich, daß dem keine Intention abhelfen kann.
Wenn er aber der Medizinischen Kanzlei gehorcht hätte, der
er das, sooft es ihm in Erinnerung gebracht wurde, heuchlerisch versprach, wenn er diese ersten Leute, entsprechend
dem der Medizinischen Kanzlei gegebenen Versprechen, kunstgerecht in seiner Wohnung behandelt hätte, wäre dann nicht
die Anzahl dieser armen Leute geringer? Mit welcher Ermächtigung eigentlich hat er weitergemacht, auch wenn er die Ope-

rationen korrekt vorgenommen hätte? Mit welchem Recht ist er
von der Entscheidung der Medizinischen Kanzlei abgewichen, 46
der alle Doktoren der Medizin und Wundärzte folgen, gehorchen und deren Ordres sie achten?

In gar keiner Weise kann er sich mit der Unkenntnis eines
Neuankömmlings entschuldigen; denn außer, daß ich ihm beim
ersten Mal, da er bei mir war, all das mit verständlichen
Worten in Gegenwart verschiedener Doktoren und Wundärzte in
Erinnerung gebracht, ich ihm noch mit einem Brief von meiner
Hand bekräftigt habe und sowohl durch die berühmten Herren
Doktoren Jakob Grieve und Johann Lerche als auch durch die
Sekretäre der Kanzlei alles habe deutlich darlegen lassen,
habe ich auch mehr als zehnmal, sooft er mich aufgesucht
hat, in Gegenwart anderer diese Ermahnungen wohlwollend wiederholt.

Der Ausgang seiner Operationen jedoch ist ihm durchaus bekannt, und er hat ihn an hunderten, es kann aber auch sein
an einem Tausend von Menschen, bei denen er auf Reisen
seine Operationen vorgenommen, jedoch nach Vagabundenart
selten das Ende abgewartet hat, studieren können und ganz
gewiß studiert; und wie groß sein eigenes Vertrauen in seine
Operationen gewesen ist, kann man leicht daraus schließen,
daß er das zuvor ausgehandelte Geld sofort danach mit Grob- 47
heit verlangt und den Ausgang der Behandlung nicht, wie es
einem ehrbaren Operateur ansteht, abwartet, sondern, nachdem er das Geld eingesammelt hat, in Eile an einen anderen
Ort abreist. Und deshalb wäre er, hätte ich es nicht aus
Vorsicht verhindert, schon längst nach Moskau und weiter gereist, um dort sein Theater aufzuführen, und hätte nicht
verabsäumt, auf dem Wege dorthin den armen Leuten Geld abzunehmen.

Und darum habe ich meiner Pflicht gemäß, jedoch nicht aus
Haß gehandelt. Wäre er ein guter und ehrbarer Operateur,
der seine Kunst verstünde und den Armen hülfe, weshalb sollte
ich ihm an Privilegien und Gerechtsamen abschlagen, was ande-

ren Doktoren und Wundärzten bewilligt wird? Verhindert das
der Umstand, daß er Neuankömmling und Ausländer ist, wie
einige dies boshaft ausdeuten? Sind denn nicht fast alle
Fremde, die die Medizin und Chirurgie in Rußland praktizieren? Darüber hinaus aber, was geht das mich an, was die Medizinische Kanzlei, von welcher Hand eine Operation gemacht
wird, wenn sie nur korrekt bewerkstelligt wird? Als ich jedoch gesehen hatte, daß er so sehr grobe Fehler macht, vollständig den allerkostbarsten Teil beschädigt, der vor allen
Sinnen als wichtigster den sterblichen Menschen geschenkt
worden ist, da wäre ich vor dem Allerhöchsten Gott dieser
Freveltaten teilhaftig geworden, die der unwissende und ungeschickte Okulist begeht (als ob er daran einiges Vergnügen hätte), auch mit nichtswürdigem Geschwätz die Operation
preist, nur damit er bei einer großen Zahl von Leuten sein
Handwerk betreiben könne, weshalb ich nicht ablassen kann,
alle und jeden, dem an seinem Wohlergeben gelegen ist, zu
warnen, sich vor solchen nichtswürdigen Leuten in Acht zu
nehmen, um nicht alsbald über seine Leichtgläubigkeit, über
unnütz verlorenes Geld, besonders jedoch über die Gesundheit
klagen zu müssen.

Jedoch sind solche Leute noch gefährlicher, sobald sie unter
dem Schein der richtigen Theorie und der Kenntnis von der
Struktur der Teile, aus dem das Auge besteht, eine falsche
Praxis betreiben, armen Leuten Hilfe versprechend, an die
nicht einmal auch der allergeschickteste Doktor dächte, und
indem sie in prahlerischer Manier die vorrätigen Instrumente
zeigen und erstaunliche Darstellungen von Krankheiten, die
sie an Augen bei Reisen durch ganz Europa beobachtet und kuriert haben, blenden sie durch solche Demonstration die Augen
der umstehenden Leute, zuvörderst, wenn sie an Blinden eine
Operation machen; bei all dem ist der Meister, welcher die
Instrumente verfertigt, und der Maler, der die verschiedenartigen Krankheitsfälle abgezeichnet hat, größer als der
Demonstrator und Prahlhans, welcher die subtil gefertigten
Instrumente nicht anders verwenden kann, als zum Schaden der
Kranken.

Es gibt so viel berühmte Doktoren und erfahrene Wundärzte,
die von jungen Jahren an in den Grundlagen ihrer Wissenschaft
Unterweisung erhalten, auch jene sich angeeignet haben und
sie dann auf Verstand und Erfahrung gründeten, an welchen
Personen dank der Großzügigkeit und mütterlichen Güte der
Allerdurchlauchtigsten MAJESTÄT, der KAISERIN des Allrussischen Reiches, kein Mangel ist, denen die menschliche Gesundheit und Wohlfahrt ohne Besorgnis anvertraut wird; aber von
all diesen wird nicht einer unter ihnen eine Behandlung an
so vielen armen Kranken ohne eine Beratung mit anderen vornehmen.

Jene sind in der Behandlung von Augenkrankheiten nicht unerfahren. Häufig werden in Rußland sogar die bedeutendsten
Operationen durchgeführt, nur mit dem Unterschied, daß sie
allein in solchen Fällen gemacht werden, wenn man davon
einen Nutzen erwarten kann; daß jedoch Hillmers Bewunderer
keinen solchen gesehen haben, kommt daher, daß vor der Operation darüber niemand nach Scharlatansitte mit Trompeten
und Flugblättern unter dem Volk einen Lärm erhebt. Die wirklichen Wundärzte betreiben ihre Angelegenheiten wie ehrliche
Leute still, in Gegenwart eines oder zweier dazu gebetener
Doktoren oder Wundärzte.

Seine Medikamente, die er dem Volk auf betrügerische Weise
unter dem Namen geheimer und approbierter Mittel aufhalst, um
sie zu einem exorbitanten Preis zu verkaufen und davon seinen
Gewinn zu haben, hat die Medizinische Kanzlei leicht entschleiert und festgestellt, daß sie aus dem unten Aufgeführten zusammengesetzt sind.

Sein sogenanntes Augenpulver besteht aus präparierter Tutia,
Aloe, Kandis und Saccharum saturni.

Die Augenmilch wird aus vorerwähntem Pulver durch Zugießen
von Rosen- und aus Pflanzen des Wegerich und der Euphrasia
destilliertem Wasser zu jenem verfertigt.

Die Augensalbe ist nichts anderes als die bekannte weiße Salbe, die aus Baumöl, Bleiweiß und Kampher gemacht ist.

Sein Augengeist ist zum größten Teil zusammengesetzt aus Salmiakgeist mit doppelt destilliertem Weingeist, der die Harnbestandteile süß macht und deren Flüchtigkeit mildert, wozu noch eine kleine Menge Liquor anodyni mineralis hinzugefügt ist, oder Spiritus nitri dulcis.

Sein Räucherpulver gegen Taubheit und verschiedene Ohrenkrankheiten besteht aus Succinum album und flavum, Zucker und Kopfkräutern mit einer reichlichen Portion Kümmelsamen und gebranntem Ton im Gewicht aller vorgenannten Bestandteile,
52 auch zum Kassieren eines größeren Gewinns; jedoch solche Medikamente sind Tag für Tag in Gebrauch, auch den Erstanfängern dieser Wissenschaft zum größten Teil bekannt und nicht von Wichtigkeit; unterdessen werden sie aber von ihm für teures Geld verkauft, nur zeigen sie keine besondere Wirkung.

Was aber seine innerlichen Medikamente angeht, die von ihm nach Vagabundenart gegen alle Krankheiten schamlos gerühmt werden, so können sie in gewissen Fällen als durchaus bekannte Mittel gelegentlich angewandt werden.

Sein Pulver gegen die Fallsucht muß sogar mehr Schaden als Nutzen bringen, weil es zum größten Teil aus Holländischem kreidigen Zinnober besteht, dem sogenannten Vermillon, was seine tiefrote Farbe hinreichend anzeigt, vermischt mit einigen alkalischen Salzen; und diese Sorte Zinnober verursacht wegen der in ihr enthaltenen Giftwirkung immer grossen Schaden.

Gleichermaßen falsch ist auch, daß sein aus Spiritus gemach-
53 tes Brustelixier bei jeglichen Brustkrankheiten, die mit unterschiedlichen Anfällen verknüpft sind, Hilfe brächte und dazu ausreichen könnte, weil es nichts anderes ist, als das Brustelixier, das es in allen Apotheken unter dem Titel Rex Daniae gibt, jedoch von ihm zum Verheimlichen seiner wirklichen Bezeichnung und um sich einen großen Gewinn zu verschaf-

fen, ohne Safran bereitet ist. Das läßt sich aus dem Geruch feststellen, daß jenes Elixier aus Salmiakgeist mit Phoeniculum und Anissamen zusammengestellt ist, und aus dem süßen Geschmack, daß in ihm der gekochte Saft der Süßwurzel enthalten ist. Auch scheint, daß es noch etwas vom Brustelixier Wedelii in sich hat, das aus Gummi ammoniacum, Benzoe und anderem bereitet wird.

Sein anderes Elixier aber, das unter dem Namen eines Universalheilmittels angepriesen wird, kann nicht nur nicht ohne sehr große Lüge so bezeichnet werden, sondern uns ist auch völlig bekannt, daß es aus Aloe, Myrrhe und Wurzeln von Gentiana, Zedoaria, Pimpinella und dergleichen unter Zusatz von Theriak und rektifiziertem Weingeist zusammengesetzt ist; woraus man leicht schließen kann, daß es als erhitzendes Medikament zum größten Teil, besonders jedoch bei hitzigen Erkrankungen, auch an Entzündungen des Leibes, bei Schwindsucht, bei schwindsüchtigen Fiebern und ungezählten anderen Krankheiten, wo mehr lindernde und betäubende Mittel erforderlich sind, zum echten Gift zu erklären ist, und folgerichtig mit solchen Krankheiten beladenen Leuten den Tod bringen kann, wie diesbezüglich aus dem Register (unter Buchstabe I) hinlänglich erhellt. 54

Erfahrene Mediziner, denen die Natur des menschlichen Körpers bekannt ist, und die demnach in Erwägung ziehen, daß so sehr verschiedene und gegensätzliche Ursachen Krankheiten erzeugen, haben seit jeher verstehen können, daß jede Hoffnung auf Erhalt eines Universalmedikaments fahren zu lassen ist.

Jenes suchen die Alchimisten, die sich hartnäckig an ihre Überlieferungen halten; und fast um keiner Gefahr willen wollen sie vernünftiger sein.

Freche Scharlatane geben einem zusammengemixten Elixier, einer Tinktur, einem Pulver oder einem anderen ähnlichen Medikament, dessen Wirkungen vielfach sie selbst auch nicht kennen, sehr tollkühn diese Bezeichnung; ohne jegliche Scham und ohne sich 55 um die Gesundheit zu sorgen, sondern nur um der Leute Geld, betrügen sie mit solch einem Titel das Volk.

Und unter diesem finden sich immer einfältige Leute, die Fleiß und Mühe auslassen (wodurch Studium, Wissenschaft und Kunst bewerkstelligt werden, denen die Mediziner lange Zeit hindurch Mühe und Jahre gewidmet haben, woraus zu guter Letzt die praktische Erfahrung hervorgeht) und sehr viel mehr zuvörderst windigen Schreihälsen glauben und sich solchen anvertrauen, die nichts von der Gewinnung und Wiederherstellung ihrer Gesundheit verstehen, jene bestärken sie nach Willkür und Forderung mit Geschenken. Im Gegensatz dazu jedoch verlangen sie von den wirklichen Medizinern vielfach kostenlos oder für geringes Entgelt Fleiß und Mühe, wenn sie durch ein trauriges Resultat zu Verstand kommen und diese um Hilfe zu bitten wiederum gezwungen sind.

56 Mehr noch, auch das für eine gewisse Krankheit beste Medikament kann bei einer anderen tödlich sein, und deshalb wird es nicht unverdient mit einem Messer in Kinderhand verglichen, welches an sich nicht schädlich ist, aber durch Handhabung gefährlich werden kann, wie auch schließlich nicht für jedes Alter, Geschlecht, Temperament und jede Krankheit gleiche Speise und Trank, so kann auch nicht gerade bei diesen jederzeit das gleiche Medikament nützlich sein.

Man kann auch erkennen, wie unbedacht jene verfahren, die fremden, brieflich versendeten, allein um des Gewinns willen gerühmten, unbekannten Medikamenten nicht nur ihr Leben und die Gesundheit anvertrauen, sondern diese auch anderen mit Versicherung der Wirksamkeit aufhalsen, wofür wir Mediziner täglich traurige Beispiele haben.

Meine Pflicht habe ich erfüllt, indem ich das Volk gewarnt habe, sich vor solchen Betrügern zu hüten, über die schon Hippokrates mit folgenden Worten geschrieben hat: *Das Übel*
57 *wäre noch erträglich, wenn die, welche die medizinische Wissenschaft nicht richtig betreiben, mit der Belohnung allein sich begnügten und darüber hinaus nicht noch die Kranken ohne*

*deren Schuld ins Verderben stürzten, wozu die Schwere der
Krankheit allein sich als unzureichend erwiese, wenn nicht
die Unwissenheit des Scharlatans sich ihr zugesellte.* Ja,
ich werde auch künftighin mich nicht mit diesen Leuten gemein
machen, sondern ich werde bestrebt sein, kraft des verordneten Erlasses und unter Verfolg der mir von der Allerdurchlauchtigsten Allrussischen MAJESTÄT, der KAISERIN, anvertrauten Pflicht ihre Eigenmächtigkeit zu zügeln.

Jedoch bevor ich ende, kann ich nicht umhin, der tadelnswerten Meinung, oder sozusagen derjenigen Unbedachtsamkeit Erwähnung zu tun, mit der ein angesehener Herr (den ich immer
als Freund anzusehen mir zur Ehre angerechnet habe), der
hauptsächlichste Beschützer und Patron Hillmers, wegen dieses
dazu untauglichen Menschen meinen guten Namen und die Ehre
der Medizinischen Kanzlei auf gefährliche Weise beleidigt hat
nicht nur bei Privatleuten, sondern auch bei allerhöchsten
Personen.

Unwissende schlußfolgern gewöhnlich unüberlegt, jedoch Spötter, die bei all ihrer Beschäftigung nichts tun und die beste
Zeit des Lebens müßig und mit nichtswürdigen Reden hinbringen, oder die ihre ungewöhnlichen Kleider einem Spiegel darbieten, sie bewundern und auf diese Weise durch sich selbst
befriedigt werden, fast immer die ersten sind, die das Verhalten anderer Leute (im Guten oder Schlechten) als angenehme
Träume ihr Gehirn umgaukeln lassen, berechnen (nach dem allerschlechtesten Maß), worüber sie urteilen, und sie eröffnen
ihre Meinung hochtrabend ohne jegliche Frage den dieser Angelegenheit Unkundigen; jedoch denen, die diese wirklich
kennen, dienen sie nur zum Spott. Solche Leute sind immer
langweilig und verdrießlich gewesen; über sie klagt auch zu
seiner Zeit Hippokrates am Anfang der Regel auf folgende
Weise: *Die Medizin ist unter allen Wissenschaften die hervorragendste, jedoch bei Beurteilung des Unwissens derer, die
sich mit ihr beschäftigen, und derer, die darüber unvernünftig urteilen, stellt sie sich unter allen Wissenschaften fast
als allergemeinste dar.* Ja, er hat auch den Grund dieses Irrtums nicht vergessen, weil er dem zugefügt hat: *daß nur in*

*den Bereichen der Medizin allein keinerlei Strafe festgelegt
ist, außer allein der Verachtung; nur verletzt die Schande
die nicht, die sich bereits ohne Scham an sie gewöhnt haben.*
Ich führe diese Worte deshalb hier an, weil sie irgendwo
anders vorzubringen, nicht so angemessen wäre.

Hillmer ist unter dem so dreist angenommenen Titel eines Mediziners in dieser Wissenschaft völlig unkundig. Und sein Verteidiger, der ohne jedes Recht sich ein Richteramt über die Angelegenheiten der Medizinischen Kanzlei anmaßt, tut frei seine Meinung über eine ihm völlig unbekannte Angelegenheit kund.

Dazu sind es bereits drei Jahre, daß IHRE KAISERLICHE MAJESTÄT aller Reußen die Administration der Medizinischen Kanzlei und der gesamten Medizinischen Fakultät in dieser großen und weiten Monarchie meiner Obhut allergnädigst übertragen hat, und sicherlich ist mein Dienst der Erhabenen PERSON IHRER MAJESTÄT bis jetzt allergnädigst nützlich gewesen: weil nicht zuletzt ich gerade in dieser Zeit besondere Zeichen der allerhöchsten Gnade verspürt habe, und ohne eitles Lob wage ich zu sagen, daß ich seit der Zeit, als ich in dieses mein Amt eingesetzt worden, aufs äußerste bestrebt gewesen bin, meine Pflicht zu erfüllen und auf das allgemeine Wohl der Medizinischen und Chirurgischen Fakultät Acht zu haben, gleichfalls auch die Rechte der Kanzlei zu verteidigen.

Aber damit nicht ich mich und die Kanzlei mit vielen Worten verteidige, so mag der Ankläger, wenn auch nur mit einem Beispiel, uns einer Freveltat überführen; dann werde ich keinerlei Überprüfung und gerichtlicher Untersuchung ausweichen.

Wenn er aber dies nicht beweisen kann, so bitte ich hingegen nicht übelzunehmen, wenn ich mit diesen gedruckten Worten darlege, daß er sich zu einem unvorsichtigen Beschwerdeführer gemacht und als Person erwiesen hat, die so einem Ehrenmann nicht ansteht, und für einen so gewissenhaften Herrn ungebührliche Worte geäußert hat, wodurch Ehre, Ruf und guter Name ehrbarer Leute offenkundig beleidigt worden sind. Und

darum geziemt es sich für ihn, eingedenk seiner Redereien,
diese zu lassen und zu wissen, daß jedem ehrenhaften Menschen sein guter Name mehr als sein Leben am Herzen liegen   61
muß, folglich eine Kränkung des ersten auch für jenes gleich,
wenn nicht für das letztere noch größer sein wird.

Indessen hatte ich niemals gedacht, daß ich wegen eines solchen Menschen wie Hillmer zur Feder greifen müßte; allein,
besonders schmerzt mich, daß nach so großen Hindernissen und
Verlust an so schöner Zeit, die für die Bändigung der unerhörten Eigenmächtigkeit des so unverschämten Menschen aufgewandt werden mußte, auch zur Verhinderung größeren Elends,
daß ich nach seiner Ausweisung unter Bewachung (damit er
außer den durch seine Schuld schon in die größte Misere gebrachten Leuten auf der Durchreise nicht noch mehr unglücklich machen konnte) genötigt war, die vorurteilsbehaftete
Meinung über ihn zu zerstören und aus der über ihn angelegten Akte zur Unterrichtung des Volkes eine Erklärung zu geben und zu beweisen, daß die Medizinische Kanzlei nichts anderes getan habe, als nur, was ihr die Vorschriften befehlen.
Im übrigen hat sie ihm jegliche Wohltat und Schutz versprochen, wenn er sich als ehrenhafter Operateur erwiese, und   62
hat (wie das er und seine Vertreter fälschlich vorbringen)
ihm nicht untersagt, in der Auseinandersetzung zu erwidern
und sich zu verteidigen, wie dies aus dem Journal und den
Zeugnissen so vieler ehrenhafter Personen bekannt ist; jedoch handelte die Kanzlei so, wie sie handeln mußte, weil
völlig klar ist und heller als das Mittagslicht, daß seine
Absicht die gewesen ist, nachdem er sich von der Aufsicht
dieser Kanzlei in Sankt Petersburg befreit haben würde, dann
in Moskau und in anderen Städten des Reiches kurze Zeit zu
verweilen, den vorgenommenen Reiseweg zu absolvieren, mit
böser Arglist sich zu bereichern, ohne einen glücklichen
Ausgang von seinen Operationen und Medikamenten zu erwarten
(wie er das in den Städten Livlands und Estlands unter Mißbrauch meines Namens getan hat) wiederum abzureisen und so
unter Mißachtung der Rechte, Privilegien und Ehre der Kanzlei zu triumphieren. Gegen dieserart Vorauszusehendes bin

63 ich verpflichtet, rastlosen Fleiß aufzuwenden, und solange ich in diesem Amt durch allerhöchste Gnade der Allerdurchlauchtigsten Mächtigsten Erhabenen MAJESTÄT, der KAISERIN aller Reußen, zu dienen habe, werde ich dies immer tun.

HERMANNUS KAAU BOERHAAVE

Lit. A.

Brief aus Carskoe Selo vom 15. September 1751 vom Geheimen
Rat Kaau Boergave an den Physikus und Medikus-Konsularius
der Medizinischen Kanzlei, Herrn Doktor Grif.

MEIN HERR!

Ich habe aus Ihren Briefen vom 11., 12. und 13. ersehen, daß
Sie den Herrn Okulisten Hillmer in die Medizinische Kanzlei
gerufen und ihm meine Ansichten und Resolutionen kund gemacht
haben, welche darin bestanden, daß ihm solange nicht gestattet sein werde, Operationen vorzunehmen, bis er in Gegenwart
von durch jene Kanzlei bestimmten Doktoren und Wundärzten
für diese Operationen eine Probe liefert an Personen, die
ihm von der Kanzlei übergeben würden, oder an welche er selber gerät; zweitens, wenn er die ersten Proben glücklich und
mit Approbation dieser Kanzlei durchführt, daß ihm dennoch
nicht gestattet sein werde, ohne Anwesenheit dieser bestimmten Doktoren und Wundärzte, weder bei Reichen noch auch bei
Armen diese öffentlich oder privat vorzunehmen; und deshalb
wolle er immer durch Billette der Kanzlei Mitteilung machen,
welche Operation er an wem und zu welcher Stunde auszuführen
hat; und diese zwei Punkte hatte er mit Vergnügen akzeptiert.

Jedoch aus Ihrem Brief vom 14. September, der an mich nach
Carskoe Selo durch Kurier geschickt und selbigen Tages von
mir empfangen worden ist, ersah ich, daß er mit dem dritten
Punkt nicht zufrieden war, da ihm nämlich durch meine Order
angetragen worden: daß die Kanzlei aus vielen Gründen ihm
nicht erlauben kann, seine eigenen Medikamente, weder öffentlich noch privat, zu verkaufen. Durch diesen Brief wurde
ich in Kenntnis gesetzt, daß jener Hillmer noch am Morgen
desselben Tages, ohne davon der Medizinischen Kanzlei irgendeine Nachricht gegeben zu haben, Operationen vorgenommen
hatte. Ich bitte Sie, daß über diesen Punkt Sie ihm die folgenden Erläuterungen kund machten:

1) Daß alle in Sankt Petersburg verkauften Medikamente der Krone zu gehören haben, welcher auch der erhaltene Gewinn allein gehört.

2) Und so ist kraft der Gesetze und Verordnungen jedem, wer immer es auch sei, verboten, äußerliche sowohl als auch innerliche Medikamente zu verteilen oder zu verkaufen; denn dieses Privileg gehört allein den kroneigenen Apotheken.

3) Diese Verordnungen beinhalten, wenn wer irgendein besonderes Arcanum besitzt oder eine Komposition, daß deswegen ein Antrag an die Kanzlei zu stellen ist, und sei es, sie erachte es ihrer Approbation für würdig, so wird diesem eine gebührende Belohnung dafür gegeben, jedoch ist das Medikament an das Volk von den Apotheken auszugeben, weil keiner Privatperson erlaubt werden kann, unter Mißachtung der kroneneigenen Apotheken eigene Medikamente zu verkaufen.

Daher kann der Herr Okulist Hillmer die zweifache Erklärung haben:

Erstens, daß er keinerlei Medikamente, weder äußerliche, noch auch innerliche verkaufen kann.

Zweitens, daß es wenig wahrscheinlich ist, daß ihm für seine Arcana und Mixturen eine Belohnung gegeben werde, weil das gewiß ist, daß seine innerlichen und äußerlichen Medikamente, die er zur Attestierung der Medizinischen Kanzlei gab, nicht als Arcana bevorzugt werden können, da ich diese selbst geprüft und Außerordentliches oder Besonderes in ihnen nicht gefunden habe; ja sie besitzen auch nicht die Wirkung, welche ihnen jener Okulist Hillmer in seinen Flugblättern zuschreibt, jedoch entspricht alles dem, was Scharlatanerie genannt wird, und kann wahrlich dem Sprichwort Mundus vult decipi (das heißt: Die Welt will betrogen werden) zugerechnet werden.

Soviel konnte ich durch die Regeln der Kunst entdecken und ist mir erinnerlich, daß sein hauptsächlichstes Medikament unter dem erhabenen Titel eines Universalheilmittels nichts anderes ist als Elixir propietatis aus Aloe und Myrrhen, nur ohne Safran.

Und das zweite ist das echte Elixir pectoralis Regis Daniae, jedoch gleichfalls ohne Safran; und so ist in diesen beiden Medikamenten das Beste weggelassen, jedoch ungeachtet dessen will er diese Medikamente zehnmal teurer verkaufen, als in unseren Apotheken.

Drittens ist sein Pulver gegen die Fallsucht nichts anderes als das echte Holländische Vermillon, welches bei innerlicher Anwendung sehr gefährlich ist, was mich auch veranlaßt hat, seinen Gebrauch in allen Apotheken wegen seiner Giftwirkung vor einiger Zeit zu verbieten. Sein Vermillon ist noch mit etwas alkalischer Materie vermischt, was nichts anderes ist als gereinigte Asche oder Salz aus verbrannten Knochen.

4) Sein Augengeist ist auch nichts anderes als Salmiakgeist mit Spiritus nitri dulcis, oder mit schwachem liquor anodynus mineralis, mit oleum destillatum foeniculi.

5) Sein Augenpulver ist nichts anderes als saccharum saturni und tutia praeparata mit Aloe und sacch. alb. cand.

6) Auch seine Augensalbe ist nichts anderes als unguentum album ex oleo cum cerussa et camphora.

7) Sein Räucherpulver für die Ohren ist nichts anderes als Kümmelsamen mit einigen Kopfkräutern, cum succino albo, succino flavo, saccharo und etwas gebranntem Stein.

Und das ist alles, was ich an diesen so genannten Medikamenten entdecken konnte, die auch dem allerersten Anfänger dieser Wissenschaft nicht unbekannt sind.

Und weil die Medizinische Kanzlei verpflichtet ist, nicht nur über das Interesse der Krone zu wachen, sondern sich auch um den Vorteil des Volkes zu mühen; auf das es nicht betrogen

werde, deswegen kann jene Kanzlei nicht erlauben, daß diese
Medikamente zu einem so hohen Preis verkauft werden, wenngleich
es auch nicht im Gegensatz zu Erlassen und Verordnungen
stünde; unterdessen jedoch wünsche ich, daß seine Operationen
bessere Erfolge haben mögen, als seine Medikamente
haben können.

Von seiner Schnelligkeit, mit der er seine Operationen vornimmt,
soll man sich nicht blenden lassen, weil diese von
täglicher Erfahrung abhängig ist.

Denn mir hat die Erfahrung gezeigt, daß gewisse Leute, die
sich in dieser Kunst als große Meister erwiesen haben, beinahe
so viel Augen verhunzten, wie sie Operationen an ihnen
72 vornahmen, wenngleich diese mit bewundernswürdiger Accuratesse
verbunden waren.

Deshalb verlangt die Vorsicht, den Ausgang davon abzuwarten.
Auf andere Weise jedoch kann das nicht geschehen, als unter
Ablauf gehöriger Zeit und mit Zeugenschaft.

Die Nachrichten, die ich von anderen Orten habe, hindern mich
angesichts der Menge, ihm die Erlaubnis zur Ausführung von
Operationen zu geben, und ich sehe mich deshalb gezwungen,
diese noch für einige Tage aufzuschieben, bis ich von denjenigen,
die dieser Hillmer bereits ausgeführt hat, bessere
Kenntnis erhalte.

Inzwischen jedoch bin ich unterricht worden, daß jener Hillmer
anfängt, ohne Benachrichtigung der Kanzlei seine Operationen
auszuführen, daß er im Gegensatz zu seinem Versprechen
auch andere Krankheiten behandelt, was der Scharlatanerie
gleicht; und da kraft der Erlasse niemand mehr praktizieren
darf außer dem, der von der Medizinischen Kanzlei geprüft und
dazu für würdig befunden worden ist, deshalb befehle ich, daß
ihm dies aufs strengste zu verbieten ist, solange er nicht
darin examiniert wird; wenn er sich als ehrenhafter Mensch
73 aufführt, dann werde ich für seine Kunst jegliche Achtung und
seinem Verdienst gemäß ihm jede Gerechtigkeit erweisen.

Falls er sich aber als Scharlatan aufführt, wie ich weiß, daß er sich an verschiedenen Orten in Europa gezeigt hat, dann hat er auch solche Behandlung zu erwarten, wie ihm an vielen Orten geschehen.

Und so beliebt, ihm diesen Brief von Anfang bis Ende in der Medizinischen Kanzlei zu verlesen, den ich eigenhändig geschrieben und unterschrieben habe. Und ihn bitte ich, daß er diesen Brief so anhöre, als würde ich selbst mit ihm sprechen.

Ich verbleibe mit jeglicher Wertschätzung

    IHR
  MEIN HERR
   ständiger Diener

74   Lit. G.

Übersetzung des Deutschen Berichtes, der an die Medizinische
Kanzlei vom Stadt-Physikus Doktor Kejling aus Narva geschickt
wurde, vom 19. September 1751.

Ich kann es nicht umgehen, daß ich hiermit der Medizinischen
Kanzlei über den kurzzeitigen Aufenthalt in hiesiger Stadt
des sich Königlich Preußischer Hofrat und Professor nennen-
den bekannten Hillmer, über seine Taten, über die von ihm
unternommene Augenbehandlung, über daraus entstandene Folgen,
und über weitere dazu gehörende Umstände, worüber ich in
meinen früheren Berichten vom 9. und 12. dieses Septembers
wegen der Sachlage noch nicht vortragen konnte, jetzt jedoch
alleruntertänigst und meiner Pflicht gemäß berichten muß.

Dieser Okulist kam hier am 27. August dieses Jahres um 10 Uhr
vormittags an und schickte eine Stunde danach einen Menschen
zu mir, um mich über seine Ankunft in Kenntnis zu setzen,
und befahl dabei, mir zu sagen, daß ihm selbst es nicht möglich sei, zu mir zu kommen, da er keine Pferde bei sich habe;
wenn aber ich zu ihm komme, dann werde ihm das angenehm sein.
Um 5 Uhr abends fuhr ich zu ihm in das Quartier, vor allem,
um ihm die Königlich Schwedische Verordnung über Medizinische
Angelegenheiten bekannt zu machen, gleichfalls auch den am
16. März 1750 im Dirigierenden Senat abgefaßten und aus der
Medizinischen Kanzlei am 6. April desselben Jahres an mich
geschickten Erlaß, damit er sich nicht mit Unkenntnis herausreden könnte. Und wie ich seinem Diener Order gab, mich bei
ihm zu melden, da schickte er eben diesen Diener zu mir in
den Hausflur mit solcher Antwort, daß der Herr Hofrat mich zu
sich nicht einläßt darum, daß er sich jetzt schlafen gelegt
habe, aber bittet, daß ich zu ihm am nächsten Morgen käme;
und weil ich in meiner Absicht, Herrn Hillmer IHRER KAISER-
LICHEN MAJESTÄT Erlaß und die Schwedische Verordnung über Medizinische Angelegenheiten kund zu machen, durch seine Ab-
75   sage gehindert worden bin und da ich nicht den Wunsch hatte,
ein weiteres Mal zu ihm zu fahren, ging ich am folgenden Tag

morgens zum Magistrat, der zu der Zeit anwesend war, um ihm
zu unterbreiten, wie bei Erwägung des erwähnten Erlasses
IHRER KAISERLICHEN MAJESTÄT mit Herrn Hillmer zu verfahren
ist und ob nicht Order gegeben werde, mit mir als Physikus
hiesiger Stadt zu sprechen, ohne noch seine Behandlung begonnen zu haben. Darauf wurde vom Magistrat der Protonota-
rius zu Herrn Hillmer geschickt mit der Verlautbarung, daß
der Magistrat sich darüber wundert, daß er, Hillmer, weder
ihm Kenntnis von seiner Ankunft gegeben, noch auch mit mir
über die von ihm vorgenommenen Kuren gesprochen habe. Jedoch
Herr Hillmer, der darob in Zorn geriet, erklärte, daß man so
mit ihm noch nirgends verfahren wäre; und weil er Hofrat,
Professor und Doktor sei, so könne man sich leicht denken,
daß er bereits beglaubigt ist, und deshalb halte er es für
überflüssig, mit mir zu sprechen; dabei drohte er, daß er
darüber nach seiner Ankunft in Sankt Petersburg gehörigen
Ortes berichten werde, weil er nämlich dorthin Seiner Exzel-
lenz Herrn Geheimrat von Boerhaave geschrieben habe; und damit begann er seine Operationen und den Verkauf innerlicher
Arzneien, die auf Flugblättern beschrieben waren. Und wenngleich besagter Herr Hillmer am Freitag vormittags sowohl
mich als auch den Magistrat zu seinen Operationen auch eingeladen hatte, bin ich doch nicht zu ihm gegangen, und in Gegenwart von Bürgermeister Krumpejn, verschiedenen Magistratsmitgliedern und anderen Einwohnern dieser Stadt fuhr er
eigenmächtig fort mit seinen Operationen, welche alle, ausschließlich einer, einen bösen Erfolg hatten.

Die erste Operation nahm er vor an der aus dem Kreis Dorpat
hierher gereisten Frau Landrätin Baronin von Rosen, in deren
eigenem Quartier am 28. August mittels Stardepression und
erhielt dafür 100 Tscherwonzen.

Am 29. und 30. desselben Monats führte er eben diese Opera-
tion durch an der alten Frau eines in schwedischem Dienst ge-
wesenen Majors, der Witwe Avtlek, an dem russischen Fleischer 76
Prokofij Rezakovyj, an eines russischen Kaufmannes Tochter,
Frau Praskov'ja Ivanova, an einer betagten Schwedin, der Witwe
Anna Spreng.

Jedoch von jenen 6 Personen, bei denen Hillmer den Star mit
der Nadel deprimiert hat, sieht allein nur der Soldat Stepan - auf dem linken Auge; die übrigen fünf blieben blind
oder erblindeten bald nach der Operation wieder.

Denn bei einigen von ihnen stellte sich sofort nach Entfernung des Stars und bei den anderen nach Verlauf kurzer Zeit
heftige Rötung, Schwellung und so empfindlicher Schmerz an
den Augen ein, daß die Leidenden fast verzweifelten, und bei
einigen dauern diese Affektionen bis jetzt an.

Bei der Frau Landrätin Baronin von Rosen, begannen sich die
angegebenen Affektionen am fünften Tag nach der Operation zu
zeigen, nur wenige Stunden später, nachdem Herr Hillmer mit
den hundert Tscherwonzen, die er erhalten hatte, abgereist
war; und weil sie von der Heftigkeit des Schmerzes erschöpft
war, schickte sie am 5. dieses Monats einen ihrer Söhne nach
Sankt Petersburg zu Herrn Hillmer, um von ihm Arzneien zur
Linderung ihrer unerträglichen Qualen zu verlangen. Zwar verschwanden schon bis zu dessen Rückkehr sowohl Rötung wie
auch Schmerz zum größten Teil, nur ist sie dabei des Sehens
auf dem Auge, an welchem die Operation vorgenommen worden,
gänzlich beraubt und vollständig erblindet. Und so ist sie
am 11. dieses Monats, das heißt zwei Wochen nach der Operation, in viel schlimmerem Zustand, als sie sich vor der Operation befunden, mit großem Kummer wieder auf ihre Güter gefahren. Am Tage vor ihrer Abreise besuchte ich sie, und auf
meine Bitte zeigte sie mir das Auge, an dem die Operation
vorgenommen worden ist. Nach Öffnung desselben fragte ich,
nachdem ich mich so nah wie möglich zu ihr gestellt hatte,
ob sie mich sehe. Darauf schrie sie auf: Ach mein Gott! Ich
sehe nicht nur Sie nicht, sondern auch kein bißchen Tageslicht, das ich doch vor der Operation gesehen habe. Und ich
bin dann selbigen Mittag bei ihr geblieben.

Die anderen von Herrn Hillmer hier vorgenommenen Operationen
hatten den gleichen schlechten Erfolg.

Bei der siebenjährigen Tochter des hiesigen Kaufmanns Baleman hatte sich nach Pocken am linken Auge ein Staphylom eingestellt; ihr Vater stellte sie Herrn Hillmer vor, der für die Behandlung hundert Rubel^8 verlangte, jedoch auf großes Bitten des nicht begüterten Menschen erließ er 50 Rubel, und da er die Operation am Tage vor seiner Abreise vorgenommen, fuhr er nach Empfang des Geldes den folgenden Tag, nachdem er zu Mittag gegessen, aus der hiesigen Stadt weg nach Sankt Petersburg und zwar mit demselben Zeremoniell, mit dem er hier ankam: Vor ihm fuhr ein Mensch, der auf einem Waldhorn spielte; und nur fünf Tage ist er hier geblieben, ohne daß er bei irgendwem den Ausgang der von ihm vorgenommenen Behandlung abgewartet hätte.

Dabei muß ich zur Rechtfertigung Herrn Hillmers erwähnen, er hat dem Vater des vorgestellten Mädchens nicht versprochen, daß es ihm nach der Operation möglich sein werde, wie früher zu sehen, sondern nur, daß das kranke Auge nach Größe und Form völlig dem gesunden gleichen wird; allerdings ist das nicht seinen Worten gemäß in Erfüllung gegangen; weil durch das Aufschneiden des Staphyloms die Augenfeuchtigkeit stärker hervortrat, verkleinerte sich das Auge und fiel ein, und aus der angebrachten Öffnung wuchs von neuem eine Membran heraus, weshalb die Eltern fürchten, daß das Auge bei ihrer Tochter böser als zuvor würde.

Auch hat Herr Hillmer bei des russischen Dieners Ignatij Grigor'ev Sohn ein Häutchen mit einem kleinen Messer entfernt, nur erlitt der durch die Rötung äußerste Pein und sieht schlechter als zuvor.

Bei des hiesigen Schneiders Frau hatte sich an beiden Augen eine Phalangosis gebildet, weshalb sie Hilfe bei Herrn Hillmer suchte, und dieser gebot, bei ihr mit einer kleinen Zange zu zupfen, allein, da die Haare aus den Lidern zur Pupille hin wachsen, sind sie zum größten Teil abgerissen, wodurch bei ihr das Stechen größer als zuvor geworden und überhaupt keine Linderung erfolgt ist.

78 Alle oben beschriebenen Patienten, über welche ich hiermit
der Medizinischen Kanzlei gehorsamst berichte, habe ich außer
der einen Frau Landrätin von Rosen, die, wie oben erwähnt,
am 11. dieses Monats wieder auf ihr Gut abgereist ist, gestern und am dritten Tag selbst genau untersucht, und ich
versichere wahrhaftig, daß mir nichts bekannt geworden ist,
was eine unverdiente Beschuldigung des Herrn Hillmer beträfe
oder unbegründet zu nennen wäre.

Was seine Operation bei der Entfernung des Stars anbelangt,
so nimmt er die ohne Unterschied an Leuten jeden Standes und
Alters vor und ohne die geringste Untersuchung; er zieht das
wenig in Betracht, ob es 1, 2 oder 10 Jahre her ist, seit
die Trübung begann.

Mir ist zuverlässig gesagt worden, daß er die Operation mit
runder und spitzer Nadel vornimmt, welche ehemals verwendet
wurden, da er die für ungeeignet hält, die an der Spitze nach
Art eines schmalen Myrtenblättchens etwas abgeflacht sind,
und er raisoniert viel, wie ich gehört habe, über den englischen Okulisten Taylor, der seine Operationen mit der in jüngster Zeit gebräuchlichen Nadel vornimmt, über welchen er,
Hillmer, auch sonst nicht sehr achtungsvoll redet.

Dabei flucht der besagte Hillmer, wie viele berichtet haben,
eine Menge bei der Operation am Auge, und sobald er diese
vollbracht hat, veranlaßt er seine Patienten, allerlei Dinge
zu benennen, die er ihnen zeigt, und seinen Namen zu preisen.
Und am 3. oder 4. Tag nach der Operation gebietet er ihnen
schon, wofern ihnen dies zu tun möglich ist, ohne Brille zu
lesen, und die vielzitierte Landrätin von Rosen hat mir versichert, daß er dasselbe auch ihr zu tun befohlen habe; weshalb es nicht zu verwundern ist, wenn der Star sich wieder
aufrichtet und verschiedene schwere Affektionen das Auge befallen. Allen seinen Patienten gebot er, zerstoßenes Alaun
mit Eiweiß auf einem Lappen auf die Augen zu legen; und er
gab ihnen in einem Gläschen von seiner sogenannten Augenmilch.

Insgesamt scheint es, daß er seinen Kranken nicht genügend
eingeschärft hat, daß sie unter äußerst sorgfältiger Beobachtung der entsprechenden Diät, ohne die Augen aufzubinden,
sich in einem dunklen Raum aufhielten, nicht in das Licht
schauten und nicht an die Luft gingen. Aber schlimmer als
alles ist, daß er in hiesiger Stadt nur 5 Tage geblieben ist,
daß er nicht den Ausgang der begonnenen Behandlung abgewartet 79
und den von seinen Operationen herrührenden bösen Folgen vorgebeugt hat, sondern nach Einsammeln des Geldes sich mit
großer Eile von hier fort machte und seine hilflosen Patienten im Stich ließ, weswegen jenen schwerwiegende Leiden zugefügt worden sind, er hingegen sich viel Vorwurf und bösen
Ruf erworben hat.

Herr Hillmer hat seine innerlichen Medikamente, die in den
von ihm verbreiteten Flugblättern beschrieben sind, allen
und jedem verkauft, wer hätte sie nicht kaufen wollen, und
ein gewisser Schneider, der viele Jahre lang an der Fallsucht
litt, war gezwungen, für 9 Dosen roten Pulvers, welches, wie
es scheint, aus nichts anderem besteht, als nur aus reinem
Zinnober, ihm 4 Rubel zu bezahlen, jedoch welcher Effekt davon eintreten wird, das wird die Zeit erweisen, uneingedenk
um der Kürze willen vieler weiterer, dieser ähnlichen Betrügereien.

Und weil bei dem hiesigen Postmeister Schmid eine große Menge
seiner Medikamente zum Zwecke des Verkaufs verblieben ist,
so trage ich hiermit untertänigst der Medizinischen Kanzlei
an, ob befohlen werde, den Verkauf jener Medikamente als den
Medizinischen Verordnungen entgegenstehend zu gestatten oder
völlig zu verbieten, wenn aber verbieten, dann auf welche
Weise.

Auch weil sich jetzt ein Gerücht verbreitet, als wenn in kurzer Zeit durch hiesige Stadt noch ein anderer berühmter Okulist nach Sankt Petersburg reisen werde, so habe ich es für
meine Pflicht gehalten, die Medizinische Kanzlei untertänig
zu bitten, eine Instruktion hierher zu schicken, wie künftig-

hin mit solchen landstreichenden Vagabunden zu verfahren ist, auf daß nicht weitere Verwirrung entstehe und IHRER KAISERLICHEN MAJESTÄT treuen Untertanen von solchen habgierigen Schlitzohren Verluste und Schäden zugefügt werden.

In Erwartung dessen verbleibe ich mit tiefster Ehrerbietung.

der KAISERLICHEN MEDIZINISCHEN KANZLEI
niedrigster gehorsamster Diener.

80 Lit. H.

Übersetzung des Französischen Briefes an den Geheimen Rat Kaau Boergaave vom Stadtphysikus Doktor Burchart aus Reval, vom 25. September 1751.

MEIN HERR!

In Erfüllung der Befehle IHRER KAISERLICHEN MAJESTÄT Medizinischen Kanzlei habe ich Eurer Excellenz am 17. September gehorsamst berichtet, daß der Okulist Hillmer in der Zeit seines Hierseins keinerlei andere Operationen vorgenommen hat, als nur die Depression des Stars (der Cataract). Nun aber habe ich die Ehre, Eurer Excellenz zu berichten, daß festgestellt worden ist, daß die, welche er operiert hat, größtenteils eine gräßliche Zerstörung an den Augen erlitten haben. Welche das Sehvermögen durch die Operation erhielten, die wurden seiner einige Tage darauf wieder beraubt, zumindest auf einem Auge. Ich habe zwei der von jenem Hillmer Operierten gesehen, bei denen der Star sich wieder aufgerichtet hatte. In unserem Hospital hat er einen gewissen alten Menschen operiert, der nachmalig so blind wie zuvor war; und bei ihm habe ich dazu noch eine heftige Entzündung und ständigen Tränenfluß festgestellt. Eine alte Frau, die er operiert hat, sieht auf einem Auge nichts, jedoch mit dem anderen unterscheidet sie eine geringe Zahl von Dingen, hat aber dabei eine anhaltende Inflammation. Er hat auch einen Jungen von 16 Jahren operiert, bei dem es scheint, daß der Star sich wieder aufrichtet, weil man einen Teil davon durch das Äpfelchen des einen Auges sehen kann. Die Frau des Inspektors des Skurnal'-skaja-Landgutes sieht auf dem Auge, das dieser Hillmer operiert hat, überhaupt nichts, weil der Star in ihm sich wieder aufgerichtet hat; jedoch mit dem anderen Auge, an welchem der Kanzleirat Guyon vor wenigen Jahren eine Operation vorgenommen hatte, sieht sie gut. Auch habe ich noch einen Bauern gesehen, bei dem an einem Auge der Star wieder vollständig zum Vorschein gekommen ist, am anderen aber ist die Pupille sehr ausgeweitet worden; auch er litt an beiden Augen sehr an einer Inflammation. Im Armenhaus gibt es eine alte 81 Frau, die auf einem Auge ansehnlich, jedoch mit dem anderen, in dem der Star anfängt, sich wieder aufzurichten, nichts sieht. Ein Junge von 18 Jahren kann zwar das Tageslicht sehen, aber Gegenstände unterscheiden kann er nicht. Hier gibt es die Nachricht, daß er bei der Baronin von Rosen aus Mjantak auf der Durchfahrt oder in Narva, worüber noch keine authentische Nachricht vorliegt, operiert hat; allein jedoch das ist ganz gewiß, daß jene Operation keinen glücklichen Erfolg gehabt hat. Er hat auch noch zwei alte Leute operiert, die jetzt sehen, nur sehr schwach; und einer von ihnen leidet viel an einer Inflammation. Auch hat er noch bei einem ein dickes Häutchen von der Cornea geschnitten, so daß wässerige Flüssigkeit herausfloß; und jetzt kann man die Uvea durch die in der Cornea angebrachten Wunden sehen. Diese habe ich alle selbst gesehen; einige habe ich auch von Wundärzten untersuchen lassen. Über den schlechten Erfolg seiner Operationen muß man sich nicht sehr wundern, weil beobachtet worden ist, daß er sich nach vollzogener Operation um die armen Kranken mitnichten kümmert. Darüber hinaus hat er hier verschiedene Medikamente verkauft, über welche Eure Excellenz aus den diesem beigefügten Flugblättern ersehen wollen; auch hat er diese vor seiner Ankunft und während seines Aufenthaltes hier versendet; verkauft werden seine Medikamente bis jetzt, und obwohl der Preis für sie unter Berücksichtigung der Substanzen, aus denen sie bestehen, sehr hoch

ist und sie nicht die versprochene Wirkung haben, finden sie
dennoch Käufer. Hier geht das Gerücht, daß noch ein anderer
eben solcher Scharlatan, und zwar Taylor, unterwegs ist,
allein, darüber ist noch mehr Gewißheit erforderlich. Im
übrigen überlasse ich mich der Protektion Eurer Excellenz
und verbleibe mit aller Vorzüglichkeit

                EURER EXCELLENZ
          niedrigster gehorsamster Diener

82   Lit. K.

Übersetzung des Französischen Briefes an den Geheimen Rat
Kaau Boergaave vom Stadtphysikus und Garnisonsdoktor Graf
aus Riga vom 30. November 1751.

MEIN HERR!

Indem ich mich auf meine früheren Briefe vom 21. und 24. September beziehe, in welchen ich die Ehre hatte, Eurer Excellenz zu berichten, daß der sogenannte Hofrat und Professor Hillmer hier einige Leute am Star operiert, bei einigen sogar in meiner Gegenwart mit einer Nadel den Star gestochen hat, wovon der Erfolg zum größten Teil zweifelhaft war, derhalben habe ich zufolge des aus der Medizinischen Kanzlei hergeschickten Befehls, der von mir am 16. dieses Monats empfangen wurde, hiermit ein Verzeichnis über die von jenem Hillmer Operierten mit Nachricht über ihren jetzigen Zustand, soviel ich darüber ausforschen konnte, Eurer Excellenz pflichtschuldigst vorzulegen. Ich habe diese allerorten ausfindig zu machen gesucht, und wenn der Mensch zwei oder drei nicht erreicht, dann muß man dazu schreiben, daß es keine Möglichkeit zum Ausfindigmachen der armen Leute gibt. Hillmer hat seine Medikamente Leichtgläubigen sehr teuer verkauft, und die barmen jetzt um ihr Geld. Auch verschrieb er seine Medikamente aufs Geratewohl und in Eile, um mit ihnen bei seiner Durchreise den Leuten Geld abzuluchsen, und das ohne mein Wissen, wovon ich bereits nach seiner Abreise Nach-

richt gab. Auch hatte ich davon nichts gewußt, daß er etwas
von ihnen bei Kolens in Kommission gelassen hat, was für
Scharlatane typisch ist; auch bei den Kaufleuten ist es Gewohnheit, die auch andere Medikamente in Kommission haben
und verkaufen. Und wir Mediziner können uns dem nicht wider-
setzen, wenn der Zoll bezahlt ist. Ich bitte Eure Excellenz,
mir Befehl zu geben, auf welche Weise ich zu verfahren habe,
wenn, wie das Gerücht geht, der berüchtigte Scharlatan Tay- 83
lor, oder welcher andere Vagabund dieses Standes hierher kommen wird. Im übrigen verbleibe ich mit höchster Ehrerbietung

        EURER EXCELLENZ
            niedrigster gehorsamster Diener

Verzeichnis der Operierten

1) Spor-, ein 80jähriger Mann, litt an der Cataract (Star) auf beiden Augen und sah einzig Lichtschein; er ließ sich die Operation machen und fing an, besser zu sehen; 9 Tage verhielt er sich so, wie ihm der Okulist geboten hatte. Der versicherte ihn völliger Heilung und ließ ihn ohne Verband in der kalten Luft nach Hause fahren. Darauf bekam dieser Greis eine große Inflammation und Tränenfluß mit fürchterlichem Kopfschmerz und sah nichts; nur durch mein Bemühen ist er dahin gebracht worden, daß er nun gut sieht.

2) Walter, der Sohn eines Kleinbürgers in Riga, hatte an beiden Augen ein Gewächs und sah nach der an ihm vorgenommenen Operation anfangs ein wenig; nachdem aber mit ihm wie mit Spor verfahren worden war, ist er allerdings dazu gebracht worden, daß er nun sieht.

3) Jungmann-, ein alter Kupferschmied, ließ sich an der Cataract operieren, sieht aber nun nichts.

4) Auch beim Holzmaler Meier ist eine Cataract-Operation vorgenommen worden, allein nach der Operation ist es bei ihm schlechter geworden, als es zuvor gewesen.

5) Ein gewisser Kutscher ließ bei sich die Operation an einem Auge machen und sieht.

6) Bei einem Jungen aus Sidenburg ist es nach der Operation schlechter geworden, als es zuvor gewesen.

7) Bei Katerina Vil'sonova ist die Operation an beiden Augen durchgeführt worden, und jetzt sieht sie ein wenig.

8) Lauki Giller- hatte am linken Auge ein Gewächs und hat nach der Operation gesehen, aber danach bekam er in diesem Auge eine große Inflammation mit Schmerz, und weil Hillmer nur ein Teil von diesem Gewächs vom Augapfel entfernt hatte, deshalb wuchs der Augapfel wieder zu, und er sieht bereits nichts mehr.

9) Der Schlosser Grube sieht nach der bei ihm vorgenommenen Operation nichts.

10) Der Schneider Vogel sieht nach der vorgenommenen Operation ebenfalls nichts.

11) Der Dolmetscher Drap- sieht etwas.

12) Der Steinmetzgeselle Nuk- sah nach der an beiden Augen vorgenommenen Operation ein wenig, jetzt sieht er aber nichts.

13) Der alten Frau Berg aus dem Hospital zum Heiligen Georg ist am rechten Auge die Cataract deprimiert worden, sie sieht aber nichts.

14) Sulin, einem Jungen von 11 Jahren, ist vom rechten Auge ein Gewächs entfernt worden, so daß er oberhalb des Augapfels etwas sieht, nur wächst jenes Gewächs wieder nach oben.

Lit. E.

Übersetzung des aus der Medizinischen Kanzlei an den Okulisten Gil'mer in Deutschem Dialekt gesandten Befehls.

Befehl IHRER KAISERLICHEN MAJESTÄT, Selbstherrscherin aller Reußen, aus der Medizinischen Kanzlei an den Okulisten Hillmer. Da diese Medizinische Kanzlei nicht anders denn mit äußerster Verwunderung anzusehen vermochte, auf welche Weise Ihr, ungeachtet des höflichen Umgehens mit Euch und ohne die Euch schriftlich und mündlich gegebenen Befehle zu beachten, Euch verwegen aufführt, denn nicht nur habt Ihr tatsächlich mehr als dreißig Menschen, die in dem von Euch an die Medizinische Kanzlei eingereichten Register nicht vermerkt sind, operiert, sondern Ihr habt auch, ohne das gestrige Datum abzuwarten, wie die Medizinische Kanzlei, nach vorgenommener Untersuchung von fünf oder sechs von Euch operierten Menschen, über Eure Operationen urteilt, und ohne Anwesenheit der von der Medizinischen Kanzlei dazu Bestimmten operiert, und weil solches vorsätzliche Handeln die Medizinische Kanzlei nicht anders, denn als Allerhöchsten Gesetzen und Erlassen höchst ungehorsamen Widerstand anzusehen vermag, Ihr aber Euch dieserhalb in keiner Weise mit Unwissenheit herausreden könnt, weil Euch wenigstens vier- oder fünfmal mündlich und schriftlich zu verstehen gegeben worden, daß jedem, wer immer es auch sei, aufs strengste verboten ist, die geringsten Behandlungen und Operationen, welches Wissen man auch besitze, ohne den von der Medizinischen Kanzlei gegebenen Erlaubnisbefehl vorzunehmen, um so mehr noch, wenn jene noch nicht in die Lage versetzt worden, über Eure Operationen begründet zu urteilen, die sowohl nach allem in Sankt Petersburg Gehörtem, als auch nach Berichten aus verschiedenen Städten Livlands, durch welche Ihr durchgereist seid, mehr Übles als Nutzen bewirkt haben, wie auch die von Euch zu teurem Preis verkauften Medikamente nicht die geringste Wirkung gezeigt haben, deshalb hat auf Befehl IHRER KAISERLICHEN MAJESTÄT IHRER KAISERLICHEN MAJESTÄT Geheimer Rat, erster Leibmedikus und oberster Direktor der Medizinischen Kanzlei und der gesamten Medizinischen Fakultät in IHRER KAISERLICHEN MAJESTÄT Reich und Mitglied der Sant Petersburger Akademie der Wissenschaften, Hermann Kaau Boerhaave, befohlen, an Euch den Befehl abzusenden, in deutschem Dialekt, und kraft jenes Euch allerstrengstens einzuschärfen, daß Ihr auf keine Weise irgendeine Operation ohne die von der Medizinischen Kanzlei erhaltene Erlaubnis vornehmt und keinerlei Medikamente verkauft; bei Widerstand hiergegen besitzt die Medizinische Kanzlei die dieser von IHRER KAISERLICHEN MAJESTÄT übertragene Macht und Befugnisse, sie aufs strengste wahrzunehmen. Sankt Petersburg, den 29. September 1751.

(Im Original so unterschrieben)
KAAU BOERGAAVE

Lit. I.

Übersetzung des Deutschen Berichts, der an die Medizinische
Kanzlei vom Stadtphysikus und Garnisonsdoktor Vissel aus
Pernau am 28. Oktober 1751 geschickt worden ist.

Der Medizinischen Kanzlei berichte ich hiermit gehorsamst,
daß der Okulist Hillmer in die hiesige Stadt Pernau am
13. August kam, um 9 Uhr morgens, und von hier am 17. des
gleichen Monats nach Reval abgereist ist, nachdem er hier
seine Operationen an den unten verzeichneten Leuten vorgenommen
hatte, und zwar:

1) An dem Schmied Devic aus dem Dorf Podis, 5 Meilen von
Pernau; dieser Schmied ist 70 Jahre alt, und die Operation
ist an seinen beiden Augen vorgenommen worden; nach deren
Beendigung fing er auch wie alle anderen, die die Operation
erduldet hatten, sogleich an zu sehen, jetzt aber ist er,
wie authentisch darüber berichtet worden ist, nicht nur
vollständig erblindet, sondern er leidet auch empfindlichen
Schmerz.

2) An der greisen Bäuerin Ados aus Pernau, die mehr als
60 Jahre alt ist; die Operation ist an ihrem linken Auge
vorgenommen worden, mit dem sie jetzt ansehnlich sieht.

3) An einem jungen Adligen von 16 Jahren namens Krüdener;
Herr Hillmer hat die Operation an dessen beiden Augen in
meiner Anwesenheit durchgeführt, und ich sagte ihm bei Vornahme
der Operation am rechten Auge, daß er sich in acht
nehmen muß, damit er nicht die Processus ciliares abreisse;
das hat sich dann tatsächlich auch erwiesen, und der erwähnte
junge Mensch hat an äußerstem Leid auf dem linken
Auge wenig erlitten, jedoch rechts sieht er nichts.

4) An der greisen Frau Anna Christina Forš, die 67 Jahre
alt ist, aus Pernau; die Operation ist an ihrem rechten Auge
vorgenommen worden, und sie ist jetzt völlig erblindet, was
aus dem diesem Bericht beigelegten Attest erhellt.

5) An der Frau eines Maurers aus dem Estländischen Kreis, Dorna Jūris, die 60 Jahre alt ist; Hillmer hat eine Operation an deren linkem Auge vorgenommen; zwar hat sie auch die von ihm verordnete Diät genau beobachtet und die ihr gegebenen Arzneien angewandt, nur jetzt ist sie vollständig blind.

Besagte unglückliche Patienten habe ich fast alle selbst untersucht und fand nicht, daß der deprimierte Star sich wieder aufgerichtet hatte, sondern die Augen erscheinen bei ihnen hell und rein, und deshalb muß ihre Blindheit von der Verschiebung und Beschädigung innerer Teile herrühren.

6) An einer greisen Bäuerin, deren Namen ich nicht in Erfahrung bringen konnte; sie war 60 Jahre alt, und sie konnte zu der Zeit, als sie aus der Stadt in das Dorf abfuhr, schon nichts mehr sehen.

7) Am Herrn Landrat von Güldenstube; die Operation an ihm ist in seinem Haus vorgenommen worden, aber weil er auf der Insel Ösel wohnt, so habe ich wegen der weiten Entfernung noch keine authentische Nachricht erhalten, in welchem Zustand er sich jetzt befindet. An dem besagten Herrn Landrat ist vor wenigen Jahren die gleiche Operation von einem gewissen Königsberger Okulisten namens Guliët vorgenommen worden, der zusammen mit dem Mitauer Rasiermesserschmied Tenel die Kreise durchwanderte, und sie haben von dem erwähnten Herrn Landrat, wie man hörte, 600 Rubel als Belohnung erhalten, nur hat er von ihnen überhaupt keinen Nutzen gehabt. Die zwei allbekannten Heuchler haben im vergangenen Jahr eben diese Operation an dem oben erwähnten jungen Adligen von Krüdener vorgenommen.

8) Ein Hauptmann vom Apscheroner Regiment, Herr von Leskin-, hatte am linken Auge ein Pterygium, das sich vom großen Augenwinkel zur Pupille hin ausgebreitet hatte; als einige Tage nach der Operation verstrichen waren, kam besagter Hauptmann selbigen Regiments mit einem Wundarzt zu mir, um

bei mir Hilfe zu suchen, und nicht nur sah ich, daß bei ihm
im Auge eine starke Rötung war, sondern auch ein großer Teil
des Pterygiums war nicht weggeschnitten worden; dabei hatte
Herr Hillmer mit der Schere das Weiße im Auge verletzt, wovon
sich am Auge bei ihm ein Bläschen niederließ und er sehr
empfindlichen Schmerz litt; obzwar er auch von Hillmer vertröstet
worden ist, daß das Auge bei ihm am dritten Tag nach
der Operation völlig rein und gesund sein werde, spürt er
jetzt wohl durch die Gnade Gottes keinerlei Schmerz
mehr.

9) Beim Sergeanten Or der hiesigen Garnison bestand an der
rechten Hand ein Ganglion; er hatte darüber weder jemals dem
Regimentswundarzt noch auch mir Mitteilung gemacht, und ohne
unser Wissen wurde er mit noch anderen von den Herren Offizieren
zu Hillmer geschickt, welcher nach Erweichung selbigen
Ganglions durch etwas Spiritus, von dem er (wie mir verschiedene
Leute zuverlässig versichert haben, da ich selbst
nicht dabei gewesen bin) mit Aufschneiderei erzählt hatte,
daß er mit dessen Kraft Knochen in den Füßen ohne Verletzung
der Haut auflösen kann, eine Operation mit dem Messer vornahm;
aber weil er es nicht gänzlich weggeschnitten hatte, so ist
es wieder zur Größe einer Nuß gewachsen; auf solche Weise hat
er, wie man hörte, auch einen gewissen Offiziersburschen geschnitten.

Darüber hinaus hat er viele Leute mit Augensalbe und Augengeist
versorgt, jedoch ist deren Wirkung, soviel bekannt ist,
überall schlecht und fruchtlos gewesen.

Auch hat er bei der Tochter des Herrn Hauptmann Albert das
von Pocken etwas geschädigte Gesicht mehr verunstaltet, als
kuriert.

Seine Medikamente hat er hier nicht nur selbst in großer
Menge verkauft, sondern auch der hiesige Postmeister, Herr
Friesel, verkauft als sein Bevollmächtigter diese auch bis
jetzt; auch führt man seinen Augengeist in der hiesigen
Heno'schen Apotheke. Und weil das Volk in Unkenntnis der

Wirkung dieser Medikamente sich fest darauf verläßt, was in
den Hillmerschen Flugblättern darüber annonciert ist, so kann
ich nicht umhin, mich hier an einige Beispiele zu erinnern,
die dem entgegenstehend erscheinen.

Ein Oberstleutnant der hiesigen Garnison, Herr Ulrich, hatte
sich Hoffnung gemacht, durch das Hillmersche Universalelixier
von hypochondrischer Bedrängnis befreit zu werden, besseren
Appetit auf Essen zu bekommen, und wie in den angegebenen Flugblättern geschildert, seinem gesamten Körper neuen Schwung zu
geben und Vitalität; auf seine, Hillmers Anordnung nahm er
zweimal je 80 Tropfen, jedoch danach befiel ihn große Bekümmernis, und nicht nur spuckte er Blut, sondern auch bei der
Entleerung seines Leibes floß Blut aus ihm. Als ich auf sein
Ersuchen zu ihm gekommen war, fand ich ihn in äußerster Gefahr
vor und konnte seinen völlig geschwächten und geschädigten Körper bis jetzt nicht bessern. Ebenso ist auch ein Adjudant der
hiesigen Garnison, Herr von Ertman-, wie mir darüber der Wundarzt Herr Kelner- berichtet hat, durch die Hillmerschen Medikamente von einer äußerst quälenden Kolik befallen worden, worauf bei ihm eine Diarrhoe entstand. Einigen Offiziersfrauen
des Belozersker Regiments gab er ein Rezept gegen Unfruchtbarkeit, geschrieben in deutscher Sprache; ich bin selbst dabei
gewesen, als man nach jenem Rezept die Mixtur herstellte, und
sie bestand, soviel ich mich noch erinnere, aus Raute, Majoran, Minze, Baldrian, Serpyllum, Lavendel- und Wacholderdolden; signiert war die Aufstellung: Kräuter für ein Wannenbad,
je eine Handvoll. Wer ihm die Erlaubnis gegeben hat, hier zu
kurieren und Operationen vorzunehmen, das ist mir nicht bekannt; ich habe aber gehört, daß der hiesige Bürgermeister,
Herr Furst-, und der Oberkämmerer Christian Bremer- nach seiner Ankunft sofort zu ihm zur Begrüßung gegangen sind. Der
Herr Bürgermeister hat am 14. August um 8 Uhr morgens befohlen, mir kund zu tun, daß ein hochberühmter und großer Arzt,
der Hofrat und Doktor Hillmer, den Magistrat zu seinen Operationen eingeladen hat, und alle Magistratsmitglieder beabsichtigen, nachdem sie sich vor zehn Uhr auf dem Marktplatz versammelt haben, zu ihm zu gehen, daß dann auch ich mit ihnen

ginge, worauf ich als Antwort sagte, daß ich zuvor die Ehre
haben werde, mit dem Herrn Bürgermeister ein wenig zu sprechen; als ich aber um 10 Uhr auf den Markt gekommen war, fand
ich dort niemanden, und die Operation war bereits an zwei
Menschen, nämlich am Schmied Devic und an der Greisin Ados
vorgenommen worden.

Daß aber alle oben beschriebenen Operationen und Behandlungen
sich so zugetragen haben, wie ich es hiermit gehorsamst berichte, das kann nötigenfalls durch zuverlässigste und unwiderlegbare Zeugnisse bestätigt werden.

Lit. I.

Übersetzung eines notariellen Attestes.

Auf Verlangen des in dieser Stadt befindlichen Physikus, des
Medikus und Doktors der hiesigen Garnison, Herrn Johann David
Wissel, bezeuge ich hiermit als unten unterzeichnet habender,
daß bei der Durchreise durch hiesige Stadt der Hofrat und
Doktor Hillmer, nachdem er Flugblätter über seine Kunstfertigkeit bei der Wiederherstellung des Sehvermögens an Blinden
unter das Volk gebracht, unter anderen Leuten auch bei meiner
67jährigen Mutter, Anna Kristina Forš, die mit dem linken Auge
schon einige Jahre nicht sah und von ihm, Hillmer, Heilung erwartet hatte, am 16. August dieses Jahres 1751 anstelle des
linken Auges eine Operation vor vielen Leuten am rechten Auge
vornahm, mit welchem sie noch ansehnlich gesehen hatte, so,
daß sie ungeachtet der nach seiner, Hillmers, Anordnung, welcher sofort nach der Operation fürs Bemühen 12 Rubel genommen
hatte, an jenem rechten Auge gemachten Verbände und häufigen
Anfeuchtens derselben mit der von ihm erhaltenen Augenmilch
und ungeachtet der bei mir im Hause auf sie verwandten äußersten Mühe und Pflege nun auf beiden Augen blind ist, was der
oben erwähnte Herr Doktor Wissel bei einer von ihm vorgenommenen Untersuchung zuverlässig selbst festgestellt hat.

Zur größtmöglichen Versicherung dessen habe ich dieses Attest
eigenhändig unterschrieben unter Anbringung meines Siegels.
Zu Pernau den 28. Oktober 1751.

ANDREJ GARRIEN-

Städtischer Notarius.

Lit. I.

Übersetzung des Deutschen Berichts, geschickt an die Medizinische Kanzlei vom Stadtphysikus und Garnisonsdoktor Vissel, aus Pernau vom 2. Dezember 1751.

Der hochgegründeten Medizinischen Kanzlei vermag ich ergebenst zu berichten, daß Herr Oberstleutnant von Ulrich, der das unglückselige Hillmersche Universalelixier (wie ich bereits in meinem vorigen ergebensten Bericht vom 28. Oktober angegeben habe) mit traurigem Erfolg eingenommen hat, am 1. Dezember an einem auszehrenden Fieber gestorben ist. Jener Herr Oberstleutnant war über sechzig Jahre alt, sehr vollblütigen Temperaments, und besaß angesichts seiner Jahre und nach ausgestandenen Beschwernissen eine gute Gesundheit, nur war er jedoch zeitweilig von hypochondrischen Anfällen bedrückt und hielt in jeder Hinsicht die gehörige Diät ein. Sobald jedoch unser Wundertäter Hillmer in unsere Stadt gekommen war und seinen Ruhm durch ausgestreute Blätter gewaltig herausstreichen und durch sein Waldhorn austrompeten ließ, da wollte unser Herr Oberstleutnant nicht der einzige sein, der diese Gelegenheit nicht benützte, nicht allein zum Gewinn eines guten Appetits und vollkommener Gesundheit, sondern auch für ein langes Leben, so, wie es in besagten Zetteln versprochen wird. Als er aber einige Male das ordinierte Maß von achtzig Tropfen dieses Wundermittels genommen hatte, da traten schwere Krämpfe im Leib auf und anstelle der hypochondrischen eine Bedrängnis in der Brust, Sodbrennen, Erbrechen und zuletzt Erbrechen mit Blut in großer Menge. Als ihm ins Gewissen geredet wurde, daß er dieses Mittel deshalb, weil es für ihn sehr erhitzend sei, nicht gebrauchen sollte, da wollte er dem erst nicht glauben und kontinuierte dessen Anwendung noch einige Male, bis es mit ihm begann schlechter zu werden; und als er endlich überzeugt war, daß wahrhaftig dieses Mittel die tödlichen Anfälle erzeugte, befand er sich mehr als drei Monate in diesen Umständen und wurde von ihnen so gequält, daß der Magen bereits nichts mehr vertragen konnte, sondern ständig alles heraus brachte unter großer Kardialgie und periodischem Schluckauf; und obgleich durch Aderlaß, fortwährend wiederholte Klistiere, Kataplasmen und innerliche Anwendung narkotischer, erweichender und antiphlogistischer Mittel jene schweren Krämpfe sich verminderten, war dennoch demgegenüber der Körper schon so geschwächt, daß die straffen Glieder alle schwach geworden und die schleimigen völlig ermattet waren wegen des Mangels an gebührender Pflege, woraus schließlich das auszehrende Fieber entstand, welches ungeachtet der Anwendung aller Mittel, die nur auszudenken möglich wäre, sich so verstärkte, daß er sein zeitliches Leben mit dem ewigen vertauschen mußte. Aus diesem kann man ersehen, wieviel man auf die Wunderwirkung des sogenannten Universalelixiers unseres Wundertäters Josef Hillmer hoffen soll.

Darüber vermag ich bei der Ehre meines Amtes IHRER KAISERLICHEN MAJESTÄT Medizinischer Kanzlei zu berichten.

Lit. F.

Übersetzung des Deutschen Attestes über die an Seiner Erzpriesterlichkeit[300], dem Protopopen Slonskij, durch Stadtphysikus Doktor Lerche, Hofchirurg Salcer, leitenden Wundarzt Polman, Operateur von Mellen und die Wundärzte Sein und Timan an diversen Tagen vorgenommene Untersuchung.

An jenem Protopopen Slonskij, der 60 Jahre alt ist, ist am 16. September 1751 durch Hillmer eine Operation an beiden

Augen mittels Cataractdepression gemacht worden, welche
Operation Hillmer in der Stille ohne Benachrichtigung der
Medizinischen Kanzlei vornahm und ohne Anwesenheit von
Untergebenen dieser Kanzlei, im Widerspruch zum ihm von
jener dieserhalb erteilten Gebot und zu seinem Versprechen.
Und obgleich dieser Star von bester Art war, so, daß er
durch eine einzige Berührung mit der Nadel absinken mußte,
wie das am linken Auge auch wahrzunehmen war, an welchem
die Operation durch die rechte Hand geschah, hatte hingegen am rechten Auge, wo die Operation von linker Hand
stattfand, welche nicht so sicher ist wie die rechte, er
bereits auf seine ordinäre Art so sehr gewühlt, daß bei
der von uns am 18. Oktober vorgenommenen Untersuchung,
wie auch mehrere Monate nach der Operation, noch eine beträchtliche Inflammation mit Tränenfluß bestand, und der
Kranke klagte, daß er seit Beginn der an ihm vorgenommenen
Operation an entsetzlichem Reißen im rechten Auge und in
der Kopfhälfte auf jener Seite leide, welcher Schmerz
sowohl nachts wie auch tags anhält und meist abends ab
sechs Uhr beginnt, und er deswegen nachts wenig oder fast keinen
Schlaf findet. Mehr noch, er klagt, worüber er einige Tage
zuvor auch beim Geheimen Rat Herrn Boerhaave Klage geführt hat, daß oben genannter Hillmer, wenn er mit großem
Mutwillen und unverschämter Grobheit ihm an Geld zweihundert-
dreißig Rubel für jene Operation abgedrungen hat, danach
jedoch mit genauer Not nur zweimal zur Untersuchung zu ihm
gekommen ist, obgleich er mehr als zehnmal in selbiger Krank-
heitszeit, als mehr Hilfe erforderlich war, nach ihm geschickt hatte, jedoch von ihm zur Antwort bekam, daß es
für ihn weitaus mehr Dinge gäbe, als nur ihn zu versorgen.

Am 30. November, als er sich bereits bis zu diesem Zeitpunkt mit wechselndem Schmerz in jenem rechten Auge und
auf derselben Seite im Kopf abgequält hatte, schickte er
zu Herrn Archiater Kaau Boerhaave und bat, ihn zu untersuchen, welcher ihn selbige Stunde mit dem Hofchirurgen
Saltzer auch besuchte und ihn in solch verzweifelten Umständen fand, daß nicht allein das rechte Auge stark entzündet

war, sondern auch von außen ganz geschwollen, so, daß
innen das gesamte Augenrund und von außen die Lider völlig
geschwollen waren und die Geschwulst von der Größe eines
Hühnereis, mit unerträglichem Schmerz, sowohl in jenem
Auge wie auch im Kopfe; und er konnte nicht einmal den
kleinsten Lichtstrahl ertragen, wobei er sich in Gefahr
befunden hatte, das gesamte rechte Auge zu verlieren, wenn
er nicht durch Aderlasse und Fomentation am Auge, durch
Kataplasmen und zerteilende Fomenta, durch Antiphlogistika
und durch innerliche Anwendung auch solcher Mittel wie
Salpeter-Dekokte, Fußbad und dann durch tägliche Anwendung
von purgierender Arznei während zweier Wochen davon befreit
worden wäre. Als wir am 16. Dezember die Ehre hatten,
Seine Erzpriesterlichkeit zu sehen, da stellten wir fest,
daß die Geschwulst sich verloren hatte, nur bestand aber
noch ein merklicher Tränenfluß, eine mittelmäßige Inflammation,
allein noch ein grausamer Schmerz, der vom Auge seinen Anfang nimmt und durch die rechte Seite des Kopfes zieht,
und damit mußte er sich meistens abends ab 6 Uhr bis Mitternacht abquälen, und in diesem Zustand hätte er gewünscht,
daß er zu jener Operation niemals sich hätte hinreißen lassen; Tageslicht konnte er in äußerst geringer Menge ertragen, jedoch an den Abenden mußte er im Dunkeln sitzen; sogar wenn er endlich müde geworden ist, schläft er mit Mühe
und Not nach Mitternacht ein.

In diesen Umständen befand sich Seine Erzpriesterlichkeit
zu der oben genannten Zeit. Jedoch fuhr er vom 16. Dezember
des vergangenen Jahres bis zum 20. Januar dieses Jahres 1752
unaufhörlich fort, die ihm von unserem Herrn Archiater verordneten innerlichen und äußerlichen Medikamente anzuwenden,
und von jenen wurde es ihm Tag für Tag besser, er wurde
frei von der Inflammation, und die Augen, die zuvor trübe
und tränend gewesen waren, wurden jetzt licht und rein, so,
daß er nun mit einer Starbrille sich einrichten kann.

Lit. L.

Übersetzung des ersten deutschen Attestes über eine vom
Herrn Hofchirurgen Sal'cer vorgenommene Untersuchung

an Katerina Polikarpova, bei der in Carskoe Selo an beiden
Augen eine Operation mittels Stardepression vorgenommen worden
ist und seit jener Zeit lebt sie am Hof IHRER KAISERLICHEN MA-
JESTÄT, befindet sich in schlechtesten Umständen. Beide Augen
sind bei ihr beständig überaus entzündet, der schreckliche
Schmerz in den Augen und im Kopf ist bis jetzt der gleiche,
jedoch nachts besonders heftig, und ständig fließen Tränen aus
beiden Augen, so daß jene nicht die geringste Ruhe und Schlaf
finden.

Und obgleich ganz gewiß ist, daß diese Frau vom selbigen Zeitpunkt der bei ihr vorgenommenen Operation an bis zu dieser
Stunde nicht nur tags und nachts mit äußerstem Fleiß beaufsich-
tigt worden, sondern auch alles, was der Okulist geboten, oder
zu ihrer Heilung wohl ersonnen hatte, jede Minute genau erfüllt
worden ist, hat dennoch, ungeachtet solcher akkuraten Sorgfalt,
jene arme Frau von eben der Minute der an ihr ausgeführten Operation an schrecklichen Schmerz in beiden Augen, besonders aber
im rechten und im gesamten Kopf, ganze fünf Wochen hindurch erleiden müssen, so daß jener Schmerz vielfach so heftig war,
daß man echte Konvulsionen oder einen Krampf befürchten mußte,
wenn nicht dem Okulisten zu eben jener Zeit auf Befehl IHRER
KAISERLICHEN MAJESTÄT mit gutem und aus fundierter Praxis ge-
wonnenem Rat vom Herrn Archiater und von mir geholfen worden
wäre, was ich wahrheitsgemäß zu attestieren und berichten vermag. Sankt Petersburg, den 22. Oktober 1751.

Lit. L.

Übersetzung des zweiten Deutschen Attestes über eine durch die
Herren Hofchirurgen Sal'cer und Fusadej an Katerina Polikarpova vorgenommene Untersuchung.

Diese Untersuchung ist mit guter Überlegung sehr lange verscho-
ben worden, so lange als die heftige Inflammation sich noch

nicht zerteilt hatte, so daß wir als unten unterzeichnet habende bei jener folgendes wahrnahmen:

1) daß die Inflammation oder Entzündung an beiden Augen wenn auch nicht ganz, sich dennoch wenigstens teilweise verringert hat.

2) Das linke Auge, mit welchem sie bis drei Wochen nach der Operation ein wenig gesehen hatte, danach jedoch war sie von der vorgenannten Inflammation so erblindet, daß sie nicht das geringste an Schatten und Licht unterscheiden konnte, ist nun heller geworden, so daß es einige Lichtstrahlen, wenn auch mit Behinderung, durchläßt, und von daher geschieht es,

3) daß alle jene Dinge, die den Lichtstrahlen keinen Durchtritt geben, sondern sie in erster Linie zurückwerfen, dem Auge als feurig erscheinen, oder, wie jene Frau äußert, als rot, demgegenüber hingegen das, was schwarz und dunkel ist, ihr weiß vorkommt.

4) Jedoch kann sie dennoch nicht mit all ihrer Beschwernis einen einzigen von den vorgelegten und ihr rot oder weiß erscheinenden Gegenständen erkennen oder benennen, außer daß sie an sehr hellen und klaren Tagen die vier hauptsächlichsten Farben in geringer Weise zu unterscheiden vermag.

5) Am rechten Auge zeigt sich hinter der Cornea transparens in der Camera anterior wirkliche Materie, die mit der Zeit eine echte Eiterung dieses Auges herbeiführen kann.

6) Sehr starker Schmerz, welcher fast zugleich mit der Operation auftrat und besonders am rechten Auge nicht nur nicht aufgehört hat, sondern auch bis jetzt ununterbrochen andauert und mit großer Heftigkeit mehr nachts.

Aus diesen vorerwähnten Umständen kann man deutlich ersehen, daß bei dieser Frau eine starke Verletzung der inneren Schicht des Auges durch besagte Operation bewerkstelligt worden ist, weil ja völlig bekannt ist, daß diese Frau die für eine

Depression beste Cataract und dabei reine und lichte Augen
ohne die gerinste Inflammation hatte.

Und daraus kann jeder vollständig erkennen, daß die eilige
Einführung der Nadel in das Auge, das schnelle und kräftige
Drehen an ihr im Auge seitens des Operateurs und die daher
eingetretene Zerreißung, folglich auch die Schädigung der
Glaskörperflüssigkeit mit Fältelung selbst der Fasern der
Tunica retinae, der Grund ist für all dies Leiden und die
Sehkraftberaubung bei jener Frau. Weil ganz gewiß ist, daß
es rote und im Gegensatz dazu weiße Strahlen sind, die von
vorgelegten Gegenständen sich in den Augen zeigen, dienen
sie als zuverlässige Zeichen, daß diese Frau nicht zu ihrer
Sehkraft kommt; und dies können wir der reinen Wahrheit
entsprechend der hochgegründeten Medizinischen Kanzlei untertänigst berichten. Sanktpetersburg, den 28. November 1751.

Lit. M.

Übersetzung von einem in Französischem Dialekt geschriebenen Bericht, auf Befehl Seiner Excellenz Herrn Geheimen
Rat Kaau Boergaave an die Kaiserliche Kanzlei, vom Hofchirurgen Fusadej.

Ich habe das linke Auge von Herrn Nikita Stepanovič Grigor'ev
untersucht, an welchem eine Star-Operation vorgenommen worden ist, worüber bereits sechs Wochen vergangen sind. Ich
fand jenes Auge in Inflammation und den Kranken vom
Okulisten in kläglichem Zustand entlassen. Er klagte, daß
er nach Ablauf zweier Tage nach der Operation sowohl in
jenem Auge als auch auf jener Kopfseite überaus grausamen
Schmerz bekommen habe, an welchem er nachts heftiger als am
Tage und bis heute leidet. Diese Schmerzen, die zwei Tage
vor diesem aufgehört hatten, haben in der vergangenen Nacht
von neuem angefangen, und es scheint, daß sie nicht so bald
aufhören werden.

Als ich ihn über sein Sehvermögen befragte, da antwortete
er mir, daß er nicht in der Lage sei, allein zu gehen. Darüber hinaus stellte ich fest, daß er die hauptsächlichsten

Farben nicht unterscheiden konnte, nämlich: Schwarz, das
ich ihm dicht vor die Augen hielt, ist ihm weiß erschienen,
und daraus kann man schließen, was er selbst geäußert hat,
daß die Operation nicht allein fruchtlos vorgenommen, sondern durch sie ihm unnütz entsetzlicher Schmerz verursacht
worden ist und anhaltende Inflammation, welche er erlitten
hat und gegenwärtig erleidet. Zur Beglaubigung dessen habe
ich dieses Attest eigenhändig unterschrieben zu Carskoe Selo
am 26. Oktober 1751.

Lit. B.

Unter diesem Buchstaben B folgen die Übersetzungen aller
übrigen Deutschen Atteste über an von Hillmer in Sankt
Petersburg am Star oder an der Cataract Operierten durch die
Herren Stadtphysikus Medicus consularii Doktor Lerche, Ober-
wundärzte Polman, Rodet und Lindwurm und Operateur von
Mellen und Wundarzt Timan an diversen Tagen vorgenommene
Untersuchungen.

1.

Die so genannte Türkin Avdot'ja Danilova, die 60 Jahre alt
ist und in völlig gesunder Verfassung, hatte an beiden Augen
den Star, konnte jedoch nur auf einem Auge ein wenig sehen.
Bei der Untersuchung am 17. Oktober 1751 lag die bei ihr an
beiden Augen vorgenommene Operation fünf Wochen zurück, nur
ist jedoch an ihnen die Inflammation bis zu diesem Tag so
heftig, daß man von den Augen nichts erkennen kann, und der
Schmerz im Kopf und in beiden Augen ist so stark, daß sie
weder tags noch nachts Ruhe findet und ständig im Bett liegen muß, um die geringsten Strahlen Lichtes nicht an die
Augen zu lassen; jene ganze Zeit hindurch aber ist sie ohne
das geringste Erbarmen vom Okulisten im Stich gelassen worden,
ohne von ihm irgendwelche Hilfe gegen den Schmerz und Pflege
zu haben. Am 16. Dezember ist diese Frau zum zweiten Mal
untersucht worden, und bis zu diesem Tag besteht bei ihr
noch eine ständige Inflammation und Tag und Nacht Schmerz
in Kopf und Augen, mehr aber leidet sie am linken Auge, das

fast zur Gänze eine Geschwulst ist, die Pupille völlig getrübt, und auf der Cornea beginnt ein Häutchen zu wachsen, so, daß sie auf diesem Auge vollständig blind ist, und sie klagt über ihren traurigen Zustand, was wahrhaftig Mitleids wert ist. Sie wünschte, lieber ohne Schmerz blind zu bleiben und sich von gewöhnlichen Almosen zu ernähren. Darüber sind bereits 14 Wochen vergangen, daß diese Frau mehr als Höllenpein erleiden muß und davon mit der Zeit in solche Verzweiflung geraten ist, daß sie auch zur Beendigung ihres Lebens geneigt gewesen ist, wie sie sich darob einigen Personen gegenüber schuldig bekannt hat; und wenn auch ein wenig Hoffnung besteht, daß sie mit dem rechten Auge etwas sehen kann, so darf man diesen ihren Vorteil nicht gegen die barbarische Quälerei aufrechnen, die ihr durch die vom Okulisten vorgenommene fahrlässige, grauenhafte Operation angetan worden ist.

2.

An dem hochbetagten Matrosen Nikifor Zorin ist eine Operation an beiden Augen gemacht worden, und obgleich er mit dem rechten Auge ein wenig sieht, ist die Pupille jedoch fast bewegungslos und kann letzlich paralytisch werden; das linke Auge aber ist völlig verdorben. Hinter der Pupille sind die Humores gänzlich trübe und weiß, was von der Destruktion der Vitrealfeuchtigkeit herrührt, und darauf ist bereits ein Glaukom zu sehen. Vorn hat sich die Cornea transparens stark vorgewölbt, wovon ein Staphylom zu erwarten ist. Dabei aber ist das Auge überaus entzündet, gerötet und tränt ständig. Daraus lernt man erkennen, welches Elend durch das unbedachte Einführen der Nadel jenes Hillmer entstehen muß und welch geringen Nutzen man mit ihr für einen Menschen bewirken kann, wenn an einem einzelnen kranken Auge ohne Schmerz und Auffälligkeit doppelt und dreifache Leiden mit unerträglich großem Schmerz und Verunstaltung des Gesichtes erzeugt werden.

3.

An des ehemaligen Schiffsmeisters Menšikov Frau, einer Witwe von vierzig Jahren und gesunder Konstitution, war 4 Wochen

zuvor eine Operation mittels Stardepression an beiden Augen
vorgenommen worden. Vor der Operation hatte sie nach ihrer
Angabe ansehnlich sehen können, auch lesen und schreiben, so,
daß daraus zu schließen ist, daß jener Star noch nicht in
dem Zustand war, daß man nach den Regeln der Kunst die Operation an ihm hätte vornehmen sollen. Nach der Operation litt
sie gräßlichen Schmerz, was nun etwas abgenommen hat; auf
dem rechten Auge hat sich der Star wieder aufgerichtet, und
das linke ist zwar klar, doch kann sie auf diesem nicht mehr
sehen, als sie vor der Operation gesehen hat. Diese Witwe,
die ihm reichen Lohn gegeben hat, beklagt sich am meisten
darüber, daß sie nach ihm vielmals um Hilfeleistung gegen
den nach der Operation erlittenen fürchterlichen Schmerz
geschickt hat, nur wollte er niemals zu ihr kommen und Hilfe
leisten. Dies war bei der ersten Untersuchung am 9. Oktober.

Die zweite Untersuchung hat am 26. Oktober stattgefunden,
als schon 14 Tage zuvor am rechten Auge der wieder aufgerichtete Star zum zweiten Mal deprimiert worden war. Die
Schwellung, Inflammation und der Schmerz waren bei ihr an
diesem Tag noch schwer. Das linke Auge war genau so von
einem Schleier umgeben und dunkler, als dies vor der Operation gewesen. An jenem Morgen hatte der Okulist zu ihr geschickt mit der Bitte, falls jemand aus dem Schloß zu ihr
geschickt werde, um zu fragen, wie ihre Augen seien, solle
sie sagen, daß sie völlig geheilt worden wäre.

Die dritte Untersuchung fand am 16. Dezember statt, und es
zeigte sich, daß beide Stare an beiden Augen sich wieder
aufgerichtet hatten, mehr jedoch am linken Auge. Der Kopfschmerz hat zum größten Teil abgenommen, nur klagt sie jedoch über eine zeitweilig auftretende Inflammation in den
Augen: Vor der Operation hatte sie lesen und schreiben können,
jetzt aber kann sie dies nicht mehr tun; alle Gegenstände
sieht sie ganz dunkel und wenig, so daß ihr alles von einem
dichten Schleier umgeben scheint; ihre Augen können nichts
Helles ertragen.

4.

Erste Untersuchung vorgenommen am 9. Oktober
an Marija Panova, einer Frau von etwa 24 Jahren, von gesunder
Konstitution, an der vor 4 Wochen am linken Auge eine Operation mittels Stardepression unternommen worden ist. Hinter
der Pupille erhebt sich von unten her ein Läppchen, das ohne
Zweifel ein Überrest des Stars ist; jener hängt unten fest
und schlottert ständig, verursacht folglich eine große Störung
für das Sehen, und das Sehvermögen dieses Auges ist schwach
und nebelhaft. Sie klagt auch über Kopfschmerz. Dies jedoch
ausgenommen ist jenes Auge klar und ohne Inflammation; am
rechten Auge ist der Star noch nicht reif und eine Operation
nicht vorgenommen worden. Die zweite Untersuchung hat am
13. November stattgefunden. Bis 6 Wochen nach der Operation
haben sich keine anderen besonderen Anfälle am operierten
Auge ereignet, ausgenommen das, was bei der ersten Untersuchung festgestellt worden war. Nach Ablauf dieser Zeit trat
großer und beinahe unerträglicher Schmerz sowohl in den Augen
als auch in einer Kopfhalbseite auf, daß sie daher auch in
heftiges Fieber fiel; und obgleich sie vom Fieber befreit worden ist, ist sie jedoch von Schmerz nur wenig frei. Zwar hat
auch Hillmer ihr einige helfende Mittel gegeben, allein ohne
jede Wirkung. Für einige Tage ließ er ihr Pflaster von spanischen Fliegen auf den Nacken legen, wovon der Schmerz sich
wieder zu verstärken begann, und den hat sie bereits mehr als
sechs Wochen ertragen müssen. Auch ist am operierten Auge eine
äußerst heftige Inflammation zu erkennen, so daß sie Licht
nicht im geringsten ertragen kann und gezwungen ist, jenes
ständig zu verbinden, weil beim kleinsten Lichtstrahl der
Schmerz zunimmt, und unaufhörlich fließen Tränen in großer
Menge aus dem Auge.

Bei der am 17. Dezember vorgenommenen dritten Untersuchung
sahen wir immer noch jenes Läppchen vom früheren Star, und
sie erklärt, daß sie zuweilen Leute einfach sieht, bald darauf aber auch doppelt, folgerichtig der Bewegung jenes Läppchens im Auge entgegengesetzt. Abends aber sieht sie die
Kerze zweifach und leidet auch ständig Schmerz, was zwar
folglich bei Sonnenaufgang nachläßt, jedoch bei Sonnenunter-

gang zunimmt und meistens eine Tortur darstellt.

5.

Erste Untersuchung vom 15. Oktober
des Pferdeknechts Andrej Korygins Sohn, der zehn Jahre alt
ist, über den fälschlich erklärt worden ist, er wäre blind
geboren; jedoch anhand von uns mit ihm in der Medizinischen
Kanzlei vorgenommener Proben hat sich hinlänglich gezeigt,
daß er Farben unterscheiden kann, auch konnte er nach Neigen
des Kopfes allein gehen, indem er auf den Boden schaute. Die
Operation ist an beiden Augen vorgenommen worden, und 9 Tage
nach der Operation wurde der Verband abgenommen, aber es war
nur zu sehen, daß beide Stare an beiden Augen sich wieder
aufrichten, mehr jedoch am linken Auge. Die ganze Zeit hindurch hat er entsetzlichen Schmerz gelitten. Bei der am
26. Oktober durchgeführten zweiten Untersuchung versicherte
der Wundarzt Röslein[301], daß er beobachtet habe, daß der Star
von Tag zu Tag wieder [mehr] hervorkommt, wie auch wir selbst
gesehen haben, daß er bereits fast die Hälfte der Pupille
verschließt und auf dem linken mehr als auf dem rechten Auge.
Hingegen sieht er nicht mehr als zuvor, was auch die Umstehenden versicherten. Am 16. Dezember wurde von uns die
dritte Untersuchung vorgenommen, und wir stellten fest, daß
auf dem linken Auge der Star sich wieder vollständig aufgerichtet hatte und auf dem rechten Auge bis zur Hälfte. Er
sieht schon fast nichts mehr, und man muß ihn ständig führen; und Wundarzt Röslein hat beobachtet, daß, als der
Star anfing, sich auf die Pupille zu setzen, dann auch der
Kopfschmerz heftiger geworden ist.

103

6.

An dem Korrektor der Verwaltung der Akademie der Wissenschaften Fedor Stepanov, der 60 Jahre alt und von gesunder Konstitution ist, wurde am 12. September am linken Auge eine Operation mittels Stardepression vorgenommen. Bei der am 10. Oktober durchgeführten Untersuchung klagte er, daß das Sehvermögen noch schwach sei und er nur wie durch einen Schleier sähe.

Viele glaubwürdige Leute wollten bezeugen, daß er vor der
Stardepression fast genau so gesehen hatte. Und auch aus
der zitternden Bewegung der Iris hat man zuverlässig schließen
können, daß es um sein Sehvermögen so sein mußte, wie er
selbst angegeben hat.

Bei der zweiten Untersuchung haben wir ihn mit einer Starbrille vorgefunden, durch welche er ansehnlich las, aber
nicht ohne Mühe schreiben konnte. Jedoch ohne Brille kann er
nichts davon bewerkstelligen, es sei denn, daß er mit großer
Mühe einige ungestalte Worte hinmalt.

Das Auge ist dem Augenschein nach ansehnlich klar und in
Ordnung, dazu auch hat er von Beginn an bis jetzt nicht viel
Schmerz gehabt, so daß ihm billigermaßen unter allen von
Hillmer Operierten als allerglücklichstem der Vorrang zu-
kommt.

7.

An Jakov Fedor, des Herrn Adjunkt Messer's Sohn, von 18 Jahren, wurde am 21. September eine Operation am rechten
Auge mittels Stardepression vorgenommen, und danach wurden
keinerlei schwere Affektionen beobachtet, weshalb man sich
am 2. Oktober entschloß, ihm auch am linken Auge den Star
zu stechen. Er hat einen ständig wechselnden Schmerz zuweilen am rechten und bisweilen am linken Auge. Mit dem
rechten Auge konnte er wenig, jedoch mit dem linken besser
sehen. Und in diesen Umständen befand er sich am 17. Oktober,
kurz nach der Operation, als er das erste Mal untersucht
wurde.

Bei der zweiten Untersuchung besteht am rechten Auge noch
eine starke Inflammation, und der Beginn eines Hervortretens
des Stars ist festgestellt worden, jedoch am linken Auge
hatte sich der Star schon beinahe ganz wieder aufgerichtet,
und nur ein kleiner Punkt am Canthus maior ist frei gewesen,
aber sobald auch der sich vorschiebt, so wird er genau so

blind sein wie zuvor, und auch jetzt ist er bereits blind,
weil er nichts erkennen kann, wie das durch die vom Doktor
des Adligen Kadetten-Corps, Herrn Bruch[302], an die Medizinische Kanzlei gesandten Berichte ausgewiesen ist: im ersten
vom 10. November, daß er jederart Experimente unternommen
hat, ob dieser junge Mensch zu sehen imstande ist, jedoch hat
er aus all denen das Gegenteil herausgebracht; auf dem rechten Auge sieht er fast nichts, weil ab und an für einige Minuten die Helle des Tageslichtes, und auf dem linken Auge
Helles und scharf in das Auge fallende Farben und auch das
nicht anders als durch sehr nahes Betrachten, jedoch auch
nicht mit echtem Unterscheidungsvermögen, auch weder kleine
noch große gemalte Bilder und Malereien und destoweniger gedruckte und geschriebene Worte, aber auch das nur unter Hin-
und Herbewegen der Augen; jedoch vermag er nur ganz undeutlich zu erkennen und sich über etwas ins Bild zu setzen.

Im zweiten Bericht vom 21. Dezember erklärt jener Doktor,
daß er den oben genannten Jüngling wiederum besucht und ihn
in denselben unglücklichen Umständen gefunden hat, über die
er bereits zuvor berichtet hatte. Das rechte Auge ist wie
früher einwärts gewendet und dunkel, und auch die Pupille
des linken Auges hat sich verdunkelt. Jener Doktor hat mit
ihm nochmals verschiedene Proben vorgenommen, allein anhand
all dieser Proben hat er nichts anderes schließen können, als
nur, daß Hillmer, da es ihm an diesem blinden Jüngling nicht
gelungen war, ihn sehend zu machen, dessen ungeachtet die Gewandheit besessen hat, seine Eltern zu betören, so daß diese
Leute sich und andere glauben machen wollen, daß ihr Sohn
jetzt besser als früher sieht und künftighin noch mehr zu
erhoffen ist.

8.

Bei Aleksěj Mat'věev, dem Diener des Mönches Gedeon, der
27 Jahre alt und in guter Verfassung ist, ist am rechten
Auge eine Operation mittels Stardepression vorgenommen worden; auch dieser Kranke hat gleichfalls durch die Operation

eine starke Inflammation und unerträglichen Schmerz bekommen,
wobei er jedoch von allen bei ihm angewandten Mitteln nicht
die geringste Hilfe gehabt hat. Bei der von uns am 10. Oktober durchgeführten Untersuchung und somit vier Wochen nach
der an ihm vorgenommenen Operation ist festgestellt worden,
nicht nur daß am ganzen Augenrund eine heftige Inflammation
besteht, sondern hinter der Cornea transparens war eine
Aeschymosis zu sehen und eine vollständige Verdunkelung der
Pupille; auch dauern Inflammation und unerträglicher Schmerz
bis jetzt an, und man muß in der Tat annehmen, daß dieser
niemals zu seinem Sehvermögen kommt. Bei der zweiten Visite
ist von den Dienern im Hause desselben erklärt worden, daß
der oben genannte Mensch wegen seines kläglichen Zustandes und
der besseren Aufsicht wegen in das Sergiev-Dreifaltigkeitskloster geschickt worden ist.

9.

Bei einem armen Mädchen von etwas über zwanzig Jahren auf
der Vasil'ev-Insel ist am 17. September eine Operation mittels Stardepression an beiden Augen vorgenommen worden, und
von dieser Zeit an hat sie bis jetzt an einer schweren Inflammation und fürchterlichem Schmerz sowohl in beiden Augen
als auch im Kopf gelitten; der Star hat sich bis zur Hälfte
wieder aufgerichtet, und keine Hoffnung besteht, daß sie das
Sehen erlangte. Diese Untersuchung hat am 20. Oktober stattgefunden; als sie aber zum zweiten Mal untersucht werden
sollte, da hat man sie nicht finden können, und augenscheinlich ist sie von Hillmer mit einem kleinen Geschenk weggeschickt worden, da zuverlässig bekannt ist, daß er diverse
arme Leute nach einer schlechten Operation zur Verheimlichung
gegenüber der Kanzlei mit etwas Geld zufriedengestellt hat,
wie jene auch jetzt sich incognito befinden.

10.

Beim Kaufmann Dmitrij Efimov, der über 70 Jahre alt ist, und
bei dem am 14. September an beiden Augen eine Operation vorge-

nommen worden, ist bei der Untersuchung festgestellt worden,
daß auf dem rechten Auge der Star sich wieder aufgerichtet
hat und eine beträchtliche Entzündung besteht, auch ist er
auf diesem Auge vollständig blind; dagegen ist das linke
Auge zwar licht, nur aber ist die Pupille sehr klein und
fast ohne die geringste Bewegung. Helle Farben an Kleidung
kann er unterscheiden, wenn du aber andere Dinge, zum Beispiel ein Stück Holz und so weiter vorweist, dann kann er
die nicht erkennen, so daß angesichts aller Umstände dieser
Alte auch auf diesem Auge das Sehvermögen bald verlieren
wird.

Die erste Untersuchung ist an ihm am 9. Oktober vorgenommen
worden, die zweite am 17. November, die dritte am 20. Dezember.

11.

Beim Kaufmann Karp Apajščikov, 55 Jahre alt, ist am 14. September eine Operation am linken Auge vorgenommen worden. Bei
der am 10. Oktober durchgeführten ersten Untersuchung zeigte
sich bei ihm eine heftige Inflammation mit unerträglichem
Schmerz in Kopf und Augen, wobei ständig Tränen aus den
Augen flossen; der Star aber schien sich bereits wieder
aufgerichtet zu haben. Vor der Operation hat er noch etwas
Licht sehen können, jetzt jedoch nichts.

Die zweite Untersuchung ist am 17. November vorgenommen worden, und da sind Inflammation und Schmerz noch eben so heftig gewesen, wie es anläßlich der ersten Untersuchung festgestellt worden war; nun sah man auch klar, daß der Star
bereits ganz an jenem Auge hervortrat, und Tränen flossen
auch unaufhörlich aus jenem Auge.

Am 20. Dezember ist die dritte Untersuchung vorgenommen
worden, bei welcher der Star schon ganz zu sehen war, und
auf diesem Auge ist er vollständig blind. Die Inflammation
dauert bis jetzt an, nur jedoch nicht mit solcher Heftigkeit,

und auch der Schmerz hat noch nicht völlig aufgehört.
Tränen fließen auch fortwährend, sobald er den Verband
abnimmt; die ersten sieben Wochen hat er wegen tödlichem
Kopfschmerz und Augenreißen und wegen der Inflammation
ständig im Bett liegen müssen.

12.

An dem Inspektor des Landhospitals Nikolaj Ovčinnikov,
vierzig Jahre, ist eine Operation am rechten Auge vorgenommen worden. Die ersten Wochen hatte er eine starke Inflammation mit gewaltigem Reißen, und jetzt ist an der Pupille
eine Trübung zu sehen; und der Kranke erklärt, daß er
nicht anders als durch Nebel einige Gegenstände erkennen
und helle Farben unterscheiden kann.

13.

Beim Zimmermann Timofěj Timofěev, fünfundzwanzig Jahre und
von sehr kräftiger und gesunder Verfassung, ist vor vier
Wochen eine Operation mittels Stardepression am linken Auge
vorgenommen worden, und an dem gibt es bis jetzt eine kleine
Inflammation. Mit diesem Auge sieht er ansehnlich; am rechten Auge aber ist bei ihm am 6. Oktober eine Operation vorgenommen worden, an dem besteht noch eine starke Inflammation und gewaltiges Reißen. Diese Untersuchung hat am 16.
Oktober stattgefunden.

Jedoch bei der am 17. November unternommenen zweiten Untersuchung ist man gewahr geworden, daß der Star am rechten
Auge wieder zum Vorschein kommt; dabei ist auch eine heftige Inflammation und gewaltiger Kopf- und Augenschmerz
festgestellt worden; das linke Auge aber ist völlig rein,
mit dem sieht er auch etwas.

Die dritte Untersuchung ist am 20. Dezember durchgeführt
worden, und bei jener ist festgestellt worden, daß am rechten Auge der Star bereits ganz zum Vorschein gekommen ist,

und auf dem Auge ist er vollständig blind, auch hat er in
jenem Auge noch Reißen, wobei auch ständig Tränen fließen,
und er ist gezwungen, immerzu verbunden zu gehen, weil er
kalte Luft nicht vertragen kann. Am linken Auge ist die Pupille licht, aber sehr klein und beinahe bewegungslos,
immerhin vermag er untertags ihm vorgelegte Gegenstände zu
unterscheiden, abends jedoch bei Kerzenlicht nimmt er davon weniger wahr, und er ist nicht imstande, sein Handwerk
zu betreiben.

14.

An Vasilij Kulebjakin aus dem Armenhaus, siebenundvierzig
Jahre alt, ist eine Operation vor vier Wochen an beiden
Augen gemacht worden, und er hat eine schwere Inflammation
erlitten und mehr noch, es ist zu sehen, daß der Star an
beiden Augen wieder zum Vorschein zu kommen beginnt.

Am 19. Oktober wurde er zum ersten Mal untersucht. Bei
der zweiten Untersuchung aber ist festgestellt worden, daß
er auf dem linken Auge etwas sehen kann, jedoch nichts auf
dem rechten. Inflammation und Schmerz dauern bis jetzt an.
Bei der dritten Untersuchung, vorgenommen am 20. Dezember,
ist festgestellt worden, daß der Star an beiden Augen, vornehmlich aber am rechten fast ganz wieder zum Vorschein gekommen ist, und er sieht mit dem rechten Auge bereits nichts
mehr, auf dem linken aber sehr wenig und auch das nicht sehr
klar. Wahrscheinlich aber ist, daß der Star in kurzer Zeit
auch dieses Auge verschließt.

15.

Als bei einer Frau aus eben jenem Armenhaus, Agrafena
Matvěeva, die über siebzig Jahre alt ist, am 19. Oktober
auch diese Untersuchung vorgenommen wurde, da ist festgestellt worden, daß bei ihr an beiden Augen der Star gestochen worden ist; am linken besteht eine heftige Inflammation
und unerträglicher Schmerz; es war aber zu sehen, daß die

Stare wieder zum Vorschein kommen, und es war auch nicht
möglich festzustellen, daß sie nur ein klein wenig hätte
sehen können.

Am 17. Dezember, bei Vornahme einer zweiten Untersuchung bei
ihr, schien es, daß der Star bereits an beiden Augen wieder
vollständig zum Vorschein gekommen ist und daß sie schon
nichts mehr sehen kann. Der Schmerz dauert noch ständig an,
so daß sie deshalb Tag und Nacht keinen Schlaf findet.

16.

Stepan Denisov, Marketender, 25 Jahre, war bei der an ihm
am 31. Oktober vorgenommenen Untersuchung sieben Wochen zuvor mittels Stardepression am rechten Auge operiert worden.
Auf dem linken Auge konnte er sehr gut sehen und hatte deshalb die Blindheit des rechten Auges nicht beachtet; als
er aber von den wunderbaren Taten unseres Hillmers vernommen hatte, da trug er dem auf, an ihm eine Operation vorzunehmen. Innerhalb kurzer Zeit traten nach der Operation
die gewohnte Inflammation auf, auch Kopf- und Augenschmerzen, die sich wie treue Trabanten bei fast allen Operationen unseres großen Hillmer vereinen und ohne Ablösung
einige Monate lang Wache halten und auch bis auf den heutigen Tat ihn nicht verlassen, auch in diesem Fall vielfach wissen lassen, daß der Nachbar, sein linkes Auge,
diese Bürde auch zu spüren genötigt ist. Unterdessen aber
war das rechte Auge von ihnen so gut verschlossen worden
und unter Arrest gehalten, daß sie auch die kleinsten Lichtstrahlen ohne tödlichen Schmerz einzulassen nicht gestatteten, daß der Patient anderes nicht tat, sondern nur seine
Dummheit beklagte, daß er das kranke Auge ungeschicktem
Operieren zu überantworten gewagt hatte und dadurch in Gefahr geraten ist, seines noch guten Auges verlustig zu
gehen und auch das von so verfluchter Hand, die überall
nichts anderes als nur Belisar-Schicksale bereiten kann.

17.

Bei Vasilisa Fedorova, die über 70 Jahre alt ist, ist an beiden Augen eine Operation mittels Stardepression vorgenommen worden. Am 15. Oktober ist bei ihr eine erste Untersuchung gemacht worden, und sie litt zu der Zeit noch an schwerem Schmerz in Kopf und Augen, begleitet von einer starken Inflammation.

Am 17. Dezember, als an ihr die zweite Untersuchung vorgenommen wurde, da bestand eine starke Inflammation noch am rechten Auge, auch konnte sie nicht den geringsten Lichtstrahl ertragen, sondern jenes mußte beständig verbunden sein, und sehen kann sie mit dem Auge nichts; mit dem linken jedoch sieht sie ein wenig, auch hat sie zwischenzeitlich an großem Reißen gelitten.

18.

An Avdot'ja Efimova aus dem Armenhaus, welche über 80 Jahre alt ist, ist eine Operation mittels Starstich an beiden Augen gemacht worden. Am rechten Auge litt sie an starker Inflammation und Schmerz, kann jedoch auf dem linken Auge etwas sehen.

Bei der zweiten Untersuchung war der Star am rechten Auge vollständig zum Vorschein gekommen, und sie sieht mit diesem Auge bereits nichts mehr. Und auch am linken Auge ist der Star wieder vollständig aufgetaucht, und dabei ist es noch etwas entzündet gewesen; jedoch kann sie mit diesem linken Auge ein wenig, wie durch Nebel, sehen, allein, es ist zu erwarten, daß sie auch dies bißchen Sehvermögen einbüßt.

111

19.

Bei Domna Gavrilova, die 65 Jahre alt ist, ist vor einigen Wochen am rechten Auge eine Operation mittels Starstich vorgenommen worden, und sie litt an jenem an schwerer Inflammation und Schmerz, so daß auch das linke Auge, mit welchem sie hat noch gut sehen können, davon so geschwächt worden ist, daß sie mit ihm wenig sieht; mit dem operierten Auge jedoch kann sie Licht von Finsternis nicht unterscheiden.

Als sie aufs schwerste erkrankt war, da bat sie ihn um Hilfe, und wenngleich er ihr auch einige Mittel gegeben hat, ist es mit ihr dennoch durch diese schlechter geworden, und in solchen Umständen zeigte sie sich bei der am 13. November vorgenommenen Untersuchung.

20.

Eine schwedische Frau von etwa 60 Jahren ist am 6. Oktober in der Medizinischen Kanzlei an beiden Augen operiert worden. Sie hat aufgrund dessen fürchterlichen Schmerz und eine schwere Inflammation erlitten. Acht Tage nach der Operation war der Star auf einem Auge wieder zum Vorschein gekommen, und auf dem anderen Auge erschien er desgleichen. Welchen Fortgang aber es dann mit ihr nahm, darüber ist der Kanzlei nichts bekannt, weil sie bereits von hier abgereist ist.

21.

Michajla Saplinskij, 62 Jahre alt, ein ehemaliger Kammerdiener bei Hofe, hatte sieben Jahre zuvor bei sich eine Sehschwäche festgestellt. Bis zur Operation konnte er mit dem kranken Auge Licht und Leute erkennen, obgleich sie ihm doppelt erschienen; wenn er aber mit der rechten Hand am Canthus minor jenes kranke Auge zur Hälfte bedeckte, dann konnte er alles und mit Unterscheidungsvermögen sehen; daraus ist durchaus zu schließen, daß die Pupille nicht völlig bedeckt und der Star noch nicht reif gewesen ist. An diesem rechten Auge ist vor 5 oder 6 Wochen eine Stardepression vorgenommen worden, und darauf erfolgte am nächsten Tag eine Inflammation mit einem 48 Stunden anhaltenden so unerträglichen Schmerz, daß der Kranke versicherte, daß er, als er in der Schlacht von Poltava gewesen sei und unter der Kanonade und im Kampf einige Wunden am Kopf, am Körper, an Armen und an Beinen erhalten habe, nicht solchen Schmerz erlitten hätte. Wegen der so großen Pein hätte er das Bettuch unter sich zerrissen und dachte, daß er völlig den Verstand verliert. Mit der Zeit hat der Schmerz zwar abgenommen, doch an dieser Inflammation, an Tränenfluß und wechselndem Schmerz leidet er bis jetzt. Auch konnte festgestellt werden, daß der Star wieder zum Vorschein gekommen ist, und jetzt sieht der Patient auf dem operierten Auge nichts. Das Sehen des linken Auges, welches bis zur Operation vollständig hell und gut gewesen ist, wird von Tag zu Tag schwächer, und es scheint, daß mit der Zeit auch an jenem Auge der Beginn eines Stars Platz gegriffen hat. Dies sind die wahren Umstände, in denen er sich befand, als er am 16. November untersucht wurde.

22.

Der Wächter Andrej Petrov-, 70 Jahre, hatte den Star an beiden Augen, und Hillmer hat vor fünf Wochen eine Operation bei ihm an einem, nur dem linken Auge vorgenommen. Von Stund an folgten auf diesem Auge eine heftige Inflammation, Schwellung und unerträglicher Schmerz, der einige Tage anhielt und nicht eher aufhörte, als schon die Schwellung am Auge eingesunken war und 4 kleine Wunden entstanden waren; jene Wunden sind nun verheilt, nur der Kopf- und Augenschmerz dauert ununterbrochen Tag und Nacht an, so daß er häufig denkt, ob das Auge nicht berste, wodurch auch das rechte Auge immerzu leidet. Das operierte Auge ist noch entzündet, und der Star ist wieder zum Vorschein gekommen, auch sieht er mit diesem Auge nichts, hatte jedoch vor der Operation mit ihm noch etwas gesehen; er liegt jetzt ständig im Bett und hat bis heute von Hillmer keine Hilfe erlangen können, soviel er ihn auch darum gebeten hat. Kann etwas Schrecklicheres oder Tyrannischeres ersonnen werden? Dieser Grobian, der sich zum Operateur deklariert, ist er nicht wert,

vor aller Welt, anderen zum Exempel, bestraft zu werden?
Am gestrigen Tag hat dieser arme Kranke durch den Wundarzt
Richter am linken Arm eine Fontanelle setzen lassen in der
Hoffnung, daß dadurch die Inflammation auf dem linken Auge
sich vermindert. Dies sind die wahren Umstände, in welchen
sich jener arme Mensch vor und bei der am 19. November
durchgeführten Untersuchung befunden hat.

23.

Untersuchung seiner Erzpriesterlichkeit, des Herrn
Protopopen Slonskij, der an beiden Augen durch Stardepression operiert worden ist. Siehe unter Lit. F.

24.

Untersuchung von Katerina Polikarpova, die in Carskoe Selo
bei Hofe an beiden Augen durch Stardepression operiert worden ist. Siehe unter Lit. L.

25.

Untersuchung des Herrn Majors Nikita Stepanovič Grigor'ev,
er wohnt in der Nähe von Carskoe Selo und ist dort mittels
Starstich operiert worden. Siehe unter Lit. M.

Lit. C.

Unter diesem Buchstaben C. folgen die Übersetzungen aller
übrigen Deutschen und Französischen Atteste über an von
Hillmer in Sankt Petersburg wegen verschiedener Affektionen,
wie Staphylomen, Perlen, Pannus und anderem an den Augen
Operierten durch die zuvor genannten Doktoren und Wundärzte, auch durch Hof-Chirurg Barré an diversen Tagen
vorgenommenen Untersuchungen.

26.

Übersetzung des ersten Französischen Berichts vom Hof-Chirurgen Herrn Barrej.

Bericht auf Ordre Seiner Hohen Excellenz Herrn Geheimen
Rat Boergaave IHRER KAISERLICHEN MAJESTÄT an die Medizinische Kanzlei vom Hof-Chirurg Barrej.

Am 26. September siebzehnhunderteinundfünfzig habe ich
einen jungen blinden Menschen, welcher in seinem dritten
Lebensjahr an den Blattern erblindet ist, des an der Schloß-
Fabrik Direktor gewesenen Burdin Sohn, bei dessen Mutter
untersucht und habe an ihm gesehen, daß er eine starke
phlegmonöse Ophthalmie hat, welche die Konjunktivalmembran
von den Cornea lucida-Rändern bis zu den Lidkanten selbst,
wo sich die Wimpern befinden, eingenommen hat, bei völliger
Induration dieser Membran und mit einer prominenten Geschwulst auf der Cornea lucida direkt gegenüber der Pupille,
was ihm die an dieser Stelle durch den Okulisten vorgenommene
Exstirpation, von der Größe einer kleinen Erbse, eingetragen
hat. Ich habe den Kranken befragt, und er hat mir gesagt, daß
er im dritten Lebensjahr durch die Pocken erblindet ist und
daß er überhaupt keine Idee davon hat, was man Farben nennt,
sondern nur Licht sieht, als hätte wer untertags die Augen
geschlossen. Ich habe ihm verschiedene Gegenstände gezeigt,
er aber sagte, daß es ihm dunkel deucht, und blickte zur
Seite, was völlig glaubwürdig ist, da er vollständig blind
ist. Dann untersuchte ich das andere Auge, welches nicht
operiert worden ist, und an ihm habe ich einen überaus
dicken Hornhautfleck gesehen beziehungsweise eine Albuginea,
welche die gesamte Cornea transparens bedeckt und sich sogar bis zu den Rändern der Conjunctiva erstreckt. Der Kranke
und Zeugen haben versichert, daß das operierte Auge auch in
demselben Zustand gewesen war. Dieser junge Mensch hätte gewünscht, sein Auge im früheren Zustand zu haben, weil er an
ganz fürchterlichem Schmerz im Kopf und in diesem Auge litt
und leidet. Besagter Okulist hat ihm als Topicum auf einem
Läppchen etwas Schminkweiß oder Trochiscium de albis rasis
gegeben. Wahrscheinlich hat dieser berühmte Okulist dieses
Leukom als Pterygium angesehen, und es kann sein, daß er
nicht weiß, daß, sobald er den Schorf von der Cornea lucida
entfernt, an gleicher Stelle ein anderer fester und schlech-

ter als der vorige entsteht. Dieser Schorf war von der Art
Ulcera, wie sie Pocken hervorbringen.

Übersetzung des zweiten Französischen Berichts vom Hof-
Chirurgen Herrn Barrej.

Bericht auf Ordre Seiner Hohen Excellenz, des Herrn
Geheimen Rat Boergaave IHRER KAISERLICHEN MAJESTÄT an die
Medizinische Kanzlei, vom Hof-Chirurgen Barrej.

Als ich am 31. Oktober 1751 zum zweiten Mal das Auge jenes
Blinden, der sich bei seiner Mutter auf der Litejnaja-Seite
aufhält, in Augenschein nahm und ihn eine Viertelstunde lang
verschiedentlich untersuchte, habe ich dann auch folgendes
festgestellt:

1.) Daß der Globus durch die Operation des gemarterten
Auges sehr viel kleiner geworden ist, als er zuvor war.

2.) Daß die wässerige Flüssigkeit durch das mittels der
Exstirpation des Geschwürs der Cornea lucida bewerkstelligte
Eröffnen fast vollständig ausgeflossen ist.

3.) Daß das Kristallhäutchen die Pupille selbst berührt
und ihr aufliegt und sowohl mit diesem Teilchen wie auch
mit der Cornea, der sogenannten transparens, so scheint es,
verbunden ist, auch, daß an dieser Stelle eine kleine
Elevation oder Proptosis zu bemerken ist, welcher Bereich
mir fistulös zu sein schien.

4.) Der Globus hat jetzt seine sphärische Gestalt verloren und ist zu einer unregelmäßigen Figur geworden.

Im übrigen gibt es nicht viel Inflammation, obgleich der
Kranke nach seinem Bekunden gewaltiges Reißen im Kopf verspürt, besonders im operierten Auge, und versichert, daß
er mit diesem Auge jetzt weniger Licht als zuvor empfängt.
Und auch nicht so viel wie mit dem anderen Auge, an dem
ein Leukom besteht, oder mehr ein vollständiges Staphylom.
Wahrscheinlich auch fängt dieses Auge an einzutrocknen und

geht mit der Zeit völlig zugrunde.

27.

Pastor Minster aus Kubanic in Karelien war nach Sankt Petersburg gekommen, um an den Augen von Hillmer kuriert zu werden, welcher am 9. Oktober bei ihm am linken Auge einen Pannus wegschnitt, jedoch als am 18. Oktober mit ihm eine Untersuchung vorgenommen worden, da zeigte sich, daß ein noch größerer Schorf darüber gewachsen war, welcher die ganze Pupille bedeckte, so daß er mit diesem Auge nichts sehen kann und für sein Geld nichts anderes als eine gewaltige Inflammation und schweren Schmerz erlitten hat. Am rechten Auge besteht auch eine weiße Macula, und zu deren Beseitigung hat er von ihm ein Augenpulver bekommen. Beide Augen sind entzündet gewesen, wogegen er Augenmilch erhalten hat.

Dieser Pastor reiste bald nach der Operation in sein Zuhause ab in gegenüber früher äußerst schlechter Verfassung bezüglich seiner Augen. Hier sich einfindende Verwandte jenes Pastors haben einige Wochen nach seiner Abreise die Nachricht erhalten, daß seine Augen sich nicht nur nicht ein bißchen gebessert haben, sondern er auch noch entsetzlichen Schmerz leidet und sich in solch elenden Umständen befindet, daß er seinen Dienst nicht ausüben kann.

28.

Dem Tischler Danil Lajja waren an beiden Augen große Perlen (perla) gewachsen, von denen eine bei weitem größer als die andere war. Die an Umfang wie eine Erbse große schnitt Hillmer weg und gebot dem Patienten, 9 Tage hindurch zu verbinden, jedoch als er jenen Verband abnahm, da war bereits dicker Schorf auf der Cornea transparens gewachsen, und er konnte mit jenem Auge schon nichts mehr sehen. Dessenungeachtet tröstete Hillmer ihn mit dem Gewinn eines guten Ergebnisses und befahl ihm, sein Augenpulver zu benutzen, welches in diesem Fall die gleiche Wirkung entfaltete, als wollte wer

bei einem Mohren die Haut weiß waschen, weil bei ihm die
Augen sich davon mehr entzündeten und er darum nichts anderes als nur Schmerz und Blindheit gewonnen hatte.

29.

Des Lieutenants Vonnenberg 17jährige Tochter hatte auf
einem Auge eine Perle von der Größe einer kleinen Erbse,
welche der Okulist wegschnitt. In den ersten 6 Tagen litt
sie unerträglichen Schmerz, als danach aber der Schmerz
nachließ, da gab er ihr von seinem Augenpulver und gebot,
es in die Augen zu streuen, allein ohne Effekt. Bei der
ersten Untersuchung zeigte sich, daß an der operierten
Stelle sich ein dünner Schorf angesetzt hatte. Jedoch bei
der zweiten Untersuchung vom 16. Dezember war zu sehen, daß
bereits ein dickes Häutchen gewachsen war, welches die gesamte Cornea transparens bedeckte, und sie sieht mit jenem
Auge nichts.

30.

Der Panduraspieler Avgust- Berens- hatte am rechten Auge ein
dickes weißes Häutchen sive Pannus, das nicht operiert wurde;
am linken Auge aber war ein Tuberculum gewachsen beziehungsweise eine ziemlich prominente Perle, daß dieserhalb jenes
Auge nicht unmittelbar geschlossen werden konnte; jene aber
wegzuschneiden war nicht möglich, wenn jedoch geschnitten
würde, dann war davon unmöglich der geringste Nutzen zu erwarten, was unser Augen-Tyrann, wiewohl er die Struktur der
Augen nicht versteht, dennoch aus der Praxis gleichfalls
hätte wissen müssen wie in dieser Kunst vollständig Unter-
richtete. Ungeachtet dessen hat er seine gottlose Hand so
weit gebracht, daß sie jene geschwind wegschnitt, und diesen
Schnitt machte er so tief (wie anders es auch nicht hätte
geschehen können, wenn er vollständig schneiden wollte, wegen der Größe des Gewächses), daß er dabei auch die Cornea
transparens durchschnitt, weswegen von Stund an wässerige
Flüssigkeit herausfloß. Bis zu diesem Augenblick hatte er

sehen können, wenige Minuten später jedoch war er völlig
erblindet, und von Stund an folgte solcher Schmerz, daß er
ihn kaum hat ertragen können, und er hat auch bis zum heutigen Tage, da den 9. Oktober diese Untersuchung vorgenommen worden ist, angedauert. Bei der zweiten am 16. Dezember
vorgenommenen Untersuchung hingegen floß noch beständig
Flüssigkeit aus jenem Auge, der Augapfel jedoch war ganz
nach innen gesunken, von Iris und Pupille war nicht mehr
zu sehen als nur ein kleines Pünktchen. Vor der Operation
hatte er noch Licht unterscheiden können, jetzt aber ist
er bereits vollständig blind und leidet bis heute gewaltigen Schmerz, der seit drei Monaten andauert, und ohn
Unterlaß klagt er über sein Schicksal, das ihn zu Hillmer
geführt hat, besonders aber, daß er so viel Schmerz erlitten hat und blind geblieben ist.

31.

Der Deutschen Elisaveta Ivanova, einer Magd des Puškin'schen
Hauses, ist vom rechten Auge ein Pannus weggeschnitten worden, und kurze Zeit nach der Operation setzte sich ein Schorf
ab, der Tag für Tag dicker wird, so daß sie mit jenem Auge
nichts sehen kann; Tränen fließen bei ihr unaufhörlich aus
den Augen, worüber sie sehr klagt, mehr noch darum, daß sie
diese Beschwernis niemals vor der Operation gehabt hat und
sich nur Schmerz eingehandelt, Geld aber verloren hat.

32.

Varfolomej Markov-, 40 Jahre, hatte am linken Auge einen
Pannus oben auf der Cornea transparens, welcher von Hillmer
weggeschnitten worden ist. In kurzer Zeit zeigten sich nach
der Operation Schmerz und Inflammation, und bereits wenige
Wochen nach der Operation, als am 10. Oktober eine Untersuchung stattfand, war ein dicker Schorf gewachsen; weil
aber auch die Pupille völlig verdunkelt ist, hat dadurch
auch das Sehvermögen ganz abgenommen. Die Inflammation,
welche den gesamten Augapfel eingenommen hatte, ruft auch
jetzt, einige Wochen nach der Operation, einen unerträg-

lichen Schmerz hervor.

Als er das zweite Mal untersucht werden sollte, da war er bereits ins Dorf entlassen; und deswegen kann über das, was danach folgte, nichts mehr mitgeteilt werden.

33.

Bei Matrena aus dem Hause Seiner Hohen Excellenz, des Herrn General en chef und Ritters Buturlin, welche dreißig Jahre alt ist, ist am rechten Auge oben von der Cornea transparens ein Pannus entfernt worden, wonach eine starke Inflammation erfolgte mit gewaltigem Schmerz. Bei der Abnahme des Verbandes hatte sich bereits ein Schorf gezeigt, welcher bei der zweiten Untersuchung am 17. Dezember dicker und größer geworden war und noch täglich zunimmt.

Die Patientin hat angegeben, daß sie abends ständig an heftigem Reißen leidet, so, daß diese Operation ein fruchtloses Ergebnis gehabt hat.

34.

Bei Nikita Melachovskij von vierzig Jahren, dem Behördenschneider beim Kammerzahlmeister-Kontor, war bei der ersten Untersuchung am 18. Oktober drei Wochen zuvor vom linken Auge ein Staphylom weggeschnitten worden. Nach der Operation floß ständig wässerige Flüssigkeit aus dem Auginnern mit starker Inflammation und unerträglichem Schmerz nicht allein am operierten, sondern auch am rechten Auge, auch dabei eine ständige Epiphora, was auch bis jetzt andauert. Alle ihm von Hillmer gegebenen Mittel haben ihm nicht den geringsten Nutzen gebracht, sondern nur noch mehr Schmerz bereitet, und auch für all sein Geld, das dieser arme Mensch hatte zusammentragen können und wegen des versprochenen Vorteils auch bei jenem Hillmer aufwandte, hat er nur dies gewonnen, daß er auf jenem Auge ganz erblindet ist. Indessen hatte er Hillmer noch die Hälfte des abgemachten Geldes im voraus gegeben, und das übrige

hatte er ihm versprochen nach der Heilung zu bezahlen. Als
er aber wenige Tage später zu Hillmer kam und ihm klagte, daß
er ihm schon so viel Geld für Medikamente bezahlt hätte, aber
überhaupt keinen Nutzen habe, da wollte Hillmer, indem er mit
gewaltigem Geschrei auf ihn eindrang, ihm auch die andere
Hälfte des für die Operation ausgemachten Preises abdrängen.
Als aber dieser Mensch sich entschuldigte, daß er das restliche Geld nicht bei sich habe, da befahl Hillmer seinen Lakaien, ihn unter Arrest zu halten, wobei er drohte, daß er
ihn so lange nicht entlasse, bis er das Geld durch den anderen, mit ihm gekommenen Menschen beschafft. Darauf hat er
ihn unter Arrest gehalten und noch mehrere Stunden nicht
hinausgelassen, bis schließlich seine Lakaien, die verständiger als ihr Herr waren, auf die ständige Beteuerung dieses 121
armen Menschen, daß er das Geld nicht beschaffen kann, diesen
frei ließen, wissend, daß es solches Recht hier nicht gibt,
daß man fremde Leute in seinem Haus arretieren könnte. Wie
höchst gefährlich ein solcher Betrüger und äußerst tyrannischer Mensch für arme blinde Leute ist, noch dazu ein Ausländer und insbesondere an solchem Ort, wo so zu handeln gänzlich verboten ist, ist an ihm als Exempel zu konstatieren.

Am 16. Dezember, als an diesem armen Menschen zum zweitenmal
eine Untersuchung vorgenommen wurde, ist festgestellt worden,
daß Inflammation und Schmerz sich noch nicht völlig gelegt
hatten, obgleich er bereits fast drei Monate an ihnen litt.
Die Iris ist vom unter der Operation angelegten Schnitt insgesamt zerrissen worden. Die Cornea transparens hat sich vorgewölbt, woraus erhellt, daß das Staphylom sich rasch wieder
zeigt. Inzwischen jedoch ist der Patient auf diesem Auge
vollständig erblindet.

35.

Semen- Mjakinin-, Unterlieutenant des Schlüsselburger Regiments, hatte auf dem rechten Auge einen Pannus, welchen am
3. Oktober Hillmer ihm entfernte, und sogleich folgten Inflammation und schwerer Schmerz, jetzt aber, bei einer am 19. Oktober

vorgenommenen Untersuchung, hatte er bereits wieder auf dem
ganzen Auge eine dicke Haut; und er hat erklärt, daß er genau so blind sei, wie er es vor der Operation war. Nur jedoch, weil er sich anschickte, am anderen Tag von hier weg-
zufahren, versprach Hillmer, ihm einige Medikamente mitzu-
geben, von denen er, wie er ihm versicherte, bald Nutzen
haben würde. Was aber danach mit ihm geschehen ist, darüber
ist in der Kanzlei nichts bekannt, weil er am anderen Tag
von hier nach Belo ozero abgefahren ist. Indessen kann das
ja leicht aus vorausgegangenen und den diesem folgenden
Beispielen geschlossen werden.

122   36.

Fedor- Zuev- aus dem Armenhaus, 27 Jahre, hatte eine ziemlich prominente Perle am linken Auge, die bei ihm vier Wochen
vor der am 19. Oktober durchgeführten Untersuchung geschnitten
worden war. Die Cornea war von dem sehr tiefen Schnitt so verletzt worden, daß wässerige Flüssigkeit herausfloß und heftigen Schmerz und Inflammation hervorrief, so, daß zum Erhalt
des Sehvermögens überhaupt keine Hoffnung ist. Als am 17. Dezember mit ihm eine zweite Untersuchung vorgenommen wurde,
ist festgestellt worden, daß die Cornea transparens, welche
nach innen durchschnitten worden war, mit einem dicken Schorf
verwachsen war. Das Auge, aus dem die wässerige Flüssigkeit
geflossen war, war zusammengefallen und hatte eine unregel-
mäßige Figur bekommen; indessen hatte dieser arme Mensch entsetzlichen Schmerz gelitten.

                                37.

Jagan- Kinberg-, 19 Jahre, hatte am linken Auge ein Staphylom,
das ihm vier Wochen vor der an ihm am 30. Oktober vorgenommenen Untersuchung weggeschnitten worden war, nur war aber dieser Schnitt ziemlich tief, und anders kann es bei einem
Staphylom auch kaum gemacht werden; und so ist die gesamte
Cornea transparens durchschnitten worden, weshalb ständig
wässerige Flüssigkeit aus dieser Stelle floß; danach folgten, gegen die Gewohnheit, eine starke Inflammation und

heftiger Kopfschmerz nicht nur an diesem Auge, sondern auch
am gesunden.

Bei der zweiten Untersuchung, durchgeführt am 17. Dezember,
zeigte sich, daß auf dem operierten Auge sich dicker Schorf
abgesetzt hatte, erheblich höher als das ehemalige Staphylom,
welches von der kleinen Sorte war, und wenn besagter Mensch
auf den Boden schaut, dann leidet er gräßlichen Schmerz,
weil der kräftige Schorf ganz an die unteren Wimpern reicht.
Von Inflammation und Schmerz ist er noch nicht gänzlich frei
geworden, da jene noch abwechselnd auftraten.

Hillmer hat ihn nicht nur vor zwei Monaten verlassen, sondern 123
sich auch geweigert, ihm Hilfe zu leisten.

38.

Bei des Herrn Lieutenant der Flotte Tichmenev Tochter Anna
von 7 Jahren ist sieben Wochen vor dieser Untersuchung vom
linken Auge ein dickes Häutchen von der Cornea transparens
weggeschnitten worden; danach befahl der Okulist, dieses
Auge 9 Tage lang ganz zu verbinden und gab Order, die auf-
gelegten Kompressen täglich mehrmals mit Augenwasser anzu-
feuchten. Nach Abnahme des Verbandes ordnete er an, drei
Tage hintereinander weißen Zucker in das Auge zu tun, und
darauf gab er sein Augenpulver auch zur täglichen Applikation in jenes Auge, was am 11. November, als diese Untersuchung stattgefunden, noch andauerte.

Bei der am 16. Dezember vorgenommenen zweiten Untersuchung
konnte man deutlich sehen, daß der Schnitt erstens tief angelegt worden war wegen der ständig ausfließenden Flüssigkeit, zweitens, daß das linke Auge nach der Operation sehr
viel kleiner als das andere geworden ist; und als es heilte,
da ist auf der Cornea ein starkes Häutchen gewachsen, und
das arme Kind ist auf jenem Auge genau so blind wie es zuvor gewesen und hat in seinen zarten Jahren mit vielen anderen die Hillmersche Marter vergeblich erdulden müssen.

39.

Neonila Danilova, die über 70 Jahre alt ist, hatte an beiden Augen kleine Staphylome. Nach dem Schneiden konnte diese Frau nur eine Minute sehen und auch das in sehr geringem Ausmaß; jedoch, von eben diesem Tag an folgte ständiges Erbrechen mit unerträglichem Schmerz in beiden Augen, was einige Tage lang anhielt; darauf folgte eine heftige Inflammation mit gewaltigem Schmerz im Kopfe, auch abwechselnd bald im einen und dann im anderen Auge, woran diese arme Kranke bereits die fünfte Woche leidet. Hillmer hat ihr einige äußerliche Medikamente gegeben, die nach ihrer Aussage ihr zusätzlichen Schmerz verursacht haben, weshalb sie sie alle wegwarf, und aus eigenem Entschluß legte sie auf ihre Augen ein Kataplasma aus Roggenbrot mit Essig, wodurch sie auch einige Erleichterung erhalten hat. In diesen Umständen befand sie sich, als Ende Oktober bei ihr eine Untersuchung vorgenommen wurde.

Am 17. Dezember, als sie zum zweiten Mal untersucht worden, zeigte sich, daß diese Frau noch ständig an Reißen litt, so daß sie nicht einmal den kleinsten Lichtstrahl ertragen kann; die Augen sind bei ihr innerlich stark entzündet, die Wimpernränder überaus geschwollen und haben sich von daher fast ganz geschlossen, weshalb sie bat, ihre Wimpern nicht zu berühren, weil davon ein unerträglicher Schmerz erfolgt; darüber sind schon beinahe drei Monate verstrichen, daß diese arme Frau unverschuldet von solch höllischer Qual gepeinigt wird.

Nach ihrer Bekundung hat sie jetzt Erleichterung, wenn sie Salmiak mit Wein auflöst und eine Kompresse, die sie damit anfeuchtet, auf die Augen legt; auch wendet sie noch Safran mit Rübensaft an, den sie auf die vordere Kopfpartie tut.
In welcher Verfassung jedoch das Sehvermögen dieser armen Frau künftighin sein wird, das wird die Zeit erweisen.

40.

Jakov- Budnikov-, etwa 30 Jahre alt, war im Monat Oktober von Hillmer operiert worden durch Entfernung eines Pannus über der Cornea pellucida des linken Auges, und danach folgte gräßlicher Schmerz und ein ständiger Ausfluß von Wasser, so daß dieses Auge völlig heruntergekommen und teilweise eingefallen ist, außen aber zeigt sich bereits ein buckliger Schorf. Vor der Operation hatte er noch Licht von Finsternis unterscheiden können, nun aber ist er auf diesem Auge gänzlich blind. Das rechte Auge, welches bis zur Operation völlig gesund gewesen ist, ist nun auch sehr entzündet und schmerzt, so daß er in Gefahr steht, falls nicht geeignete Mittel angewendet werden, auch jenes zu verlieren. Diese sind die wahren Umstände, in denen er sich bei der am 12. November vorgenommenen Untersuchung befunden hat.

Lit. D.

Unter diesem Buchstaben folgen diejenigen Kranken, die wegen der Trichiasis-Krankheit operiert und behandelt worden sind.

41.

Im Hause des Assessors Baranov hat eine schwedische Frau an beiden Augen eine Trichiasis, von der Hillmer sie zu kurieren versprach, und diese Kur begann mit dem Auszupfen von Wimpernhaaren, dann aber wandte er bei ihr seine Augensalbe an, die Inflammation jedoch wurde heftiger als zuvor, und auch das Sehen besserte sich kein bißchen, und darum hatte sie davon nicht den geringsten Nutzen.

42.

Der Gärtner Isaj Prochorov- hatte ein Trichiasis-Leiden an beiden Augen, und die Behandlung ist mit dem Auszupfen von Wimpernhaaren begonnen worden, und danach hat der Okulist bei ihm seine Augensalbe angewendet, allein jedoch ohne den geringsten Erfolg, und er sieht nicht besser als früher.

43.

Trofim-Andreev-, des Herrn Kapitänlieutenant Ozerov Diener, hat vor einigen Jahren auf beiden Augen eine Trübung bekommen, und jetzt war zu sehen, daß beide Pupillen von einem Häutchen umgeben sind; das ganze linke Auge aber ist entzündet, und an ihm besteht eine Trichiasis, so daß Hillmer das eben beschriebene durch Auszupfen von Wimpernhaaren zu behandeln anfing, danach gab er ihm zur Anwendung seine Augensalbe und Augenmilch, nur aber erfolgte keinerlei Hilfe, und er ist vollständig der Sehkraft beraubt.

44.

Katerina, eine bei dem Aglinsker Kaufmann Ac lebende Frau, ist auf dem linken Auge völlig blind, und am rechten hat sie eine Trichiasis mit einer gewaltigen Inflammation; und gegen diese hat er seine Salbe und Augenmilch angewendet, allein ohne Effekt.

45.

Der Pole Vasilej Vasiliev-, der unweit vom Nevskij-Kloster lebt, ist auf dem linken Auge völlig blind, und auf dem rechten besteht ein Trichiasis-Leiden, weswegen er die Hillmersche Augensalbe anwandte, jedoch vergeblich.

46.

Akulina Pachomova, eine Zimmermannsfrau auf der Kleinen Ochta, hat vor einigen Jahren ein Trichiasis-Leiden an beiden Augen bekommen, und bei ihr sind Haare von den Wimpern ausgezupft worden; davon jedoch ist es für sie nur schlechter geworden, weil das Auge dadurch gereizt worden und die Entzündung größer wurde, als wie sie jene schon früher ertragen hatte, wenn sie ihren Schwägern auftrug, ihr die Haare auszuzupfen. Die Cornea pellucida ist von dem langzeitigen Leiden völlig verfinstert worden. Dagegen erhielt sie von Hillmer ein Augenpulver zur Applikation ins Auge, nur ohne

Erfolg, jedoch von der Augenmilch hat sie einigen Nutzen gegen die Inflammation gehabt.

47.

Die Frau des Herrn Sekretär Postnikov leidet an einer Augenkrankheit, der sogenannten Trichiasis, und hat dabei an beiden Augen eine heftige Inflammation gehabt, so daß sie nicht ohne empfindliches Reißen das Tageslicht sehen kann. Bei ihr wurden von den Wimpern Haare ausgezupft, auch sind ihr von Hillmer von dessen Augenarzneien Milch und Spiritus gegeben worden, allein, von deren Anwendung hat sie nicht nur keinerlei Nutzen gehabt, sondern die Entzündung nahm auch zu, weswegen sie an sehr empfindlichem Reißen gelitten hat.

Lit. B. C. D.

Unter diesen drei Buchstaben sind diejenigen vermerkt, die ohne Erleiden einer Operation am beziehungsweise im Auge, wegen des Gehörs und anderer Leiden wegen behandelt worden sind.

48.

Im Haus Kurakinskij hat eine Frau dunkles Wasser in den Augen oder Gutta serena, wogegen sie ohne Effekt Augenpulver und Salbe anwandte.

49.

Aleksěj Mitrofanov-, ein Maler, hat eine Trübung in den Augen und schwaches Sehvermögen, wogegen er lange Zeit hindurch Hillmers Augengeist verwendete, auch vergebens.

50.

Der Tafeldecker Vasilej Alekseev- verwandte gegen eine Inflammation in den Augen die Augensalbe, jedoch i : es mit ihm davon nicht besser als zuvor geworden.

51.

Der abgedankte Soldat Ivan- Pavlinov- hatte an beiden Augen eine Inflammation, und deswegen verwandte er die Augensalbe, nur aber hat sie ihm nichts geholfen.

52.

Palageja Ivanova hat völlig verdunkelte und trübe Augen und ein dünnes Häutchen auf der Cornea und sieht nichts; dagegen verwandte sie Hillmers Augenpulver durch Applikation desselben in die Augen und so auch die Augensalbe, jedoch hatte sie davon nicht den allerkleinsten Nutzen.

53.

Die Töpfersfrau Praskov'ja Afanas'eva hat in beiden Augen dunkles Wasser, was man Gutta serena nennt, und dagegen hat sie den Augengeist verwendet, nur gab es aber davon überhaupt keine Hilfe.

54.

Der Matrose Nikita Loginov- ist auf dem rechten Auge vollkommen blind, und das gesamte linke Auge ist von einem dünnen Häutchen umgeben und verdunkelt, so daß er mit jenem bereits nicht mehr sieht als nur, daß er zur Not allein gehen kann; und dagegen verwandte er das Augenpulver und die Salbe ohne jeden Erfolg und sieht nicht mehr als zuvor.

55.

Bei dem fünfjährigen Kind der Witwe Lefeberova ist von einer an den Augen durch Skrofeln bestehenden Inflammation insbesonders das linke Auge so ermattet, daß es mit jenem auch Licht nicht sehen kann. Hillmer verschrieb ihm dagegen seine Augenmilch und -salbe, deren Anwendung drei Wochen lang continuiert worden war, auch befahl er unterdessen, ihm aufs Genick ein Pflaster von spanischen Fliegen aufzulegen, jedoch von all dem gab es keinen Nutzen. Die Augen

sind noch mehr entzündet, und besagtes Kind ist hierauf
genötigt, jene ständig zu verbinden.

56.

Eine Magd von 18 Jahren im Hause Seiner Excellenz, des
Herrn Generalmajor Schulz, hat an beiden Augen eine Neigung
zu dunklem Wasser, was Gutta serena genannt wird, nur war
aber bei der vorgenommenen Untersuchung wegen der gewaltigen
Inflammation dies wirklich zu erkennen nicht möglich. Die
ihr von Hillmer gegebenen Medikamente, die aus Augenwasser
mit Kampher bestanden, hat dieses Mädchen einige Male angewendet, bekam aber davon gräßlichen Schmerz und eine heftige Inflammation, wovon sie am 9. Oktober noch nicht befreit gewesen ist, und sie ist gezwungen, ihre Augen ständig zu verbinden.

57.

Eine Frau Anna Ivanova im Haus des Fabrikanten Gan ist vor
sechs Jahren auf dem linken Auge erblindet, und auf dem rechten Auge hat sie eine so starke Entzündung, daß sie wenig mit
ihm sieht, und dagegen sollte sie allein nur die Augensalbe
verwenden, jedoch erhielt sie keinerlei Effekt.

58.

Pavel- Florov-, Seiner Durchlaucht des Herrn Generalmajor
Graf Brjus Diener, bei welchem die Pupillen beider Augen
ganz trüb sind, auch an der Cornea pellucida ist es gerade
so, als seien sie von einem dünnen Häutchen umgeben; und
zur Entfernung und Kurierung dessen sind all seine äußerlichen Augenmedikamente zur Anwendung gekommen, auch hat
er vor drei Wochen einen Seidenfaden am Nacken eingehängt,
nur hat sich aber nicht einmal ein ganz kleiner Erfolg eingestellt. Mit dieser Behandlung ist einige Wochen continuiert
worden, nur besserte sich für den Kranken nichts.

59.

Dmitrej Antropov- aus dem Armenhaus der Auferstehungskirche hat an den Pupillen beider Augen eine Verdunkelung, so daß er auf dem rechten Auge ein wenig, auf dem linken jedoch nichts sieht; er wandte Augengeist und die Salbe an und hat, wie er erklärt, von jenen Medikamenten ein wenig Nutzen gehabt.

60.

Avdot'ja Michajlovna, zwanzig Jahre, hatte vor sechs Jahren nach einem hitzigen Fieber an den Augen eine Inflammation und Reißen bekommen, die Jahr für Jahr stärker geworden sind, so daß sie bei Tage ein wenig, nachts aber nichts sieht; ihr sind von Hillmer einige Mittel gegeben worden und zwar: Augensalbe und zwei Pulver, um sie in die Augen zu applizieren; auf den Nacken war ein Pflaster von spanischen Fliegen gelegt worden, jedoch von all diesen Medikamenten ist nur keinerlei Nutzen erfolgt; und dann ist sie von Hillmer entlassen worden. Bei der Untersuchung zeigte sich, daß auf dem rechten Auge hinter der Cornea transparens ein wenig Klarheit, auf dem linken jedoch völlige Dunkelheit in den Flüssigkeiten besteht, so daß dieser Kranken noch mehr Unglück bevorsteht.

61.

Irina Larionovas Magd Mar'ja Efimova hat an den Augen eine Inflammation, und sie verwandte dagegen seine Augenarzneien, nur hatte sie von jenen keinen Nutzen.

62.

Avdot'ja Ivanova hatte eine Inflammation an den Augen und verwandte dagegen seine Augenarzneien ohne Effekt.

63.

Pelageja Petrova hatte an den Augen eine Entzündung und verwandte gegen diese seine Augenarzneien, nur Nutzen hatte sie von jenen nicht.

64.

Avdot'ja Stepanova hatte genau die gleiche Entzündung an beiden Augen, und gegen diese verwandte sie seine Augenarzneien, allein sie blieb ohne Hilfe.

65.

Dar'ja Ivanova, eine Matrosenfrau, erhielt gegen eine an beiden Augen bestehende Entzündung ein wenig von seinen Augenarzneien, nur Nutzen hat es durch sie nicht gegeben.

66.

Egor- Timoféev- hat an beiden Augen einen Pannus, nur von den erhaltenen Hillmerschen Augenarzneien gewann er keinen Nutzen.

67.

Elena Venediktova, Matrosenfrau; bei ihr bestehen an beiden Augen Staphylome, allein von seinen angewandten Augenarzneien erfolgte kein Nutzen.

68.

Akulina Ivanova, Zimmermannsfrau; bei ihr bestehen an beiden Augen Staphylome, und dagegen verwandte sie die Hillmerschen Augenarzneien, nur ohne Nutzen.

69.

Katerina, des Herrn Lieutenants der Flotte Tichmenevs Tochter von neun Jahren (bei deren siebenjähriger Schwester, wie bereits mitgeteilt worden, ein Pannus geschnitten worden ist), bekam nach einer starken Inflammation an beiden Augen Maculae; dagegen verwandte sie sein Augenpulver mittels

Applikation in die Augen und auch seine sonstigen Augenarzneien vier Wochen hindurch, nur gewann sie keinerlei Nutzen.

70.

Ustin'ja Fedorova, dreißig Jahre, ist auf dem rechten Auge vollständig blind, jedoch auf dem linken Auge kann sie noch ein wenig sehen; nach vierwöchiger Anwendung des Hillmerschen Augenwassers ist bei der am . Oktober vorgenommenen Untersuchung nicht festgestellt worden, daß sie davon auch nur den geringsten Nutzen gehabt hätte.

71.

Des Hoflakaien Semen Bykov Frau hatte an den Augen eine gewaltige Inflammation, und dagegen hat sie seine Augensalbe ohne jegliche Wirkung angewendet.

72.

Madame Obradovik- von der Miniaturenkunst, die etwa 30 Jahre alt ist, hat auf dem rechten Auge eine Macula, welche Hillmer nicht operieren wollte; er gab ihr aber zu deren Beseitigung von seiner Augenmilch und vom Spiritus; von jenen Arzneien hatte sie die Milch nicht anzuwenden begonnen, weil sie ihr schädlich zu sein schien, jedoch vom Augengeist habe sie nach ihrer Bekundung so etwas wie ein wenig Nutzen gehabt, der vielleicht in der Meinung allein bestanden hat.

73.

Des Friseurs Rode Frau war ganz heruntergekommen, dabei noch blind und taub. Für die Augen hatte Hillmer ihr seinen Augengeist gegeben und für die Ohren sein Räucherpulver; sie wandte auch das Bad an. Doch nach der Anwendung der angegebenen Medikamente hatte sie schweren Schmerz an Augen und Ohren gelitten, und weil sie anstelle der versprochenen guten Wirkung mehr Schmerz hatte, hat sie aufgehört, jene zu gebrauchen.

74.

Der Kosakenkapitän des Don-Heeres Fedor- Antipov- hat in
Kopf und Ohren ein Reißen, wogegen er äußerlich für die
Ohren das von Hillmer erhaltene Räucherpulver anwandte und
zum inneren Gebrauch dessen Universalelixier, allein von
deren Anwendung nahm aber der Schmerz in Kopf und Ohren
sehr zu, und deshalb mußte er von diesen Arzneien lassen.

75.

Herr Zumfeld-, Unterstallmeister an IHRER KAISERLICHEN
MAJESTÄT persönlichem Pferdestall, ist durch Schwerhörig-
keit geplagt, und gegen die hat er Hillmers Räucherpulver
angewendet, nur hat ihm jenes durch seine trockene Hitze
eine starke Inflammation mit schwerem Schmerz in den Ohren
eingetragen, so daß er gezwungen war, dieses Pulver wegzu-
werfen, und auf Anraten seines Medikus hat er ständig
Kataplasmen auf die Ohren gelegt, wovon der Schmerz aufhörte und die Inflammation zum Verschwinden gebracht wor -
den, worauf für einige Tage eine große Menge eitriger Materie aus den Ohren floß, nur hat sich dessenungeachtet nach
all der erlittenen Mühsal das Gehör kein bißchen gebessert.

76.

Ivan Kljuev-, Grenadier IHRER KAISERLICHEN MAJESTÄT Leibkompanie, der einige Jahre lang an einer gewissen Krankheit
litt, wollte darüber von Hillmer einen Rat erbitten, und
der gab ihm 6 purgierende Pulver mit Rhabarber, 10 Dosierungen seines roten Pulvers und ein Gläschen seines Universalelixiers für 12 Rubel, und von den angegebenen Tropfen
nahm er täglich 6 vor dem Mittagessen. Unterdessen ist er
vom Gebrauch dieser roten Pulver so aufgedunsen, als wäre
er mit Gift gefüttert worden. Und dies mag der Gewinn sein,
den er durch die berühmten Hillmerschen Medikamente erlangt hat.

77.

Die Tochter des öffentlichen Notarius Perkin, 20 Jahre, begann im Jahre 1750 an der genuinen Fallsucht zu leiden; von den häufigen Paroxysmen ist bereits das gesamte Gefüge der Nerven bei dieser Kranken ganz geschwächt, unter ihnen haben die Sehnerven sehr gelitten, so daß man nicht mehr als eine sehr geringe Bewegung der Iris und Kontraktion der Pupille hat wahrnehmen können, und mit der Zeit war eine völlige Paralyse an diesen Organen zu befürchten, auch konnte daraus leicht ein schwarzer Star werden. Indessen hat sie, obgleich ihr Sehvermögen sehr schwach war, dennoch etwas sehen, auch Menschen und Farben unterscheiden können, und ihre Augen haben nicht, wie fälschlich verlautbart wird, gleichsam bewegungslos in ihrem Kopf gestanden, und daß sie kein bißchen sehen hat können und auch Tag von Nacht nicht hat unterscheiden können. Sobald Hillmer angekommen war, nahm er sie in Behandlung; die bestand nach Aussage ihres Vaters erstens in drei Gläschen seines Augengeistes, mit welchem sie die Hände einrieb und den davon ausgehenden Dampf vor die Augen hielt.

Zweitens: in einem Fläschchen Universalelixier, von dem sie jeden Abend 80 Tropfen in Tee einnehmen mußte.

Drittens: in elf Gaben seines Zinnoberpulvers, von denen sie jeden Morgen auf nüchternen Magen je eine in Wacholdersaft einnahm.

Beim Gebrauch dieser Mittel sei gleichsam festgestellt worden, wie das ihr Vater vorbringt, daß ihre stumpfen Augen sich zu bewegen begannen und das Sehvermögen sich besserte.

136 Nach Anwendung dieser Arzneien wurde ihr verabreicht viertens: ein Fläschchen Spiritus, von welchem einige Tropfen auf dem Kopf, an den Schläfen und an den Brauen mit einem Flanelläppchen eingerieben werden mußten.

Fünftens: weitere neun Dosen seines Pulvers, von denen
sie jeden Morgen je eine in Hollundersaft einnahm.

Sechstens: Kräuter zum Baden der Füße und zum Gebrauch
in einer Wanne, in der sie ganz bis zu den Schultern
sitzen mußte.

Alle, die diese Kunst verstehen und denen die oben genannten Medikamente bekannt sind, können leicht beurteilen, welch gewaltige Wirkung jene hervorzurufen imstande sind; nur hatte Hillmer im allgemeinen das Glück, daß, wenn die Kranken nicht kuriert werden konnten, er dann zumindest die Umstehenden mittels der in deren Urteil so sehr Blinden zu seinem Vorteil benutzte, wie auch den Kranken selbst, den er zwecks Heilung von der Blindheit empfangen hatte. Wie man auch an diesem Notarius hat feststellen können, daß er, obgleich von Natur sehr unbeständig und stolz, dennoch aber in dieser Angelegenheit voller Eifer gewesen ist, da er zur Zeit des Hillmerschen Arrestes drohte, den Direktor mit seiner Kanzlei ins Unglück zu stürzen, wobei er erklärte, daß, wenn nicht selbige Stunde ihm die Hillmerschen Medikamente verschafft würden, er dann seine Klage solchen Personen vortragen werde, die ihm schnelle Satisfaktion verschaffen; als aber am folgenden Tag der Direktor jener Kanzlei ihn fragte, wie er dieses Glück erhalten habe, daß er nur allein es sei, der bei seiner Tochter von den Hillmerschen Medikamenten eine Wirkung gesehen habe, und daß er erklären möge, worin jener Erfolg besteht, da gab er mit großer Wut zur Antwort: Die Augen seiner Tochter, die zuvor völlig bewegungslos gestanden hätten, drehten sich nun wie Kreisel in ihrem Kopf, und wenn sie vorher blind gewesen ist, dann sieht sie jetzt sieben Klafter weit. Welche Antwort schwerlich einen allzu ehrlichen Anschein hat, als den, daß es wegen seiner Tochter ist, die von einem gewissen berühmten Medikus von den äußerst schweren Anfällen der Fallsucht kuriert wurde. Danach brachte er vor, daß nicht der Doktor, sondern er selbst sie kuriert habe, weil er ein Stück Roggenbrot, mit dem er den Schaum vom Munde seiner Tochter, die sich

in einem Anfall befand, weggewischt hatte, auch dem Hund zum
Fressen gab, und dadurch nämlich sei sie gleichsam geheilt
worden.

Indessen ist ihm bereits vorgeschlagen worden, die Medikamente
aus der Kronenapotheke zu nehmen, allein er erwiderte, daß er
die Hillmerschen Medikamente brauche, da er nicht wissen kann,
ob die in der Apotheke vorhandenen dieselbe Wirkung haben.
Dann ist er gefragt worden, ob ihm bekannt sei, daß Hillmer
deswegen unter Arrest steht, weil er seine Medikamente verkauft hat. Auch ist dieser Perkin noch gefragt worden, welchen
Standes er sei. Darauf gab er zur Antwort, daß er öffentlicher
Notar sei. Und daraufhin ist er gefragt worden, ob er als
öffentlicher Notarius denn nicht wisse, daß ein Richter nicht
in der Lage ist, einem Gefangenen, der für irgendein Vergehen unter Arrest gestellt worden, zu gestatten, noch solch
ein Vergehen, für welches er arretiert worden, zu begehen.
Dabei sind auch die von ihm gegen die Kanzlei ausgestoßenen
Drohungen der Sachlage entsprechend dargelegt worden, so daß
er schon nicht mehr zu disputieren anfing und mit weniger
Stolz, als er bei seiner Ankunft gezeigt hatte, wegging; am
nächsten Tag aber schickte er ein Gesuch gänzlich anderen
Inhalts. Bei der vorgenommenen Untersuchung hat sich klar
erwiesen, daß seine Tochter sich, wie oben angedeutet, in
eben den Umständen befindet, in welchen sie sich vor Hillmers
Ankunft befunden hat.

Im Bericht unter Lit. G von Herrn Stadtphysikus Doktor Keiling aus Narva, auch im Brief unter Lit. H von Herrn Stadtphysikus Doktor Burchart aus Reval, über die an den Augen
der Frau Baronin von Rosen vorgenommene Operation ist nicht
mitgeteilt worden, welcher Erfolg sich einstellte, und deshalb hat die Kanzlei zur Information hier die folgenden Dokumente unter Lit. N. angefügt.

138 Lit. N.

Allerdurchlauchtigste Mächtigste Erhabene Majestät Kaiserin
ELISAVETA PETROVNA, Selbstherrscherin aller Reußen, Allergnädigste Majestät!

Untertänigst bittet bei dem verstorbenen Generalfeldmarschall und Ritter Graf Lessius Flügeladjutant gewesener Baron Johann von Rosen im Namen meiner Mutter, Generalmajorin und Landrätin Baronessa von Rosen, wegen des sich gegenwärtig in Sankt Petersburg zeigenden Okulisten Josef Hillmer und weshalb, das folgt in den Punkten:

1.

Als der Okulist Josef Hillmer im gegenwärtigen Jahr 1751 aus Deutschen Landen nach Rußland gekommen war, kam er bei seinem Aufenthalt in Livland mit meiner erwähnten Mutter überein, sie von dem vor einigen Jahren bekommenen Augenleiden durch eine Operation für hundert Tscherwonzen zu kurieren mit der Versicherung, jenes Geld wiederzugeben, sobald sich bei ihr, wenn auch nach drei Jahren, an den Augen die Cataract wie zuvor aufrichtet; und nach Erhalt dieses Geldes hat jener Okulist Hillmer an dieser meiner Mutter in Narva am 28. des verflossenen August eine Cataract-Operation am linken Auge vorgenommen, ist aber dann drei Tage später nach Sankt Petersburg abgereist.

2.

Bald nach seiner Abreise entstand bei dieser meiner Mutter an beiden Augen eine sehr heftige Inflammation, und dabei trat ein überaus gewaltiges Reißen auf, welches auch jetzt, schon mehr als acht Wochen, mit solch gräßlicher Pein andauert, daß sie weder tags noch nachts Ruhe findet; dazu noch hat sich die operierte Cataract wieder aufgerichtet.

3.

Und obgleich nach dessen Abreise mein jüngerer Bruder bald zu jenem Hillmer nach Sankt Petersburg geschickt worden war, und jener Hillmer einige Mittel an meine Mutter abgeschickt hat, erfolgte durch sie doch keine Hilfe, und da meine Mutter das Sehvermögen ganz eingebüßt hatte, fuhr sie von Narva in den Kreis Reval auf das Landgut Etc- zu ihrem anderen Sohn Major Baron von Rosen, von wo aus mehrfach an jenen Hillmer geschrieben worden ist zwecks Zusendung von Medikamenten und Beratung, von ihm aber sind auch bis heute nicht Medikamente noch Rat gekommen; gewiß ist, daß nach Scharlatanart er Rat und Hilfe zu geben auch nicht im Sinn hat.

Daher möge auf allerhöchsten Erlaß IHRER KAISERLICHEN MAJESTÄT
befohlen werden, das vom besagten Okulisten Hillmer für die
von ihm bei meiner Mutter am Auge vorgenommene fruchtlose Operation
eingenommene Geld von hundert Tscherwonzen deshalb, weil bei
ihr sich auf dem besagten Auge die Cataract wieder aufgerichtet hat und sie wegen dieser seiner Operation auch jetzt noch
unerträglichen Schmerz leidet, von ihm aber ohne Aufsicht und
Behandlung verlassen worden ist, von ihm, Hillmer einzutreiben
und mir jenes Geld zur Übersendung an meine Mutter auszuhändi-
gen, solange er aber dieses Geld nicht auszahlt, ihn nicht aus
Sankt Petersburg herauszulassen. Falls er jedoch besagtes Geld
nicht zurückgibt, so möge allergnädigst befohlen werden, über
ihn Gericht zu halten.

Allergnädigste Majestät, ich bitte EURE KAISERLICHE MAJESTÄT,
über diese meine Bittschrift eine Entscheidung zu treffen. Am
November 1751. Zur Eingabe übergeben an die Medizinische
Kanzlei. Geschrieben hat die Bittschrift des beim verstorbenen
Generalfeldmarschall Graf Lessius Generaladjutant gewesenen
Petr Aleksandrovič Stupišins Sohns Hofknecht Il'ja Vasil'ev-.

Im Originalgesuch hat der oben genannte Hauptmann Baron von
Rosen unter den Punkten eigenhändig unterschrieben. Und ein-
gereicht am   November 1751.

140 Übersetzung des von Frau Baronin von Rozen an ihren in Sankt
Petersburg weilenden Sohn, Herrn Hauptmann Iogan Ginrich Baron
von Rozen, gesandten Bevollmächtigungsschreibens.

Ich als unten unterzeichnet habende bevollmächtigte hiermit
meinen Sohn Hauptmann Johann Hinrich Baron von Rosen, die vom
Hofrat Herrn Hillmer von mir schamlos verlangten hundert, in
Ziffern 100 Tscherwonzen für die versprochene gänzliche Heilung vom Star, der in solchem Zustand gewesen, daß ich noch
etwas hatte sehen können, angesichts des geschädigten Auges
zurückzufordern und jenes Geld in Empfang zu nehmen deshalb,
weil er 1) sich selbst anheischig gemacht hatte, jenes Geld
auch nach Ablauf dreier Jahre zurückzuzahlen, falls der Star
sich aufrichtet, wie das jetzt leider hinreichend geschehen ist,

2) mich mit seinen Ratschlägen vor fünf Wochen gänzlich im
Stich gelassen hat, ich hingegen 3) die zwölfte Woche mit dem
gräßlichsten Schmerz an jenem Auge und in den umliegenden
Knochen gemartert werde und endlich den Sehrest, den ich
besaß, verloren habe. Und dies habe ich Herrn Hauptmann Karl
Adolf Krusenstiern mit mir zusammen zu unterschreiben und mit
einigen anderen Zeugen zu attestieren gebeten. Etc-, den
14. November 1751.

(Im Original ist so unterschrieben worden)

Auf Verlangen der Frau Generalmajorin und Landrätin Fon- Rozen-
B.S. Rozen-; Hauptmann Karl- Adolf- Fon- Kruzenstirn- als Zeuge.

(M.P.)

T.O. BERG-
    Landrat   (M.P.)
als Zeuge wegen des
dritten Punktes

                     R.I. Kniper-[303]
      (M.P.)   Doktor der Medizin
                     als Zeuge

I.S. Koch-
Pastor von Jeve   (M.P.)
als Zeuge

Im ersten Bericht unter Lit. I von Herrn Stadtphysikus Doktor
Wissel aus Pernau ist eine an den Augen Seiner Hochwohlgeboren
Herrn Landrat von Güldenstube vorgenommene Operation vermerkt
worden, dabei ohne Angabe eines anschließenden Erfolges, worüber in der Kanzlei irgendwelche andere Nachrichten zu erhalten
nicht möglich, als nur zwei Briefe und der Extrakt aus einem
dritten, die anbei folgen unter

Lit. O.

Übersetzung von einem Deutschen Brief vom Postmeister aus
Arensburg, Herrn Bukov, vom 8. November 1751, nach Reval an
den Postmeister Herrn Gofman.

EDLER HERR,

HOCHGEACHTETER HERR POSTMEISTER,

   Teurer Freund.

Wie ich kürzlich über den gegenwärtigen Zustand der operierten Augen des Herrn Landrat von Güldenstube unterrichtet worden bin, so habe ich die Ehre zu wiederholen, daß jener ohne Starbrille wenig sehen kann; folglich hat er für seine hundert Tscherwonzen, jedoch nicht tausend Tscherwonzen, wie Herr Doktor Hillmer geprahlt hatte, von jener Operation nur wenig Nutzen wahrnehmen können. Aber die Welt will betrogen sein. Im übrigen verbleibe ich immer in meiner Ehrerbietung.

     EUER WOHLGEBOREN
      ergebener Diener.

Übersetzung von einem Deutschen Brief von eben jenem Postmeister vom 13. Dezember dieses Jahres nach Sankt Petersburg an Herrn Postdirektor Aš.

EDLER, KAISERLICHER HERR POSTDIREKTOR,

  Geneigter Herr.

Zu dem von Euer Wohlgeboren am 12. des vergangenen Monats geschriebenen Brief (den ich nach den vergangenen Stürmen und dem Wechsel von Kälte und Tauwetter bei der Überfahrt über zwei Sunde beziehungsweise Meerengen bereits am 8. dieses Monats erhalten habe), habe ich die Ehre mitzuteilen, daß der hiesige Landrat von Güldenstube vor 6 oder 7 Jahren sich von einem in Königsberg lebenden Operateur namens Gouil'et- den Star, nur aber etwas allzu vorzeitig, hat stechen lassen. Seit der Zeit hatte er alle Dinge tun können: reiten, gehen, seinen Namen unterschreiben und so weiter und auch Menschen erkennen. Als er aber viel von den weit gerühmten Operationen des Herrn Doktor Hillmer hörte und daß dieser nach Sankt Petersburg fahren und seinen Weg über Pernau nehmen werde, da entschloß er sich dorthin zu fahren, um für seine Augen noch bessere Hilfe zu erlangen, und endlich ist eine zweite Operation für hundert Tscherwonzen vorgenommen worden. Das Sehen betreffend geht es ihm jetzt etwas besser, weil er angefangen hat, die von Hillmer

gekaufte Starbrille zu gebrauchen und mit ihr zu lesen und
schreiben begann. Vom Reißen ist er, wie man hört, jetzt frei
geworden. Ob als Entgelt noch ein Paar Pferde folgen, darüber
ist nichts bekannt, nur hat Frau Hillmer jene gefordert. Im
übrigen habe ich die Ehre, mit aufrichtigster Bevorzugung zu
sein
      EUER WOHLGEBOREN
       ergebenster Diener.

Übersetzung des Extraktes aus einem Deutschen Brief aus
Arensburg vom 8. November, vom Landrat von Gildenstube an
Herrn Unterkämmerer Peterson in Sankt Petersburg.

Euren ehrenwerten Brief vom 19. vergangenen Monats erhielt ich
am 1. dieses Monats; ich danke für den Glückwunsch zur Heilung
meiner Augen durch Herrn Hofrat Hillmer und halte diesen Menschen mit all seinen Medikamenten für einen guten Star- und
Beutelschneider, nicht aber für den Urheber des Sehens, was
der große Herrgott allein sich überlassen hat und so weiter.
       GILDENSTUBE.

Und so hat der geneigte und unparteiische Leser vor sich einen
Katalog von solchen Kranken gesehen, unter Hinzufügung der
authentischen und wahren Umstände (was der Medizinischen
Kanzlei mehr Arbeit und Mühe verursacht hat, als jemand sich
das vorstellen kann), welche von Hillmer in Sankt Petersburg
an den Augen operiert worden sind und welche von ihm verfertigte Medikamente der Augen wegen verwendet haben; auch über
die von ihm vorgenommenen Kuren, soviel die Kanzlei darüber
hat erkunden und ausforschen können.

Jener Kanzlei nämlich ist wohlbekannt, aufgrund eigener Kenntnis als auch der Aussage der bei ihm während des Arrestes gewesenen Diener, daß noch viel mehr Menschen durch ihn insgeheim
operiert worden sind. Sobald nun eine Operation ein übles Ergebnis hatte, so versah er Arme mit einem kleinen Geldgeschenk,
damit sie dies nicht gehörigen Ortes kund täten. Vermögende
Leute hingegen, die dafür selbst aus anderen Gegenden angereist

144 waren, versorgte er mit seinen Arzneien und schickte sie mit diesen von hier fort mit der Versicherung, daß bei Anwendung jener Arzneien sie mit der Zeit sich erholen würden.

Was aber die angeht, die seine Medikamente äußerlich an den Augen angewandt haben, als auch jene, welche seine Universal- und Brustelixiere und anderen Medikamente gekauft haben, wodurch er eine Menge Geld von hier weggetragen hat, das ist der Kanzlei heraus zu bekommen unmöglich gewesen. Indessen mag die Wirkung jener Arzneien denen am besten bekannt sein, welche sich ihrer bedient haben. Diejenigen, welche viel Geld besitzen und aus Neugier jene Arzneien erproben wollten, die werden sich darob nicht grämen, und dieser Bagatelle wegen braucht man sie nicht zu bedauern, solange sie an ihrer Gesundheit keinen Schaden erlitten. Die armen und mittellosen Leute aber, welche nicht nur ihr letztes Geld ausgaben, sondern dazu noch von anderen gegen Pfand zu leihen gezwungen

145 waren, wie dies der Kanzlei sehr wohl bekannt ist, jedoch aus jenen nicht den allerkleinsten Nutzen zogen, sind aufrichtigen Mitleids wert. Indessen aber bittet die Kanzlei, die all diese Dinge ohne die geringste Eigennützigkeit ihrer beschworenen Pflicht und ihrem Gewissen gemäß behandelt hat und kraft dessen dem allgemeinen Wohl verpflichtet Mühe walten läßt, alle treuen Untertanen IHRER KAISERLICHEN MAJESTÄT mit Fleiß, besagten Scharlatan als Exempel zu nehmen und fürderhin vor solchen Pulvermüllern, Operateuren, Okulisten und weiteren Vagabunden und Betrügern dieser Sorte auf der Hut zu sein, in der Erwägung, daß es dieser Kanzlei, die mit sehr wichtigen Angelegenheiten überaus belastet ist, nicht immer möglich sein wird, solch wachsames Auge zu haben, wie in diesem Fall anzuwenden sie genötigt war, freilich jedoch durch die gottlose Weise und den widerspenstigen Ungehorsam seitens dieses Scharlatans, welchem auf Anordnung jener Kanzlei und gemäß seinem Versprechen nicht zukam, ohne Benachrichtigung jener etwas zu unternehmen, der aber hingegen sich ihr so widersetzte, daß

146 er kaum den siebten Teil von denen, welche im oben niedergeschriebenen Register genannt und von ihm operiert wurden, vorgelegt hat. Jene Kanzlei aber hat den Charakter dieser Person

nicht ihrem Urteil allein überlassen, sondern dazu alle zu
dieser Zeit in Sankt Petersburg die medizinische Praxis ausübenden hochberühmten Herren Doktoren, auch die geschicktesten
und erstrangigen Wundärzte vorgeladen, auf daß sie frei und
gewissenhaft ihr Urteil über Hillmers Person abgäben, welches
zudem auch folgt unter

Lit. P.

Den vierten November des Jahres Tausendsiebenhunderteinund-
fünfzig.

Auf Geheiß des obersten Direktors über die Medizinische Kanzlei und die gesamte Medizinische Fakultät Hermann Kaau Boerhaave sind alle hochberühmten Herren Doktoren der Medizin und
die erfahrensten Herren Oberwundärzte, welche in Sankt Petersburg die medizinische Praxis und Chirurgie betreiben, zusam-
mengerufen worden, damit sie in Gegenwart jenes obersten Direktors anhand akkurat zusammengestellter Berichte und nach Meinung wahrheitsgemäß und nach ihrem Gewissen ein Urteil abgäben,
was sie gemeinsam oder jeder von ihnen gesondert über diese
Operationen meinten, welche zu dieser Zeit der sogenannte Okulist Hillmer an den Augen vornahm, da ja jene Doktoren und
Wundärzte teils auf Befehl der Medizinischen Kanzlei, teils
auch von selbst bei vielen seiner Operationen dabei gewesen
sind und so am besten ein Urteil darüber abgeben können.

Während dieser Versammlung wurden durch die beiden Sekretäre
der Medizinischen Kanzlei, den russischen und den deutschen,
wie auch durch den Übersetzer dieser Kanzlei alle Mitteilungen über die operierten Augen, welche danach überprüft worden
waren, so auch Atteste von denen, die seine innerlichen und
äußerlichen Medikamente angewendet haben und auch die darüber
an die Medizinische Kanzlei gesandten Briefe der sehr berühmten Physici der Städte Narva, Reval, Pernau und Riga, auch
weitere Dokumente, die zur Erörterung dieser seiner Kuren gehören, vorgelegt und sachgerecht verlesen.

Und nach hinreichender und genauer Prüfung jener Relationen,
auch der Briefe und übrigen Dokumente durch alle oben genann-

ten in der Versammlung gewesenen Doktoren und Wundärzte haben
sie frei und ohne Vorurteil nach Wahrheit und Gewissen (was
sie auch eidlich bekräftigen wollen, sofern es verlangt wird)
das unten folgende Gutachten abgegeben, und zwar sowohl über
die von Hillmer an Augen vorgenommenen Operationen, als auch
über die äußerliche und innerliche Wirkung seiner verwendeten
Medikamente.

1. Daß jener Hillmer im Gegensatz zu all dieser Kunst Regeln und der Ansicht der besten Autoren, die über Augenoperationen geschrieben haben, ja auch im Gegensatz zu guten Operateuren bei jederart Menschen, welche sich zu ihm begeben, seine Operationen ausführt und keinerlei Sorge um deren Alter trägt, ob sie alte oder junge Leute sein mögen.

2. In dieser Weise verfährt er auch bei der Entfernung des Stars und macht keinerlei Unterschied, ob jener die gehörige Reife erreicht hat oder nicht, und auch solche Stare deprimiert er, bei deren Zustand eben man auch nach Entfernung des Stars nicht auf Hilfe hoffen kann.

3. Seine Operationen hat er aufs Geratewohl vorgenommen ohne rechtzeitige Vorbereitung, dazu zuvörderst des Leibes durch Aderlaß bei vollblütigen Menschen, so auch durch purgierende, zerteilende und andere Mittel.

4. Weil die besten Autoren und Operateure darin übereinstimmen, daß ohne die geringste Verletzung und mit verläßlicher Hoffnung auf gute Wirkung die Augennadel mit einer Distanz von zwei Linien[65] vom dunklen Augenrund einzubringen ist, er aber demgegenüber größtenteils diese Nadel nur bis zu einer halben Linie von jenem Rund einführt und außerdem nicht immer mit der Einführung der Nadel bei dem eigentlichen Punkt bleibt, sondern zuweilen mit jener mehr an der Seite oder von vorn agiert und bei anderen mehr an einer höheren oder niedrigeren Stelle, macht allein auch dies seine Operationen bei denjenigen verdächtig, welche diese Sache so beurteilen, daß er nicht sicher sei in der Wirkung seiner Operationen.

5. Sobald er ohne jede Vorsicht mit der Augennadel in das Auge gelangt ist, sie zum Star gewendet und diesen durch Druck etwas gelöst hat, dann schiebt er die Spitze jener Nadel hinter den Star in den Raum der Glaskörperflüssigkeit, in welchem der hintere Teil der Kristallinse liegt, reißt nicht allein den Star von seinem Platz (was er nicht tun sollte), sondern verletzt dabei ganz gewiß den hinteren Teil der Membrana arachnoidea, die von der äußeren Membran der Glaskörperflüssigkeit ausgeht und die Kristallinse umgibt, und muß so schließlich die Membran der Glaskörperflüssigkeit selbst zerreißen. Wenn darauf das Niederdrücken nicht nach Wunsch geschehen, dann folgt er mit der Spitze der Nadel von hinten nach vorn in die Linse selbst^{304}, und wenn das auch nicht wunschgemäß geht, dann hebt er auf schauderhafte Weise an, mit der Nadel ziemlich lange herumzuwirken, um bald den abgelösten Star zu deprimieren, und von daher zerschneidet er in dem so kleinen Raum unstreitig die sogenannten Processus ciliares, verletzt die Uvea, durchschneidet und verletzt er die Vitrealflüssigkeit, und obgleich dadurch der Star beseitigt ist, so muß dennoch darauf unzweifelhaft Blindheit erfolgen, das sogenannte Glaukom, und schließlich der Untergang des Sehvermögens, wie auch gerade von daher unerträgliche Schmerzen, Entzündungen und Fieber herrühren, und wenn dabei zu bedenken ist, daß das dritte und fünfte Nervenpaar den Augenplexus ausmachen, der dem Gehirn so nahe ist, daß dies inkurablen Kopfschmerz hervorruft, ist auch durch diesen vierten und fünften Punkt seine Operation hinreichend widerlegt.

6. Er verfährt gegen alle Regeln der Medizinischen und Optischen Wissenschaften, wenn er sogleich nach der Operation Lichtstrahlen in das Auge läßt, allerlei aus Gold und Silber gefertigte Gegenstände, deren Strahlen viel heller sind, ihnen zum Ansehen und Unterscheiden zeigt.

7. Und dies muß der andere Grund des so heftigen Kopfschmerzes sein, von welchem die Menschen so lange nach der Operation gemartert werden, und dadurch erweist er sich mehr als ein Betrüger, denn als wirklicher Operateur.

8. Daß unter so vielen Menschen es dem einen oder anderen widerfährt, daß er in geringer Weise sehen kann, darüber muß man sich nicht verwundern, weil der Star vom Zustand her so beschaffen sein kann, daß er bei der geringsten Berührung durch die Nadel aus der Position der Glaskörperflüssigkeit herausfällt, nach unten sinkt und es großer Bewegung der Nadel nicht bedarf. Und wollte er so ein wirklicher Operateur sein, dann schuldet er auch, kaum mehr als eine seiner Operationen ohne Erfolg vorzunehmen, weil von den besten und geschicktesten Wundärzten festgestellt wird, daß sie während ihres ganzen Lebens nicht mehr als bis zu fünf oder sechs Malen, immer aber mit Erfolg operiert haben aus dem Grunde, daß sie jegliche Vorsichtsmaßregel anwenden, nicht nur jene Operation mit Geschick vornehmen, sondern danach auch die Behandlung mit Fleiß fortführen, so auch nicht eher beginnen, als sie bereits einen guten Erfolg von der Operation zu erhoffen haben, nicht so wie Scharlatane, die ihre Kunst rühmen und Leute zum Bewundern zu bringen sich eifrig mühen.

9. Auch schneidet er nach Art solcher umherwandernder Ärzte vom Augenrund alles, was jenes trübt und verdunkelt, als da sind Perlen, Hornhautflecken verschiedener Art, genannt Albugo, Leukoma, Staphyloma, Pterygium oder Pannus ohne Unterschied und immer ohne den geringsten Erfolg, weil anstelle des weggeschnittenen Häutchens ein anderes noch dickeres wächst, wie das alle guten Autoren in Erinnerung bringen und auch ihm anhand der Praxis bekannt sein muß, dennoch aber fährt er fort, so zu handeln, um Ruhm und Geld zu erlangen.

10. Wie bei den Operationen, so verfährt er auch anschließend, und entläßt seine Kranken ohne Rat und ohne Arzneien, wenn er aber einige Medikamente gibt, dann allerdings haben diese größtenteils keine Wirkung; darüber hinaus besitzt er auch keine Kenntnis über innerliche und äußerliche Kuren, und er bemüht sich auch nicht um die Zusammensetzung einer guten Diät.

11. Auch erdreistet er sich, alle Augenkrankheiten, kurable und inkurable, zu behandeln, und verspricht ihnen das kühn, allein nur jenen, von welchen er Lohn zu erhalten hofft, es sei denn, er findet dabei von höherer Stelle Widerstand, wie dies aus zwei Fällen zu ersehen ist, die Armen jedoch, in dieser Hinsicht zu ihrem Glück mittellos, entläßt er von sich, wenn er sie zur Demonstration seiner sonstigen Kunstgriffe nicht mehr benötigt.

12. Niemand von jenen Kranken, die er ohne Operation zu kurieren unternahm, hat von den ihnen zu teurem Preis verkauften Medikamenten einen Nutzen gehabt, und sie fanden für sich nicht mehr als Schmerz und Geldverlust; seine Medikamente sind Augenmilch, Augenpulver, Augensalbe und Augengeist, sein so teurer Augenbalsam und Räucherpulver gegen Taubheit und weitere Ohrenkrankheiten, und dies sind solche Medikamente, welche auch Schüler kennen und einen geringen Preis kosten; er aber verkauft sie teuer, und angewandt werden sie ohne Wirkung.

13. Was seine innerlichen Medikamente angeht, so sind auch sie bekannt und können in gewissen Fällen angewendet werden, nur aber gänzlich falsch ist dies, daß sein Brustelixier gegen jegliche Brustkrankheiten Hilfe bringen könnte, und auch ein anderes Medikament, angepriesen unter dem Namen eines Universalelixiers, kann ohne eigentliche Lüge so nicht bezeichnet werden, um so mehr auch, weil, wenn es unter dieser Bezeichnung verwendet wird, es dann nicht nur bei vielen Krankheiten als Gift zu bezeichnen ist, sondern vielen Menschen auch den Tod bringen kann, und auch sein Pulver gegen die Fallsucht muß schließlich mehr Schaden als Nutzen stiften, weil es größtenteils aus Zinnober unter Zusatz einiger anderer Substanzen besteht, jener Zinnober aber enthält vielfach etwas Giftiges und kann dadurch großen Schaden verursachen.

Endlich denn, um es kurz zu machen, ist aus den vom Okulisten Hillmer an Augen vorgenommenen Operationen und aus seinem teuren Medikamentenverkauf in Sankt Petersburg dies offenkundig, daß er nicht anders denn als ganz gewöhnlicher vagabundierender Scharlatan erachtet werden kann, der von einer Stadt in die nächste, aus einer Provinz in die andere reist, mit den Menschen durch ohne Erfolg an ihnen vorgenommene Operationen mitleidlos verfährt, auch durch seine teuren Medikamente unter dem Titel Arcanum und Universal in Lebensgefahr bringt oder auch tötet, was durchaus auch geschehen wäre, wenn nicht die Medizinische Kanzlei (soweit es hat geschehen können) unermüdliche Beobachtung auf jenen Hillmer verwandt hätte, auch auf den Verkauf seiner teuren Medikamente, so daß ohne Ausnahme wir unterzeichnet habende Doctores Medicinae und Wundärzte diesen Hillmer bezeugt haben und hiermit bezeugen als vagabundierenden Empiriker und Scharlatan, der seine Kunstgriffe an den Augen armer Menschen zeigt, so als wäre er ein Taschenspieler, um damit die Zuschauer zu blenden und unter diesem Vorwand seine untauglichen, in vielen Fällen aber auch gefährlichen Medikamente zu teurem Preis zu verkaufen und den Leuten das Geld abzuluchsen.

(Im Original haben unterzeichnet)

FRID. NIKOLAJ MARGGRAF-[305]
  Unterarzt, im General-
  Hospital der Landtruppen.
I.F. REJCHNAU.[307]
  Unterarzt, im Moskauer
  Hospital.
GENRICH- BACHRAT-.[309]
  Doktor der Artillerie und
  des Ingenieur-Corps.
N. VIGOR-.[311]
  Armeedoktor bei der
  St. Petersburger Division.
S.F. KRUZE.[313]
  Professor und Doktor des
  St. Petersburger Marine-
  hospitals.

I.S.F. MELLE.[306]
  Operateur an den Hospitälern der Landtruppen und
  der Admiralität.
N. LINDWURM-.[308]
  Oberwundarzt am General-
  Hospital der Landtruppen.
I. RODET-.[310]
  Oberwundarzt am St. Petersburger Marinehospital.
D. L. DOROVIUS-.[312]
  Oberwundarzt des Adligen
  Kadetten-Corps.
CHRISTIAN- ULRICH-.[314]
  Stabswundarzt der Artillerie.

IOGAN- ANDREAS- UNGEBAUER-.[315]
Oberarzt, am General-
Hospital der Landtruppen.

F.D. BRUCH-.[317]
Doktor des Adligen Ka-
detten-Corps.

I.F. ŠREJBER-.[319]
Doktor der Medizin und Professor der Chirurgie am Ge-
neral-Hospital der Land-
truppen.

DAMIANUS- SINOPEUS-.[321]
Doktor der Seeflotte.

CHR. VIRGER-.[316]
Stabswundarzt, bei der
St. Petersburger Divi-
sion.

CHR.B. KILEVIND-.[318]
Stabswundarzt, bei der
Leibgarde des Preobra-
ženskij-Regiments.

E.S. EGIDIJ.[320]
Stabswundarzt, bei der
Leibkompanie IHRER KAISER-
LICHEN MAJESTÄT.

CHR. PAUL'SON-.[322]
Stabswundarzt bei der
Leibgarde des Kavallerie-
regiments.

I.S. ŠUL'C-.[323]
Stabswundarzt, bei der
Leibgarde des Izmajlov-
Regiments.

A. ENS-.[324]
Stabwundarzt, bei der
Leibgarde des Semenov-
Regiments.

Von der AKADEMIE DER WISSENSCHAFTEN

CH.G. KRACENŠTEJN-.[325]
Doktor der Medizin und Professor der Mechanik und Mitglied der St. Petersburger
Kaiserlichen und der Leopol-
dinischen Akademie.

ABRAGAM- KAAU BURGAAVE.[326]
Doktor der Medizin, Professor der Anatomie und Physiologie, Mitglied der St. Petersburger Akademie der Wissenschaften.

Vom Hof IHRER KAISERLICHEN MAJESTÄT

P. KONDOIDI.[327]
Hofmedikus am Hof IHRER KAISERLICHEN MAJESTÄT.

CHR. PAULSON-.[328]
Hofchirurg.

G. FUSAD'E.[329]
Hofchirurg.

S.D. SALCER-.[330]
Hofchirurg.

I. GION-.[331]
Leibchirurg Seiner Kaiserlichen Hoheit, des rechtgläubigen Großfürsten und Hofchirurg.

A. VERRE.[332]
Hofchirurg.

BARRE.[333]
Hofchirurg.

VON DER MEDIZINISCHEN KANZLEI

I. GRIF-.[334]
Physikus der Stadt Moskau und konsiliarischer Medikus bei der Medizinischen Kanzlei.

KARL- TIMAN-.[335]
Wundarzt bei der Medizinischen Kanzlei.

I. JAKOB- LERCHE.[336]
Physikus der Stadt St. Petersburg und konsiliarischer Medikus bei der Medizinischen Kanzlei.

GEORGE SAM. POLMAN-.[337]
Oberwundarzt bei der Medizinischen Kanzlei.

Lit. Q.

Übersetzung des lateinischen Extrakts aus dem Journal

Am 4. September des Jahres 1751 hat der unlängst in Sankt Petersburg angelangte Josef Hillmer das erste Mal dem leitenden Direktor der Medizinischen Kanzlei und der gesamten Medizinischen Fakultät Hermann Kaau Boerhaave einen Besuch abgestattet und beredt vorgebracht, welche Kunstfertigkeit er in der Behandlung von Augenkrankheiten besäße, und um die Erlaubnis zur Ausübung jener gebeten.

Darauf hat zu eben jenem Zeitpunkt besagter Direktor der Medizinischen Kanzlei in Gegenwart des Herrn Doktor und Stadtphysikus Grieve, zweier Mitglieder der Medizinischen Fakultät und des Sekretärs Varing dem Hillmer eröffnet, wie er sich, um sich Augendoktor zu nennen, verhalten muß, nämlich: 1. daß er einige der Operationen, die er mit gutem Erfolg auszuführen versichert habe, in Gegenwart von Doktoren und Wundärzten als Probe ausführe. 2. Solche Operationen an anderen nicht fortzusetzen, sondern zu warten, bis die Medizinische Kanzlei über die ersten zu urteilen in der Lage sein werde. 3. Vor einer zur Vornahme von Operationen erhaltenen Erlaubnis nichts ohne Benachrichtigung der Kanzlei zu tun. 4. Wofern er eine Praxis in Medizin betreiben wolle, so müsse er allerdings (ungeachtet des Ranges eines Doktors und Professors der Medizin) sich einem Medizinischen Examen unterziehen nach den Vorschriften dieser Kanzlei. 5. Wofern er ganz spezielle Medikamente besitzt, wie er dies versichert, und diese verkaufen will, daß er dann von jedem etwas zur Attestierung einreiche, ob sie solche Bezeichnung verdienen. Und darauf gab Hillmer zur Antwort, daß, obgleich er Doktor und Professor in der Medizinwissenschaft sei, er dennoch keinerlei andere Leute behandeln werde, als allein nur Augenkrankheiten, wobei übrigens er überhaupt versicherte, was ihm auferlegt werde, mit Ehrerbietung zu befolgen; auch bat er nochmals um die Erlaubnis, daß er seine Kunstfertigkeit zeigen könnte, und darauf eröffnete ihm der Direktor, daß er dieserhalb der Medizinischen Kanzlei ein Gesuch einreichen möchte.

Am 7. September übergab jener Hillmer das Gesuch, in welchem er um
die Erlaubnis zur Vornahme von Operationen an Augen bat, auch
daß er seine geheimen Medikamente verkaufen könnte, wobei er
von jedem Medikament etwas zur Probe vorlegte.

Am 8. September waren diese seine Medikamente nach den Regeln
der Kunst geprüft worden, und es hatte sich herausgestellt,
daß sie aus ganz gewöhnlichen Substanzen bestehen. Die Kanzlei
faßte den Beschluß, daß jene nicht unter der Bezeichnung Arcana zu sehr teurem Preis zu verkaufen sind, weil einfache
Leute sich dadurch hintergehen lassen; und auch den Apotheken
der Krone würde es zum Schaden gereichen, in welchen solche
Medikamente zu geringem Preis bereitet werden können. Was aber
den zweiten Punkt seines Gesuchs anlangte, so wurde darüber
bestimmt, daß die Medizinische Kanzlei noch nicht die Erlaubnis geben kann, daß er bei Kranken Operationen an den Augen
vornähme, solange er nicht in Gegenwart dazu bestimmter Doktoren und Wundärzte Proben seiner Handgriffe bei der Operation
zeigt, jene Leute nach den Regeln der Kunst auf seine Kosten
behandeln werde und diese der Kanzlei vorstellt, damit sie genau urteilen könne, ob es zulässig sei, ihm fernerhin dazu die
Erlaubnis zu geben. Und dabei wurde ihm geboten, Leute auszu-
suchen, die am Star oder anderen Augenkrankheiten leiden.

Am 9. September wurde Josef Hillmer in die Kanzlei gerufen, in
welcher ihm vom Stadtphysikus wie auch Konsiliarmedikus im
Namen des leitenden Direktors in Anwesenheit des Sekretärs und
eines Übersetzers die tags zuvor über seine Medikamente vorgenommene Beurteilung vorgelegt und deren Verkauf angesichts der
oben genannten Umstände verboten, im übrigen auch offen dargelegt worden, daß über eine Gelegenheit für ihn zur Vornahme
von Operationen entschieden worden ist (und zwar, daß er Proben seiner Kunst und Behandlung zeige).

161 Am 12. gab er verschiedene Proben mittels an Augen vorgenommener Operationen (in Gegenwart der dazu bestimmten Doktoren
und Wundärzte), und nach deren Vornahme eröffnete ihm der
Stadtphysikus Doktor Grieve im Namen des leitenden Doktors,

daß er seinem Versprechen gemäß die von ihm operierten Menschen nach den Regeln der Kunst behandeln möchte, und wenn sie wiederhergestellt sein würden, sie dann zur gegebenen Zeit in der Kanzlei vorstellen möge, wobei ihm jedoch eingeschärft worden, daß er nicht mehr Operationen vorzunehmen sich erkühnte und seine Medikamente nicht verkaufte, worauf Hillmer erwiderte, daß er in allem dem Befehl der Kanzlei gemäß verfahren werde, nur bedauere er, daß man ihm den Verkauf von Medikamenten verbiete.

Am 14. wurde in der Medizinischen Kanzlei gemeldet, daß der besagte Hillmer, im Widerspruch zu seinem Versprechen, ohne Benachrichtigung jener Kanzlei, erneut Operationen vorgenommen hatte, worüber der Konsiliar-Medikus dem leitenden Direktor der Kanzlei an dessen damaligen Aufenthaltsort in Carskoe Selo einen durch Kurier übersandten Bericht schickte.

Am 15. erhielt der Stadt-Physikus Doktor Grieve vom leitenden Direktor einen Brief in französischem Dialekt, in welchem Hillmer die Berechtigung zur Vornahme einer Operation an den Augen bis zum Ablauf der erforderlichen Zeit, bis die Kanzlei darüber voraussichtlich urteilen kann, und auch der Verkauf von Medikamenten nochmals untersagt worden. In diesem Brief sind alle Umstände dargelegt, auch die Zusammensetzung der Medikamente mitgeteilt, und ist dabei der Reihe nach erneut vorgeschrieben, wie Hillmer sich zu verhalten hat, wobei man Freizügigkeit und Schutz verspricht, wenn er sich ehrenhaft verhalten werde, wenn aber er sich unbotmäßig erweist, dann mit ihm auch dementsprechend verfahren werde.

Am 16. nahm er beim Protopopen Slonskij eine Operation mittels Stardepression an beiden Augen vor, ohne darüber eine Anzeige in der Kanzlei zu machen im Widerspruch zu dem ihm gegebenen Befehl und auch im Widerspruch zu seinem Versprechen.

Am 17. ward besagter Hillmer in die Kanzlei gerufen, wo ihm der drei Tage zuvor vom Direktor geschriebene und eben selbigen Tages vom Stadt-Physikus empfangene Brief (unter Lit. A) Wort für Wort vorgelesen und eine Übersetzung von jenem in deutschem Dialekt mit Ausführlichkeit erklärt worden. Dagegen versprach Hillmer, sich künftighin behutsamer zu verhalten und den Befehlen der Kanzlei gehorsam zu sein.

Am 19. nahm er in Carskoe Selo nach der Ordre der Kanzlei bei einer gewissen Frau an beiden Augen und bei noch einer anderen Person an einem Auge ohne Benachrichtigung jener Kanzlei eine Operation mittels Stardepression vor.

Am 22., als der Direktor mit dem Hof nach Sankt Petersburg zurückgekehrt war, so traf er Hillmer in großer Konfusion an, weil dieser nichts bezüglich der Erfüllung [seiner Zusagen] getan hatte, sondern täglich fortgefahren war, seine Operationen vorzunehmen, und öffentlich seine Medikamente verkauft hatte.

Am 24. war aus der Kanzlei der Akademie der Wissenschaften in die Medizinische Kanzlei eine an jene Akademie am Vortag von Hillmer eingereichte Eingabe geschickt worden, in welcher er verlangte, die angefertigte Übersetzung seiner über den Medikamentenverkauf verteilten Flugblätter in den russischen Dialekt zu drucken, und deshalb verlangte die Kanzlei der Akademie von der Medizinischen Kanzlei Auskunft, ob jenes mit Erlaubnis dieser Kanzlei geschehe. Darauf ist von der Medizinischen Kanzlei mit einem Promemorium geantwortet worden, daß es ohne Benachrichtigung dieser Kanzlei geschehen sei, und was er dabei verlange, das zu drucken sei nicht zulässig, was immer von der Akademie auch zugesagt worden sei.

Am 25. ward Hillmer wiederum in die Medizinische Kanzlei gerufen, und in jener Kanzlei trug der Direktor selbst (nach Erhalt verschiedener Nachrichten aus livländischen und estländischen Städten über den unglücklichen Ausgang der von Hillmer in jenen Orten vorgenommenen Operationen sowie nach Kenntnisnahme der Nachrichten von seinem Ungehorsam, daß er in Widersetzung gegen den Befehl der Medizinischen Kanzlei nicht nur in Sankt Petersburg mit Operieren, sondern auch mit dem Verkauf von Medikamenten fortfährt, folglich sein Versprechen in gewohnter Weise bricht) jenem Hillmer die wesentlichen

Erlasse und Verordnungen diesbezüglich vor und legte ihm mit 163
genauer Erklärung die Beurteilung seiner Medikamente dar, wobei er nachdrücklich dartat, daß er künftighin den Befehlen
der Kanzlei gehorchen müsse, sofern er nicht gesetzlichen
Strafen ausgesetzt sein will.

Am 26. ward jenem Hillmer befohlen, alle, welche er operiert
hatte, in der Medizinischen Kanzlei zur Begutachtung vorzustellen in Gegenwart des leitenden Direktors und dazu bestimmter Doktoren und derjenigen Wundärzte, welche bei seinen ersten
Operationen dabei gewesen waren. Er stellte aber nur 5 Personen vor, bei welchen allen noch eine starke Inflammation bestand. Bei zweien wurde festgestellt, daß wässerige Flüssigkeit herausfließt, und bei allen ein gräßlicher Schmerz beim
Öffnen der Lider, der bei zwei jungen Leuten unerträglich
war, und keiner von ihnen hatte das Sehen erlangt außer einem
Beglaubiger der Akademieverwaltung, nur hat auch jener sehr
wenig sehen können. Als er gefragt wurde, wo die übrigen
steckten, an denen er so viel Operationen vorgenommen hatte,
da antwortete er, daß er insgesamt nur bei 13 oder 14 Menschen Operationen vorgenommen habe und daß er die restlichen
nicht finden kann.

Am 27. ist aus der Medizinischen Kanzlei ein Promemorium an
die Haupt-Polizei gesandt worden mit der Forderung, nach Einholung von Erkundigungen Nachricht zu übermitteln, bei wieviel Personen Hillmer Operationen an den Augen vorgenommen
habe.

Am 28. ist von jener Polizei an die Medizinische Kanzlei vormittags zwischen 8 und 9 Uhr dem Promemorium entsprechend ein
Verzeichnis übersandt worden, in dem 45 Personen vermerkt
waren, unter denen es zumindest 25 gab, an welchen er ganz
gewiß Operationen vorgenommen hatte, die übrigen aber hatte
er nur mit seinen äußerlichen und innerlichen Medikamenten behandelt, und daraus erhellt, wie loyal und beflissen er sich
angesichts dieser Zahl gegenüber der Medizinischen Kanzlei
erwiesen hat.

An eben diesem Tag erhielt die Medizinische Kanzlei morgens
gegen 10 Uhr mit größter Verwunderung Kunde, daß ungeachtet
der vielfachen Verbote seitens dieser Kanzlei und seiner,
Hillmers, vielfältigen Gehorsamszusicherung er dennoch auch
an diesem Tag von neuem Operationen vorgenommen hatte. Weshalb
jene Kanzlei durch den Sekretär Goldobin und den Übersetzer
Libke Hillmer aufs schärfste zu eröffnen befahl, er habe dies
zu unterlassen. Etwa gegen Mittag des gleichen Tages wurde
dieser Kanzlei bekannt, daß Hillmer, ohne das Verbot zu beachten, dennoch zwischen 11 und 12 Uhr eine Operation gemacht
hatte.

Und so ist am 29. auf Ordre des leitenden Direktors für Hillmer ein Befehl in deutschem Dialekt verfertigt worden mit der
Vermahnung, daß er die Kanzleibefehle beachten und von seinem
Vorhaben abstehen sollte, und würde er das nicht tun, dann
jene ihn kraft der ihr übertragenen Gewalt zum Gehorsam zwingen werde.
(Siehe im Anhang unter Lit. E)

Am 30. ist der am Vortag erlassene Befehl jenem Hillmer zugesandt und ihm dabei mündlich eröffnet worden, daß er zum letzten Mal ermahnt wird, und falls er nicht zufolge dieses Befehles mit aller Artigkeit die Erfüllung betreiben werde, dann
schließlich die Medizinische Kanzlei die Macht, über die sie
verfüge, zur Geltung bringen werde zur Zügelung der Bosheit
und Widersetzlichkeit dieses Menschen.

Im gleichen Monat September hat man vom 14. bis 26. in der
Medizinischen Kanzlei die ersten Briefe erhalten, in denen
traurige Nachrichten über Hillmersche Operationen vermeldet
waren.

Am 2. Oktober kam Hillmer zum leitenden Direktor und bat um
Vergebung seiner Schuld, wobei er versprach, von diesem Tage
an nach dem Willen der Kanzlei zu verfahren und keinerlei Operationen, außer in Gegenwart dazu Bestimmter vorzunehmen: bei
jener Gelegenheit ist ihm wiederum in Erinnerung gebracht worden, gemäß den Befehlen der Kanzlei mit jeglicher Accuratesse

zu verfahren, wenn er nicht wünsche, wegen Widersetzlichkeit gesetzlichen Strafen zu verfallen.

Am 4. kam er wieder zum Direktor, wobei er bat, daß ihm gestattet würde, in Gegenwart jenes Direktors einige Operationen an Augen vorzunehmen, was ihm auch bewilligt worden ist.

Am 6. operierte er vermögens der ihm am 4. gegebenen Erlaubnis in der Medizinischen Kanzlei in Gegenwart des Direktors und einiger Mitglieder der Medizinischen und Chirurgischen Fakultät mittels Stardepression an drei Personen. Nach Vornahme der Operation erklärte ihm der Direktor seine groben Fehler und eröffnete ihm dabei, daß er bereits jetzt hinreichend verstehen könne, daß nicht nur alle Briefe und Nachrichten, welche er bis zu diesem Tag über den bösen Ausgang seiner Operationen gelesen und gehört hätte, wahr und glaubwürdig sind, sondern daß man darüber hinaus erkennen kann, daß all seine, Hillmers, Maßnahmen künftighin den armen Leuten nichts anderes als noch größeres Übel verursachen können. Darum verbot gleichzeitig der Direktor selbst ihm in der Kanzlei ausdrücklichst, daß er künftighin irgendwelche Operationen vornähme, und entschied zur selben Stunde, von jenen Kranken, welche von Hillmers Händen diverse Operationen an den Augen erduldet hatten, soviel man finden könne, durch einige Doktoren und Wundärzte in Augenschein zu nehmen.

Den 7. Oktober, vom 26. September bis zum 7. Oktober, hatte man nochmals aus verschiedenen livländischen und estländischen Städten Briefe und Berichte über diese Angelegenheit erhalten.

Am 8. übertrug die Medizinische Kanzlei das Ausfindigmachen jener Kranken in ihren Häusern dem Stadt-Physikus und Konsiliarmedikus Doktor Lerche, dem leitenden Wundarzt Pohlmann und dem Kanzlei-Wundarzt Thiemann.

Am 19. hatten jener Doktor und die Wundärzte die ihnen am 8. gestellte Aufgabe vom 9. des gleichen Monats an nicht ohne sehr große Mühe und Sorgfalt zum Abschluß gebracht. In dieser Zeit hatte Hillmer den Direktor sowie auch den Konsiliarmedikus der Kanzlei vielfach um die Erlaubnis zu operieren gebeten; aber sie hatten ihm das nur immer verweigert. Trotzdem fuhr er dessen ungeachtet kühn fort zu operieren, sogar auch vielen Leuten seine Medikamente zu verkaufen. In jenen Tagen auch beklagte sich Hillmer beim Direktor der Medizinischen Kanzlei über einen von seinen Dienern, als ob er bei ihm heimlich Medikamente gestohlen und ohne sein Wissen verkauft hätte, und daß dies ihm nicht als Schuld anzurechnen sei; dabei berichtete er auch noch von Frechheiten anderer Art jenes Dieners, welche die Medizinische Kanzlei nicht betreffen.

Am 20. Oktober wurde besagter Diener zum Direktor der Kanzlei gerufen und bezüglich der angeschuldigten Frechheiten befragt; nur aber gab jener zur Antwort, daß er zu der Zeit schon mehr als 12 Tage von Hillmer entlassen war, und er bezeugte seine Unschuld hinreichend; dabei aber tat er die Hillmersche Verschlagenheit offen dar und versprach überdies, verschiedene Leute ausfindig zu machen, die Hillmer in Behandlung gehabt hatte, über die jedoch in der Medizinischen Kanzlei bis jetzt keine Meldungen vorliegen.

Am 22. übergab jener Diener seinem Versprechen gemäß ein Verzeichnis über einige Leute, an denen Hillmer ohne Wissen der Kanzlei Operationen vorgenommen hatte.

Am 23., als Hillmer erfuhr, daß sein Diener, der schon zwei Wochen von ihm entlassen war, von der Medizinischen Kanzlei befragt worden, da lockte er ihn in seine Wohnung und befahl, ihn festzuhalten; dann jedoch überstellte er ihn der Polizei, wo er unter starker Bewachung gehalten wurde. An jene Polizei übergab er eine Supplik, in welcher er viel von dieses Dieners Schuld bezüglich Diebstählen und weiterer Frechheiten schrieb, und den Inhalt dieser Supplik übergab er schriftlich auch dem Direktor der Kanzlei.

Als aber jener Direktor zur Genüge festgestellt hatte, daß Hillmer diesen Diener nur deshalb unter Arrest gebracht hatte, um dadurch seine Arglist geheimzuhalten, da schickte der Direktor noch selbigen Abends einen unbekannten Menschen zum

Kauf von dessen Brust- und Universalelixier, dem Hillmer gegen
Zahlung von Geld diese beiden Medikamente eigenhändig aus-
folgte. Darauf schickte die Medizinische Kanzlei (angesichts
der so offenkundigen Hillmerschen Arglist) am gleichen Abend
ein Promemorium an die Hauptpolizei mit der Forderung, diesen
Diener zu überstellen, um von ihm weitere Nachricht zu erhalten.

Am 25. Oktober ward von der Hauptpolizei jener Diener auf- 167
grund des Promemoriums in die Medizinische Kanzlei geschickt
mit der Erklärung, daß, wenn er in der Medizinischen Kanzlei
nicht mehr benötigt werde, ihn dann wieder an jene Polizei
zu überstellen.

Vom 26. bis 31. Oktober bat Hillmer einige Kanzlei-Beamte,
insbesondere aber den Stadt-Physikus mehrfach, daß sie an den
zu der Zeit abwesenden Direktor schrieben und seinen Wunsch,
nach Moskau zu fahren, mitteilten; jedoch sie haben sich ihm
darin immer versagt.

In jenen Tagen reichten einige Leute Gesuche an die Medizinische Kanzlei ein, in welchen sie sich sehr über Hillmer beklagten wegen des unglückseligen Ausgangs seiner Operationen
und wegen des Verlustes ihres Geldes. Einer von diesen Bitt-
stellern war von der Amtsstelle des Kammerzahlmeister-Comptoirs,
mit welchem zwar überaus unkorrekt verfahren worden, dennoch
hatte jener die Hälfte des versprochenen Geldes bezahlt; aber
als er nach Ablauf einiger Tage wieder kam und um bessere Hilfe
bat, da wurde er selbige Stunde auf Geheiß Hillmers von dessen Dienern festgehalten, und unter heftigem Drohen wurde das
restliche Geld von ihm gefordert; da aber die Diener vernünftiger und freizügiger als ihr Herr sind, haben sie diesen
armen Menschen wenige Stunden danach, wenn auch ohne Erhalt
eines Mittels und Rates, gehen lassen.

Am 1. November bat Hillmer zum ersten Mal den Direktor der
Medizinischen Kanzlei um die Erlaubnis, nach Moskau zu fahren, um dort Operationen vorzunehmen und seine Medikamente zu
verkaufen, worauf der Direktor ihm zur Antwort erklärte, daß er

sich über seine Unverschämtheit wundert deshalb, weil ihm bis
zu diesem Tage auch in Sankt Petersburg noch nicht erlaubt
worden, jenes zu tun, und auch nicht erlaubt sein kann wegen
der jämmerlichen Folgen seiner Operationen und wegen der
fruchtlosen Wirkung seiner Medikamente, mit welchen er das
Volk mittels eines maßlosen Preises betrogen habe im Gegensatz
zum verschärften Gebot der Medizinischen Kanzlei. Dazu noch all

168 seine Frechheiten und seinen Ungehorsam gegenüber der Medizinischen Kanzlei, die im Namen Ihrer Kaiserlichen Majestät alle
von jener übertragenen Angelegenheiten verwaltet, sehr streng
aufwies und ihn erinnerte, daß er mehr an die Abreise aus dem
Reich, als nach Moskau zu fahren denken sollte.

Am 2. November fand sich Hillmer wieder beim Direktor ein, wobei er kühn sein gestriges Gesuch wiederholte, worauf der Direktor ihm über die am Vortag gegebene Antwort hinaus erklärte,
daß die Medizinische Kanzlei ihrer Pflicht gemäß Fleiß auf Gesundheit und Wohlergehen der Volksgemeinschaft verwenden und
acht haben muß, damit durch seinen Betrug und Unkenntnis nicht
noch mehr Leute ins Unglück gestürzt würden. Darauf antwortete
er in unverschämter Weise, wenn der Direktor ihm nicht die Erlaubnis geben würde, nach Moskau zu fahren, und dort seine
Kunst auszuüben und Medikamente zu verkaufen verbietet, er
dann dieserhalb an höchster Stelle bitten werde, und er habe
auch die echte Gewißheit, jene Erlaubnis zu erhalten.

Am 3. November beschloß die Medizinische Kanzlei, die von solch
großer Unverschämtheit eines so unwürdigen Menschen aufgebracht
war, alle in Sankt Petersburg eine Praxis betreibende Doktoren
der Medizin und die angesehensten Wundärzte zusammenzurufen
für ein Urteil entsprechend ihrem Gewissen über die Hillmerschen Operationen und die Wirkung seiner Medikamente und zur
Kundgabe ihrer diesbezüglichen Meinung.

Am 4. waren kraft des am Vortage erlassenen Beschlusses die besagten Doktoren und Wundärzte alle versammelt, und als sie alle
Dokumente durchforscht hatten, da beurteilten sie billigermaßen von Hillmer an Augen vorgenommene Operationen, bei denen
sie auch selbst anwesend waren.

Am 5., als jener Hillmer von dieser Versammlung Kenntnis erhalten hatte, da ließ er in den Sankt Petersburger Nachrichten zum ersten Mal drucken, daß er aus dem Reich abzureisen beabsichtige, und am 8. geschah es zum zweiten Mal.

Am 10. wurde in der Kanzlei bekannt, daß er nach dieser Ankündigung Leute, die er zuvor abgewiesen hatte, nun durch seine Operationen zu kurieren akzeptierte, nur damit man ihm Geld gäbe, woraus man klar ersehen kann, daß er sich mehr abscheulicher Arglist, denn lobenswerter Kunst hingab, wie das alle Vagabunden zu tun gewohnt sind. Am gleichen Tag bat er mit einem an die Medizinische Kanzlei gerichteten Gesuch um die Erteilung eines Passes an ihn, nach welchem er auf anderem Wege mit allen Mitteln vergeblich getrachtet hatte.

Am 11. fuhr der Direktor der Medizinischen Kanzlei mit beiden Sekretären, Goldobin und Varing, und mit dem Übersetzer Libken zu Hillmer, um ihn zur Raison und zum Gehorsam gegenüber der Medizinischen Kanzlei zu bringen oder ihn unter Arrest zu setzen, und deshalb eröffnete er ihm zum ersten alle seine Vergehen und den gegen die Kanzlei gezeigten Ungehorsam; zweitens verbot er ihm, seine Operationen fürderhin fortzusetzen, nicht nur in Sankt Petersburg, sondern auch in allen livländischen und estländischen Städten, durch welche er zurückfahren muß, und daß er dafür eine zuverlässige Bürgschaft geben müßte.

Was den ersten Punkt angeht, so wollte er sich in keinerlei Weise schuldig bekennen und war mit vielen nutzlosen Worten und Lügen bemüht, sich zu rechtfertigen, solange er nicht durch die vielen Schreiben sowohl aus anderen Orten als auch vom hiesigen überführt worden war; bezüglich aber des zweiten Punktes, da wollte er für sich überhaupt keine Bürgschaft geben, weil er beweisen wollte, daß er seine Operationen in gehöriger Weise ausgeführt habe und seine Medikamente eine gute Wirkung besäßen, die Kanzlei aber ihn mit Haß behandle, und deshalb werde er sich auch nicht mehr um ihre Erlaubnis grämen, sondern er werde einzig auf die Unterstützung derer bauen, welche ihn gegen die Kanzlei schützen werden, woraus zu ersehen war, daß er überhaupt nicht ablassen wollte, zu

169

operieren und seine Medikamente zu verkaufen. Zum klaren Beweis dessen geschah es, daß zu der Zeit, als der Direktor darüber mit ihm sprach, drei arme Leute, die Geld in den Händen hatten, an jenem Tage zur Operation von Hillmer bestellt worden waren; sie hatten aber völlig inkurable Augenkrankheiten.

Und zur Abwendung solchen Elends fürderhin befahl der Direktor beim Hinausgehen seinen Sekretären, diesen Hillmer mitsamt seiner Frau, die den ganzen Tag lang sich mit dem Verkauf der geheimen Medikamente ihres Mannes beschäftigt hatte, in deren Wohnung unter Arrest zu halten, wozu der Direktor bereits vor langer Zeit vom Hofe uneingeschränkte Vollmacht erhalten hatte, obgleich er dies auch seitens der Kanzlei aus eigener Macht hätte tun können.

Am selben Tag noch gab die Medizinische Kanzlei Ordre, ihn täglich mit reichlicher Speise und Trank zu versorgen.

Am 12. schickte Hillmer an seinen hohen Patron durch seinen Diener insgeheim einen Brief und beklagte sich über die Feindseligkeiten der Kanzlei, und obgleich es völlig unwahr ist, so gebrauchte dennoch dieser sein Patron das zur Schmähung der Kanzlei.

Gleichen Datums zu später Nacht schickte er einen Brief an den Direktor, in welchem er unter großem Drohen Angst machen wollte (und welcher hinter diesem Journal-Extrakt unter dem Zeichen $^+$ folgt). Bald nach Abgabe des Briefes hörten die Wachen Lärm und fanden heraus, daß er mit seiner Frau Pistolen mittels Aufschütten von Pulver auf den Hahn auf übliche Weise ausprobierte, ob der Flintenstein nach Abschuß auf die Zündpfanne wie erforderlich Feuer gibt, und wie sie anfingen, weiterzuforschen, wurden sie gewahr, daß er diese Pistolen mit Pulver und Blei zu laden begonnen hatte, wovon sie selbige Stunde dem Direktor Nachricht gaben.

Am 13. November frühmorgens schickte der Direktor den Konsiliarmedikus und Stadt-Physikus Herrn Doktor Lerche und die Sekretäre Goldobin und Varing, auch den Übersetzer Libken, damit sie ihm das gesamte Gewehr mit Vorsicht wegnähmen, welche, nachdem sie ihn aus dem Schlafgemach gerufen und in jenes hineingegangen waren, einen Degen fanden, einen Hirschfänger und fünf geladene gewöhnliche Pistolen und noch eine mit zwei Läufen.

Am 14. November, als man die Ladung aus jenen Pistolen herausdrehte, da fand man in jenen außer Pulver in der ersten drei Kugeln von Blei mittlerer Größe, in einer anderen die gleiche Anzahl, in der dritten und vierten entsprechend viel, jedoch in der Pistole mit den zwei Läufen befanden sich in einem fünf kleine Kugeln und im anderen zwei kleine und eine große Kugel.

171

Am 15. November berichteten Kanzleiangehörige, die auf Wache gewesen waren, daß einer von den Hillmerschen Dienern heimlich dicke Stricke in dessen Kammer bringen wollte, und als man ihn festhielt, da sagte der, daß sein Herr jene zum Umschnüren der Kalesche und des Schlittens brauche, wenn er von hier abreist.

Seitens der Kanzlei jedoch war es durchaus möglich zu erkennen, zu welchem Vorhaben diese Stricke gebracht worden waren (weil die Kalesche auf dem Hof stand, dahin zu gehen Hillmer jedoch nicht erlaubt war) und darum ward befohlen, diese Stricke wegzunehmen und die Wache um einen Soldaten zu erweitern.

Am 16. November begann die Kanzlei mit Fortsetzung an den folgenden Tagen die Hillmerschen Diener zu befragen über Kranke, welche von jenem Hillmer operiert worden waren, und auch über den Verkauf seiner Arzneien; wobei sich vielfach zeigte, daß er ohne Wissen der Kanzlei sowohl per Operation als auch durch ständiges Verteilen jener seiner Arzneien gegen Geld zum Behandeln empfing. Jene Diener gaben dabei auch an, wem Hillmer in Riga, in Pernau, in Reval und in Narva seine zurückgelassenen Arzneien zu verkaufen anvertraut hatte. Als der Direktor darüber in Kenntnis gesetzt war, da befahl er, Briefe in jene Städte zu besorgen, damit die, welche seine

Arzneien zum Verkauf hätten, jene zusammen mit dem für diese
Arzneien eingenommenen Geld bei erster Gelegenheit an die Medizinische Kanzlei übersendeten.

Vom gleichen 16. November bis zum 1. Dezember war die Kanzlei
beschäftigt mit dem Sammeln und mit dem Zusammentragen der
übrigen in Sankt Petersburg und der aus den anderen Orten nacheinander erhaltenen Nachrichten und auch mit der Befragung
der Diener jenes Hillmers darüber.

172 Am 2. Dezember sind alle Briefe und Berichte über die Untersuchungen derer, welche er behandelt hatte, ihm, Hillmer, in Anwesenheit aller, welche nach Wahrheit und Gewissen gegen ihn
Zeugnis abgelegt hatten, verlesen worden, dennoch aber ist
ihm die Freiheit zu seiner Rechtfertigung konzediert worden;
allein er konnte nichts anderes als nur Ausreden schwätzen,
aber nichts Richtiges oder Wirkliches vortragen.

Am 4. Dezember ward ihm das Urteil der Doktoren der Medizin
und der Wundärzte über seine in Sankt Petersburg gezeigten
Unternehmungen verlesen, in Gegenwart des größten Teiles der
Doktoren und Wundärzte, welche jenes Urteil namentlich unterschrieben hatten.

Und danach ist ihm das in der Medizinischen Kanzlei darüber
gefällte Verdikt eröffnet worden: und zwar daß, obgleich er
nach den Erlassen der Jahre 1721, 1729 und 1750 (deren Inhalt
ihm zuvor mehrfach dargelegt worden war) für die Verletzung
jener und für seinen Ungehorsam nicht nur einer Geldstrafe,
sondern auch körperlicher Strafe verfallen wäre, dennoch die
Medizinische Kanzlei, welche [ihn] von Anfang an und auch
während der Zeit des Arrestes mit jeglicher Höflichkeit mit
ihm umgegangen ist, entsprechend der alleruntertänigsten Vorlage vom Direktor an IHRE KAISERLICHE MAJESTÄT und der allergnädigst von IHRER KAISERLICHEN MAJESTÄT dieserhalb erhaltenen Approbation ihn, Hillmer, von der ihm zukommenden Strafe
befreit und ihn verurteilt hat, nach Bezahlung der in der
Zeit seines Arrestes entstandenen Unkosten und nach Rückerstattung der von ihm ausgefolgten Gelder an diejenigen,

welche an die Medizinische Kanzlei seinetwegen ein Gesuch bezüglich der unglücklichen Folgen von ihm ausgeführter Operationen gerichtet hatten, ihn unter Bewachung über die Grenze des Reiches zu schaffen und dort ihm einen Revers abzunehmen, daß er niemals wieder die Grenzen überschreiten werde.

Am 7. Dezember ward ein Promemorium aus der Medizinischen Kanzlei an das Reichskollegium für Fremdenangelegenheiten geschickt mit der Forderung, kraft Befehls IHRER HÖCHSTEN KAISERLICHEN MAJESTÄT besagten Okulisten Hillmer mit Frau und dessen Dienern mit einem gehörigen Konvoi über die Reichsgrenze zu schaffen. Mit jenem Promemorium ist auch ein Extrakt aus der über Hillmer angelegten Akte mitgeteilt worden und das Urteil der Doktoren und Wundärzte.

173

Am gleichen Tag noch ward auf das angegebene Promemorium hin, zufolge der in jenem enthaltenen Forderung, aus dem Fremden-Kollegium die Reise-Anweisung geschickt für die Verbringung dieses Hillmers mit Frau und dessen Dienern und dazu zu ihrer Begleitung ein Unteroffizier mit vier Soldaten.

Am 8. Dezember ward jenem Unter-Offizier von der Medizinischen Kanzlei eine Instruktion gegeben, wie er mit seinem Kommando dabei die Verbringung zu bewerkstelligen habe. Und am gleichen Tag frühmorgens ist jener Hillmer mit Frau und seinen Dienern unter Arrest mit diesen Soldaten über die Grenze aus dem Reich gebracht worden.

+

Übersetzung des in Deutschem Dialekt vom Okulisten Gil'mer an Seine Excellenz Geheimen Rat Herrn Boergaave geschriebenen Briefes, Wort für Wort, wie jener von ihm in deutscher Sprache geschrieben worden ist.

Eure Excellenz mit mir, denke ich, daß ihr nicht türkisch verfahret und uns noch mehr in solchen barbarischen Umständen unter Bewachung nicht halten werdet, oder zum wenigsten kund macht, wohin meine Diener gebracht worden, und wofür meine sprachlosen Pferde ihren Ernährer, das heißt meinen Kutscher, verlieren und Hunger leiden müssen; zum ersten verliere ich bereits alle Hoffnung, daß Eure Excellenz an uns armen Christenmenschen Gerechtigkeit nicht zeiget, und wofern ich durch meinen allergeringsten Vorzug und das letzte aufrichtige Gesuch, morgen, zur mir versprochenen Zeit keinen besseren Beistand sehe, dann auf den Hals Eurer Excellenz ich die Göttliche Rache schicke, welche uns Betrübten beisteht, aber Euch

174 schließlich findet. Ich gehe an diesem Tag schlafen noch mit besserer Hoffnung und glaube, daß Eure Excellenz ein Christ, ein Mensch und kein Barbar zu sein haben. Ich bitte um der fünf heiligen Wunden Christi willen, bezähmet Ihr Eure falschen Zweifel, und zeigt Euch diesen Tags noch, wofern möglich, so Christlich, wie ich bin

EUER EXCELLENZ
untertänigster Y. Gil'mer.

Petersburg
12. November 1751

175 Unter Lit. O auf Seite 141 und 142 gibt es eine gewisse, aber nur unzuverlässige Nachricht über eine Operation, durchgeführt an den Augen Seiner Hochwohlgeboren, des Herrn Landrat von Güldenstube, jedoch erst, nachdem diese Akte schon mit allem gedruckt war, da erhielt die Kanzlei von dem besagten Herrn einen Brief geschrieben nach Pernau an den Stadt-Physikus Herrn Doktor Wissel, aus welchem man den gegenwärtigen Zustand dieses Herrn Landrats, gleichsam wie am Original selbst, klar erkennen kann.

Da aber dieser Operation mehr als aller anderen wegen Gerede entstanden ist und Hillmers Ruf sich ausgebreitet hat, er auch mit dieser Operation am meisten geprahlt hat, kann man nun im Gegensatz dazu aus diesem Brief ersehen, nicht nur daß der erste Operateur den größeren Ruhm verdient hat, sondern daß auch von der abermaligen Immission der Hillmerschen Nadel mehr Schlechtes als Rechtes entstanden ist, weil besagter Herr selbst in seinem Brief dartut, daß er bis zu dieser abermaligen Operation ohne Brille besser hat sehen können als hernach, so daß er für sein vieles Geld und den erlittenen Schmerz und die Qual von Hillmer einzig nur eine Starbrille eingehandelt hat, welche ohne jeglichen Zweifel auch ohne jene wiederholte Operation einen sehr viel besseren Effekt hätte bewirken können. Und damit man hieraus die spitzbübischen Unternehmungen und Betrügereien dieses Vagabunden und Heuchlers erkennen können möge, deshalb konnte man nicht unterlassen, diesen Brief, obgleich jene Akte schon auch gedruckt war, dieser einzuverleiben.

Übersetzung des oben angekündigten Briefes.

HOCH- UND WOHLGELEHRTER HERR DOKTOR UND STADT-PHYSIKUS IN PERNAU, HERR WISSEL!

Auf den von Euer Wohlgeboren erhaltenen ehrenwerten Brief vom 22. dieses Monats zur schuldigen Antwort, um es nicht bekannt zu machen, ich habe nicht außer acht lassen können, auf welche Weise ich vor etwa 7 Jahren eine Operation an meinen Augen durch Herrn Guliét aus Königsberg vorzunehmen gestattet hatte; und durch diese Operation ward ich so sehr in meinem Sehvermögen gebessert, daß ich nur nicht lesen und schreiben konnte, weil besagter Guliét- die Starbrille, für welche er hier bezahlt worden war, entgegen seiner Versicherung nicht geschickt hat. Im vergangenen Jahr, als der Okulist Hillmer seine Billette verteilte, da ließ ich mich durch das über ihn entstandene Gerede bewegen, eine Fahrt nach Pernau zu unternehmen und mich abermals einer Operation zu unterziehen, was mich viel Geld gekostet hat. Doch bin ich durch jene Operation so wenig gebessert worden, daß Euer Wohlgeboren in höchstem Maße überzeugt sein können, daß ich nach der ersten Operation besseres Sehvermögen besessen habe; im Gegensatz hierzu habe ich jedoch durch die erhaltene Starbrille diesen Vorteil, daß ich etwas schreiben und lesen kann. Hierin gab es für mich zu jener Zeit ein Hindernis, weil der erwähnte Guliêt- sein Versprechen nicht erfüllt hatte. Diese authentische und gewissenhafte Nachricht Euer Wohlgeboren Eurem Verlangen gemäß zu geben, habe ich nicht umhin gekonnt; im übrigen verbleibe ich stets

              EUER WOHLGEBOREN

                            bereitwilliger Diener
                                F. Gildenštube.

Arensburg
28. Februar 1752

Ernennungsurkunde des Stadtphysikus Happel aus Reval
von 1686
(siehe S. 59 und Anm. [108])

"Edler, WohlEhrenfester undt Hochgelahrter Herr Doctor.
"Demselben verhalten wir unsern freundlichen gruß nicht, welcher
"gestalt unß so woll seine solide erudition, alß die ihm beywohnende gute
"Geschicklichkeit und experientz in re medica, theilß recommendiret, theilß
"aber auß denen hiesigen Ohrts erwiesenen proben kundt geworden. Alß
"nun der H.D. hieneben unß seine Zuneigung, dieser guten Stadt seine
"profession, und vermittelst derselben seine Dienste zu consecriren ge=
"bührendt kundt gethan, und sich erbohten bey etwa Vorfällen der an=
"steckenden säuchen und Krankheiten (: so der Hochste in Gnaden abwenden
"wolle:) treulich bey unß außzuhalten, hat uns alles dieses bewogen, bey
"erwehlung eines Stadt Physici auf seine Persohn zu reflectiren. Diesem
"nach vociren und berufen wir den H. Doctorem hiemit zu dieser Stadt
"Physico undt Medico ordinario, dergestalt, daß Er nicht allein die hier=
"selbst mit Krankheit befallende Persohnen seinen besten wißen undt Ver=
"stande durch Göttlichen Beystandt Curire, undt auf alle arth und weyse
"seine erlernte medicin practicire, deßfals aber ohne special Erlaubniß
"des wohrthabenden Herrn Bürgemeisters sich von der Stadt durch Reisen
"nicht entferne, sondern auch die hiesige Apoteken mit unsern Vorwißen
"undt auf unsere special anordnung visitire, die defecta dabey anzeige,
"die untaugliche species abschaffe, bey vorfallenden begebenheiten sein
"Iudicium medicum unß eröffne, absonderlich aber bey Vorfallenden an=
"steckenden seuchen von diesem ohrte nicht weiche, vielmehr aber seine be=
"ständige assistentz, so lange ihm Gott hiezu Kraft und Vermögen ver=
"leihet, unabsetzlich leiste. Gleich wie wir nun in keinen Zweifel ziehen,
"es werde ihm der H.D. dieses alles, und was sonsten von einem recht=
"schaffenen Stadt Physico erfordert werden könnte, alles fleißes angelegen
"sein laßen: Also wirdt Er dahingegen zum Jährlichen Salario Ein=
"hundert RT^r in specie und zur Haußhäur Dreyßig RT^r in specie auß
"der hiesigen gemeinen Stadts=Cassa zu erheben, undt daneben sampt der
"Freyheit von Bürgerlichen oneribus die praerogative zu genießen haben,
"daß Er zu Anfang nechst dem jüngsten Herrn des Rahtß immediate

"seine Stellung einnehmen, hirnechst aber successu temporis mit denen im
"Rahtstul so weit biß an die HE. Gerichts=Vögte exclusive in seinem
"range avanciren möge, daneben Er sich dann ferner, alles deßen was
"wir ihm Liebes undt Gutes werden erzeigen können, zu besehen hatt.
   "Empfehlen den HE. Doctorem hiemit der Göttl. Obhut und Verbl.
        deß H. Doctoris
            freundtwillige
Reval den 10. Marty 686.   BürgerM^r· undt Rehte
            der Königl. Stadt Reval."

aus: Brennsohn, Die Aerzte Estlands..., S. 51 f.

Mémoires de la Margrave d'Anspach: Taylor bei Friedrich II.
(vergleiche S. 67 f. und 176 f.)

Un oculiste anglais vint à Berlin pendant le séjour de Voltaire. Comme il était membre de toutes les sociétés savantes de l'Europe, il désira d'être admis auprès du roi, afin d'obtenir le titre d'oculiste de Sa Majesté. Le roi, à cette époque, avait quelques motifs pour tenir les Anglais à distance, et désirait si peu de plaire à notre pays en général, qu'il était à peine poli envers aucun individu des trois royaumes, de quelque titre ou de quelque emploi qu'il fût revêtu. Le duc de Saint-Albans était alors à Berlin, ainsi que plusieurs autres nobles anglais et des membres distingués de la chambre des communes; mais le roi ne les invita jamais à venir a la cour. Ils étaient même traités avec tant de dédain, qu'à la parade, où tous les étrangers avaient continue de se rendre, le roi dit un jour publiquement au général Keith et à lord Marshal: "Eh quoi! vos compatriotes ne sont pas encore partis!" Pour donner une plus grande preuve encore de la rancune qu'il leur gardait, son ambassadeur en France et celui de France à Sa cour étaient tous deux des pairs anglais déchus pour crime de haute trahison; savoir: les lords Marshal et Tyrconnel; le frère du premier était, à cette époque, commandant en chef de toute l'armée prussienne. Dans le temps où la noblesse anglaise était ainsi humiliée et exclue de la cour, l'oculiste y fut publiquement admis; et pour rendre la chose plus piquante à notre égard, il y fut traité avec des honneurs infiniment supérieurs à ceux sur lesquels une personne de son rang pouvait compter, bien que sa vanité naturelle eût pu le porter à les désirer ou même à les attendre.

Le docteur était en outre fortement soupçonné d'avoir été envoyé par notre ministère sur le continent, pour observer en secret la conduite de divers princes. Sa profession lui donnait pour cela des facilités; de sorte qu'il passait sans close d'une cour à l'autre, et il était partout admis auprès du maître.

Ayant été introduit chez le roi, Sa Majesté, avec sa politesse ordinaire, lui demanda quelle faveur il pourrait lui accorder, désirant le distinguer parmi tous les hommes de sa profession. Le docteur demanda la brevet d'oculiste de Sa Majesté, ce qui lui fut accordé sur-le-champ, et le roi ajouta: "Comme je ne veux suspendre long-temps le plaisir de personne, revenez à la cour demain matin de bonne heure, et votre diplôme sera prêt." Le chevalier, enchanté d'une promesse aussi inattendue, fut exact à se rendre aux ordre du roi; quand il parut, le monarque lui dit: "Vous désirez être mon oculiste: voici votre diplôme; allez prêter le serment d'usage et revenez ensuite me trouver."

Toutes les formalités étant remplies, il alla en rendre compte au roi, qui le congédia en ces termes: "Maintenant vos désirs sont satisfaits, vous êtes mon oculiste; mais je vous préviens que mes yeux n'ont pas besoin du secours de votre art; et, quant à ceux des mes sujets, si vous osez y toucher je vous ferai pendre: j'aime mes sujets comme moi-même."

Le chevalier partit, ou plutôt reçut l'ordre de partir dans six heures. Il demanda un peu plus de temps pour emballer ses yeux et ses intruments; mais il éprouva un refus, et fut renvoyé sous bonne escorte comme un criminel jusqu'aux frontières de la Saxe, qui était le pays le plus voisin. Les égards que Sa Majesté lui avait d'abord témoignés, de préférence à tous les autres Anglais, dont le moindre valait mieux que lui, devinrent parlà une diatribe sanglante contre l'Angleterre: on voit que le roi avait soupçonné la profession que le chevalier exerçait concurrement avec celle d'oculiste, d'orateur, et de Professeur de la science universelle.

Voltaire composa sur cette aventure une épigramme dont la pointe était que le roi de Prusse avait chassé de ses états le seul homme qui eût pu lui ouvrir les yeux.

aus: [Elisabeth Berkeley Markgräfin von Ansbach] Mémoires..., Bd 2, S. 44 - 47.

Leserbrief an die Vossische Zeitung über Taylor
(Berlin 1751, Nr. 47)

Schreiben aus Stralsund vom 11. April den Doctor Taylor
betreffend.
Mein Herr, ich habe vor einigen Tagen in ihren Zeitungsblättern einen Artikel den berüchtigten Augenarzt Taylor betreffend gelesen. Ihr Correspondent verspricht daselbst, ihnen den Charakter dieses Mannes, so wie er ihn selbst in einer kleinen Schrift 'Auszug der Urtheile verschiedener gekrönter Häupter' über den beglückten Fortgang seiner Operations unter der Hand in französischer und deutscher Sprache hat drucken lassen, mitzutheilen. Vielleicht hat er sein Wort noch nicht gehalten, und vielleicht möchte er es auch nicht sogleich halten. Ich nehme mir also die Freyheit ihm zuvor zukommen, und ihnen dieses wunderliche Bild mitzutheilen, an welchem man nichts als die Aehnlichkeit vermissen wird. Hier ist es von Wort zu Wort: "Bildniß des berühmten Ritters Taylor, welcher gegenwärtig nicht allein des römischen Reichs sondern ganz Europens Gegenstand ist. Es ist solches von einem der vornehmsten und gelehrtesten Männer (diese ist der Ritter Taylor selbst, oder aufs höchste sein sogenannter Secretär) entworfen worden; und man schmeichelt sich, der Welt keinen unangenehmen Dienst zu beweisen, wenn man auch durch den Druck einen Mann bekannt macht, dessen Wunderkuren man nicht glauben kan, wenn man sie nicht selbst gesehen hat. Er ist, hebt das selbst Bildniß an, nicht nur edel durch seine Wissenschaft sondern auch durch seine Geburth. Seine fürtreffliche Erziehung und seine Kenntniß der Welt macht ihn überaus liebenswürdig. Ein Engländer ohne den Trunk ergeben zu seyn, ohne Ungleichheit der Gemüthsart, ohne schmeichelhaftes Vorurtheil für seine Nation. Ein Edelmann ohne Eitelkeit, dankbar ohne Großsprecherey, und der einzige in seiner Art. Ohne Eigennutz eben so dienstwillig gegen die Armen als die reichen, arbeitsam und thätig, ohne daß es scheint, es fiele ihm schwer: klug und bescheiden, auch so gar wenn er scherzt, äusserst höflich mit seines Gleichen, anmuthig und freundlich

gegen die, welche geringer sind als er. Sein Charakter ist
zusammengesetzt von allem, was in England, Portugal, Spanien,
Frankreich und Deutschland vortreflich ist, in welchen Ländern er den Ruhm seiner Verdienste und die Bewunderung seiner
Operationen ausgebreitet hat, und wo er, ohne die ansehnli-
chen Summen, womit ihn gekrönte Häupter und die vornehmsten
der Staaten beschenkt haben, von den Armen den Segen seiner
Werke eingesammelt hat." Was meinen Sie, mein Herr, von diesem Bilde? Ich glaube, die Satyre gegen ihn vollkommen zu
machen, darf man nur darunter setzen: ipse fecit. Ich habe
diese merkwürdige Stücke bey meiner Anwesenheit in Rostock
von einem guten Freunde erhalten, welcher das Original besitzt. Ich muß gestehen, als ich diese sah, ist mein Erstaunen
noch grösser geworden. Er legt sich nicht nur darinne den Titel eines Meklenburgischen Oculisten bey, da ich doch von
dem Gegentheile unwiedersprechlich versichert bin, sondern
er hat auch unter das Verzeichniß seiner Bücher, welches er
daselbst beyfügen lassen, folgenden Titel als eines schon fer-
tigen Werkes angeführt: 'Traité sur la Maladie singuliere & le
recouvrement de la Vue de S.A.S. Msgr. le Duc regnant de
Mecklenburg Suerin, vers la fin du Fevrier 1751'. Wer sollte
nicht glauben, daß es gegründet seyn müsse, da er es an einem
Orte hat drucken lassen, wo sich dieser durchlauchtigste Herzog selber befindet! Ich kan aber mit völliger Gewißheit berichten, daß bey meiner Abreise aus Rostock, welche den 8ten
April geschah, der Durchlauchtigste Herzog noch nicht die geringste Hülfe an den Augn verspüret hat, ob Taylor gleich
ganzer sieben Wochen durch schon daran operiret, und diejenigen, welche er nicht sehend macht, wenigstens durch das
eigene Lob seiner Geschicklichkeit taub zu schreyen sucht. Was
man in verschiednen auswärtigen Zeitungsblättern von ihm findet ist alles ungegründet, und die bey seiner Ankunft über-
nommenen Personen befinden sich größtentheils in einer so
schlechten Stellung, daß sie nach vielen ausgestandenen
Schmerzen und eingenommenen Mercurio, wenn sie nur auf einem
Auge blind gewesen sind, besorgen müssen, es auf dem andern
gleichfalls zu werden, wie es einer hiesigen Kaufmannsfrau in

der That ergangen ist, ob er gleich schon ausgesprenget, daß
ihr vollkommen geholfen sey. Ich habe mir alle Mühe gegeben,
einige von seinen glüklichen Kuren zu erfahren, bis ietzo
aber habe ich keine auftreiben können als diese, daß er
einem kleinen Knaben, welcher blöde Augen gehabt, zu einem
etwas schärfern Gesicht verholfen hat. Es ist ein Unglück
für Taylorn, daß er sich so lange an einem Orte aufhalten,
und einen Augenzeugen von seinen unglücklichen Kuren abgeben
muß. Sonst pflegen diese Herren immer eher zu verschwinden,
als es so weit kömmt. Ein Glück aber ist es für die Welt, daß
er durch diesen besonderen Zufall kenntbar ist gemacht worden,
und man nun anfängt, ihn dafür zu erkennen, was er ist. Vielleicht
trägt auch diese Nachricht etwas dazu bey, wenn sie
ihr einen Platz in ihren Blättern gönnen. Ich bin x.

aus: Buchner, Ärzte und Kurpfuscher, S. 76 - 79.

Celsus, De suffusione

Igitur vel ex morbo, vel ex ictu concrescit humor sub duabus tunicis[1], qua locum vacuum esse proposui; isque paulatim indurescens, interiori potentiae se opponit. Vitii ejus plures species sunt, quaedam sanabiles, quaedam quae curationem non admittunt. Nam si exigua suffusio est, si immobilis, colorem vero habet marinae aquae, vel ferri nitentis, a latere sensum aliquem fulgoris relinquit, spes superest. Si magna est, si nigra pars oculi, amissa naturali figura, in alima se vertit, si suffusioni color coeruleus est, aut auro similis, si labat, & hac atque illac movetur, vix unquam succurritur. Fere vero pejor est, quo ex graviore morbo, majoribusve capitis doloribus, vel ictu vehementiore orta est. Neque idonea curationi, senilis aetas est; qua sine novo vitio, tamen aciem hebetem habet: ac ne puerilis quidem; sed inter has media aetas. Oculus quoque curationis neque exiguus, neque concavus, satis opportunus est. Atque ipsius quoque suffusionis quaedam maturitas est. Expectandum igitur est, donec jam non fluere, sed duritie quadem concrevisse videatur.
Ante curationem autem modico cibo uti, bibere aquam triduo debet; pridie, ab omnibus abstinere. Post haec in adverso sedili collocandus est loco lucido, lumine adverso, sic ut contra medicus paulo altius sedeat; a posteriore autem parte caput ejus, qui curabitur, minister contineat, & immobile id praestet; nam levi motu eripi acies in perpetuum potest. Quin etiam ipse oculus, qui curabitur, immobilior faciendus est, super alterum lana imposita &

deligata. Curari vero sinister oculus dextra manu, dexter sinistra debet. Tum acus admovenda est, aut acuta, aut certe non nimium tenuis, eaque demittenda, sed recta, est per summas duas tunicas medio loco inter nigrum oculi & angulum tempori propiorem, e regione mediae suffusionis sic, ne qua vena laedatur. Neque tamen timide demittenda est, quia inani loco excipitur. Ad quem cum ventum est, ne mediocriter quidem peritus falli potest; quia prementi nihil renititur. Ubi eo ventum est, reclinanda acus ad ipsam suffusionem est, leniterque ibi verti & paulatim eam deducere infra regionem pupillae debet; ubi deinde eam transiit, vehementius imprimi, ut inferiori parte insidat. Si haesit, curatio expleta est. Si subinde redit, eadem acu magis concidenda, & in plures partes dissipanda est; quae singulae & facilius conduntur, & cuius late officiunt. Post haec educenda acus recta est, imponendumque est lana molli exceptum ovi album, & supra, quod inflammationem coerceat, atqui ita devinciendum. Post haec opus est quiete, abstinentia, lenium medicamentorum inunctionibus, cibo (qui postero die satis mature datur) primum liquido, ne maxillae laborent; deinde, inflammatione finita, tali, qualis in vulneribus propositus. Quibus, ut aqua quoque diutius bibatur, necessario accedit.

aus: Celsus, De Medicina libri octo..., S. 433 f.

Brief Daniel Geißlers mit Obduktionsbefund einer staroperierten Frau (siehe S. 128)

Domini Danielis Geißler/ Nosocomii Norimbergensis Chirurgi
Ordinarii, & Ophthalmiatri dexterrimi, Epistola de Cataracta,
ad D. Le Cerf, Juniorem, Medicum & Practicum Francofortensem,
In qua experimentibus duobus certissimis nuperrimè factis
apodicticè demonstratur, Cataractas membranaceas dari, Contra
Systema sic dictum Novum Dnn. Brissaei, Antonii, Heisteri,
Et aliorum.

...ad alterius operationem tendebam; in quo erat Cataracta
etiam valdè dura & adhaerens, eam nihilominus magno studio
& opera feliciter dejeci: aegrota digitos aliaque observantia
objecta statim agnoscere potuit, ita ut posthâc hocce oculo
aegra & videre & distinguere objecta potuerit. Verùm hâc vetulâ
anno currente 1718. die 21. Februarii defunctâ, ejus oculus
die sequente nuper d. 22. Febr. ex orbita exemi, eosque in
aedes meas transtuli, & DD. *Bscherer, Lochner, Thomasium,
Goëckelium, Widmannum,* Medicinae Doctores ad me invitavi...
eos humanissemè rogatos vellem, ut hosce oculos dissecarent,
illosque veritatis indagandae gratiâ, accuratè examinarent...
Dextrum ergo oculum, de quo aegrota post operationem & ad
ultimum usque halitum nil videre potuit, dissecui, in eoque
*corpus membranaceam veram pelliculam repraesentans & pupillae
inferiori adhuc firmiter adhaerens* **reperi;** *humor crystallinum
erat in suo naturali loco in totum opacus.* Sinister Oculus
à D. **Widmanno** secabatur, & in eo pariter *corpus membranaceum
albicans intra Iridem & ligamentum ciliare operatione depres-
sum,* **inventum est:** *humor crystallinus erat etiam in suo loco
naturali paulisper opacus pro senectutis conditione:* **Ex hoc**
oculo post operationem aegrota & videre, &, quandiu vixit,
distinguere objecta facile potuerit.

aus: John Thomas Woolhouse, Dissertationes ophthalmicae de
cataracta et glaucomate, S. 284 ff.

Henckel, De Cataracta crystallina vera...
(siehe S. 129)

De Cataracta Crystallina Vera, Dissertatio Medica. Quam Praeside J. Frid. Cartheuser P.P. Tuebatur Joach. Frid. Henckell, Chirurgus. Francoforti ad Viadrum 27. Junii 1744.

aus §. XXIII.

Cataracta modeste ex capsula detorquenda est, ita ut haec in parte anteriori illaesa permaneat. (3) Incisio igitur adornanda in parte capsulae posteriori, perque eamdem in humorem vitreum cataracta translocanda; in quo, (notantibus supra laudatio *Clariss.* Dn. Ferren *in Thesi, atque* Dn. Deidier *in tractatu de tumoribus*), ne vestigium quidem cataractae superfuisse in defunctorum corporibus, quibus viventibus operatio haec administrata fuerat, compertum est; luculento sane indicio, eam inibi penitus dissolutam fuisse (4).

aus §. XXIV.

Ministro itaque aegri caput, paululum reclinatum, firmius sustentante, atque duobus digitis superiorem oculi palpebram diducente, chirurgus pro re nata, vel laevae manus digiti duobus, palpebram deprimit inferiorem, atque alterius manus digitos, auricularem scilicet & annularem, in regione temporum aegri, qui oculum versus nasum dirigere, & immotum servare debet, firmat, tribus vero prioribus acum, distantia duarum circiter linearum, a cornea transparente infigit, pertunditque tunicam oculi conjunctivam, albugineam, scleroticam, choroideam & retinam, & postquam in humorem vitreum pervenit, acum ad partem posteriorem & centrum lentis crystallinae dirigit, (tutius futurum existimo, si incisio capsulae in ejus latere, non vero in pupillae medio, fieret; hoc enim loco ea pro cataractae depressione magis accommoda videtur; imo incisio transversalis partis posterioris & inferioris capsulae infra pupillam haud inconsulto instituitur), manum tamen tantisper tempora versus retorquere debet, ut apicem acus antror-

sum infigere, capsulamque lentis crystallinae parte sua
inferiori incidere queat, (quam incisionem *Clar*. Ferren in
praelectionibus suis privatis la Boutonniere vocat), postea
acum versus partem cataractae superiorem protendit, aut ipsi
cataractae infigit, atque hoc pacto cataractam deorsum retro
in humorem vitreum agit, eamque aliquantulum depressam tenet,
quo humore vitreo undiquaque circumfundantur, hic vero,
disrupta sua membranula, locum crystallinae occupet.

aus: Haller, Disputationes chirurgicae selectae, Bd 2, S. 98 f.

von Willburg, Betrachtung über die bishero gewöhnlichen
Operationen des Staars
(siehe S. 130)

Ja man kan mit Grund und Ueberzeugung sagen, daß eben jezt der
entscheidende Zeitpunkt sey, in welchen die gröste Zahl der
aufgeklärtesten Wundärzte sich mit eben der Operation am meisten beschäftigen, die vorhero von selben so unendlich lang
vernachläsiget , und fast einzig eben so zur Schande der Kunst
als zum Verderben der Bedürftigen denen ungeschikten Händen
der Empiriker, Markschreyer und Betrüger, als eigenthümlich
überlassen worden. Es läst sich auch der Grund, der sich diesem wichtigen Theil der Heilungskunst wiedersezte, schwerlich
anderst vermuthen, als daß die Wundärzte voriger Zeiten traumten, bey der Ausübung dieser Operation den Verdacht eines
gleichartigen Charlatans auf sich zu bürden. Indessen zeigt
doch das Beyspiel unter denen Alten, das Gnillsmau und Maitre=
Jean, eben so vortrefliche Augenärzte als geschikte Wundärzte
waren, und daß alle wichtigen Augenoperationen ihre ursprüngliche Erfindung von Wundärzten haben.

Gerecht war dennoch jener launigte Tadel, den der Verdienstvolle, und auch für die Nachwelt in dem Chirurgischen Fach
stäts schäzbar bleibende Heister, wegen dieser Gleichgültigkeit gegen die Wundärzte selbiger Zeiten äusserte[+]. Aber noch
mehr gerecht wird man diesen Tadel finden, wenn man erweget,
daß dieser gelehrte Mann bis auf sein Zeitalter nebst den Celsus, Hildanus, Agnapendente, Maitre=Jean, St. Yves, Woolhaus,
und Taylor fast die einzigen waren, deren Bemühung in einem
so wichtigen Theil Achtung verdienten.

Aber in der Hälfte mit der Laufbahn des jetzigen Jahrhunderts
war der Zeitpunkt bestimt, diesen edlen Theil der Wundarzneykunst der tummen Uebung zu entreissen, und Taylor, Cyrus,
Hilmer, Meners und Leo waren es, die damals in Deutschland
durch die alte Uebung mit dem Niederdrucken des Staars, Epoch
und Bewunderung machten. Wenn man aber auch diesen Männern

[+]In dessen grossen Chirurgie S. 553.

wegen zu ihren Gebrauch gewählten Aushängzettel, nicht ganz
den Hang zur Charletanerie benehmen kan; so waren doch ihre
Ausübungen, - die ich selbsten beobachtete, und einen Nachahmer der lezten, aber nicht der ersten abgab, - nach dem
Maasstab systematischer Ordnung, die sich auf die Kenntniß der
Theile und Optik gründete, festgesezt...

Dieses und zugleich die Erinnerung einiger Gelehrten von
ersten Rang und Grösse, als die Herrn Acrell, Pott, und Mohrenheim, welche der alten Methode der Staarenoperation wieder
neuen Glanz gaben, tilgten meine wankende Neigung, und flößten
mir neuen Muth mit einer brennenden Begierde ein, die von mir,
und vielen andern fast ganz verdrängten Operation bey jeglicher
Gelegenheit, so zu verbessern zu trachten, vermög welcher
erstlich der Staar leichter zu lößen, und ohne dessen Zerreissen ganz unter zu bringen. Zweitens, dessen neues Aufsteigen,
wo nicht ganz zu verhüten, doch selten zu machen. Drittens,
gegen alle Verletzungen mit der Spitze der Nadel, so viel
als möglich zu sichern. Ich sahe entscheidend, und als zum
voraus bestimt ein, daß wenn diese 3. Mängel der alten Operation zu verbessern möglich, selbe unendliche Vorzüge gegen
die Davielische erlangen würde.

Zur Überwindung der ersten Hinderniß, erwegte ich, daß die
verdunkelte Crystallinse an dem Umkreiß ihres Vordertheils
allemal ihre stärkste Verbindung und Anhang mit denen Ciliarfäsern und Traubenhaut hätte, und daß diese Linse mit dem
ganzen übrigen Theil, und rukwärts nur in der lockeren Vertiefung der gläsernen Feuchtigkeit gelagert seye; welche leztere
keinen Wiederstand gegen den entgegen druckenden Staar machen
könnte. Ich erwegte ferner, daß, wenn ich die Fläche der Nadel
gerad auf dem vordern Mittelpunkt der Crystallinse und ihre
Kapsel hinlenkte, bis die Spitze derselben ganz nahe an den
gegenseitigen Rampft der Pupille gekommen, und alsdann die
Spitze derselben rukwärts lenkte, der Staar samt seiner Kapsel auf diese Art nicht allein leichter von seinem Anhange
zu trennen, sondern auch alsdann so umgestürzt und in dem
untern Theil des Auges gebracht werden könnte, daß nun sein
voriger Hintertheil im Grunde des Augs, und sein voriger Vor-

dertheil oben zu kommete. Ich hofte durch diese Lage meine
zweyte Absicht, nehmlich das Aufsteigen des Staars um darum seltener zu machen, weil selber in dieser umgestürzten Lage
so wohl tiefer ins Aug gebracht, als auch von einer grössern
Oberfläche der gläsernen Feuchtigkeit gedrukt, und in dieser
Lage zu bleiben gehalten würde, als dieses bey einer stehenden Lage der niedergedrukten Crystallinse, möglich wäre. Eben
so vorträglich schiene mir auch dieses Verfahren für die
Sicherheit gegen alle mögliche Verletzungen des Auges um
darum, weil ich hier sogleich die Spitze der Nadel an der
vordern Fläche des Staars durch die Pupille ins Gesicht bekam,
und auch so lang in selben erhalten könnte, bis die verdunkelte Linse ihren lezten Druk für den angewiesenen Plaz
eingenommen hatte.

aus: von Willburg, Betrachtung über die bishero gewöhnlichen
Operationen des Staars..., S. 10 ff. und 38 ff.

Preußisches Medizinaledikt vom 27. September 1725

Medicinal=Edict.

Friderich Wilhelm, König, in Preussen etc. etc. etc.

Thun kund und fügen hiemit zu wissen. Nachdem Wir höchst mißfällig vernommen, daß denen hiebevor ergangenen heilsamen Edicten und Verordnungen in Medicinalibus ohngeachtet, dennoch allerley Unordnungen bey dem Medicinal-Wesen verblieben und eingerissen, und viele, zumahlen arme Leute, durch Unerfahrenheit derjenigen, so sich des innerlichen und äußerlichen Curirens angemaßet, um ihre Gesundheit, ja gar um Leib und Leben gebracht worden. Als haben Wir, solchem Unwesen auf einmahl abzu= helfen, die, von Unserm Ober=Collegio Medico entworfene allgemeine Medi- cinal=Verordnung sub dato Berlin, den 27. Septembr. 1725 allergnädigst verfertigen lassen, und wollen, daß dieselbe in Unseren gesamten König- reich, Churfürstenthum, Provincien und Landen, in allen Puncten fest und unverbrüchlich soll gehalten werden.

Solchemnach verordnen und befehlen Wir hiemit, daß nach erwehnter all- gemeinen Medicinal-Verordnung.

I. Denen von Unserm Ober=Collegio Medico examinirten, vereydeten und approbirten Medicinae Doctoribus das innerliche Curiren einzig und allein zugestanden werden soll.

II. Daß denen von Unserm Ober=Collegio Medico, wie auch von denen Provincial-Collegiis Medicis examinirten, vereydeten und approbirten Chirurgis, die Operationes Chirurgicae und alle andere äußerliche Curen allein verbleiben sollen.

III. Daß sonst niemand, als die von Unserm Ober=Collegio Medico exa- minirte, vereydete und approbirte Apotheker, Medicamenta praepariren, und nach derer approbirten Medicorum Verordnung dispensiren müssen.

IV. Müssen auch alle Bader und Heb=Ammen in Unsern Landen dergestalt examiniret, vereydet und approbiret seyn.

V. Hat auch Unser Ober=Collegium Medicum, wie auch die Provincial- Collegia Medica dahin zu sehen, daß alle und jede Materialisten, den, in der allgemeinen Medicinal-Verordnung ihnen vorgeschriebenen Eyd gehörig ablegen, und die in gedachter Verordnung Sie betreffende Puncte unverbrüchlich halten müssen.

VI. Denen auf dem Lande herumziehenden Thüringer=Wasser= und Oliaeten-Krähmern, Siebmachern und dergleichen, sollen die Adliche Gerichts=Obrigkeiten und Beamte, ihre bey sich führende Oliaeten, Elixire und andere Medicamenta, womit sowohl Unsere Accise in denen Städten, als auch Unsere Unterthanen hintergangen werden, sofort abnehmen und an die Collegia Medica einschicken.

VII. Denen herumlaufenden Operatoribus, Oculisten, Zahn=Aerzten und dergleichen, soll weder in denen Städten auf öffentlichen Jahrmärkten auszustehen, noch in denen Häusern oder auf dem Lande Medicamenta zu verkaufen erlaubt seyn, es sey dann daß Sie besonders von Uns darüber privilegiret sind.

VIII. Wird auch allen Predigern sowohl in Städten als auf dem Lande, allen Laboranten, Destillateurs, Buchführern, Doctoribus bullatis, Schäfern und alten Weibern, alles innerliche und äusserliche Curiren, auch praepariren und verkaufen aller Arzeneyen, bey nachdrücklicher harter Fiscalischer Bestrafung gänzlich verbothen.

IX. Sollen auch die Nachrichter, ihre Verbinder, imgleichen die Abdecker und ihre Knechte, bey Vermeidung unausbleiblicher Bestrafung, sich des innerlichen und äusserlichen Curirens enthalten, und sollen zu dem Ende deren etwa darüber erhaltene Concessiones hierdurch gänzlich cassiret seyn.

Wornach Männiglich sich gehorsamst zu achten, insonderheit aber Unser Ober=Collegium Medicum und die Provincial-Collegia-Medica und Officium Fisci hierüber mit Nachdruck zu halten hat. Urkundlich unter Unserer eigenen höchsthändigen Unterschrift und aufgedruckten Königlichen Insiegel. Gegeben Berlin, den 1sten Febr. 1726.

    (L.S.)   Friderich Wilhelm.
                                      J. B. v. Creutz.

aus: Königliches Preußisches und Churfürstl. Brandenburgisches allgemeines und neugeschärftes Medicinal-Edict..., S. 97 - 99.

Brief Friedrichs II. an Graf Podewils
(siehe S. 179)

An den Etatsminister Graf Podewils in Berlin

Potsdam, 13. Juni 1746.

"Des Königs Majestät haben mir befohlen, an Ew. Excellenz zu melden, wie Dieselbe mit dem Marquis de Valory über dasjenige, so der Herr von Klinggräffen in seiner letzten Relation vom 7. dieses berühret hat (als ob nämlich der sächsische Hof in den Gedanken wäre, dass wenn er sich mit der Kron Frankreich engagirte, gegen solche und deren Alliirte keine Truppen zu geben, des Königs Majestät auf den Fall einer Ruptur mit Russland darunter nicht zu verstehen wären), sprechen und demselben insinuiren möchten, wie Höchstdieselbe zu der Kron Frankreich das Vertrauen hätte, als würde dieselbe Se. Königl. Majestät in den mit dem dresdenschen Hofe zu machenden Subsidientractat exprès mit includiren, auch denen Sachsen die Hände dergestalt binden, das selbige weder an Russland noch Oesterreich einige Truppen gegen Se. Königl. Majestät, weder directement noch indirectement, geben könnten.

Noch haben Höchstdieselbe befohlen, wie dem Herrn von Klinggräffen geschrieben werden sollte, dass, da verschiedenes von einer reciproquen Heirath zwischen dem Churfürst von Baiern und einer sächsischen Prinzessin, und zwischen dem Churprinzen und einer baierischen Prinzessin gesprochen würde, er, der Herr von Klinggräffen, berichten möchte, ob an solchem Gerücht etwas sei oder nicht.

Dem Herrn von Chambrier soll über die Ouvertur so der Marquis d'Argenson ihm wegen der russischen Absichten eben lassen, rescribiret werden, wie er dem Marquis d'Argenson deshalb auf das verbindlichste danken, zugleich aber dahin sehen sollte, von demselben noch mehrere Particularia deshalb herauszubringen und solche Sr. Königl. Majestät zu melden.

Dem Obristen Saint-Surin soll mit der zuerst abgehenden Post ein gleiches geschrieben und er von diesen Umständen informiret werden.

Dem p. Leveaux wollen Se. Königl. Majestät dahin geantwortet wissen, dass seine vornehmste Beschäftigung sein soll, bestens zu erfahren, 1. was zu Fraustadt passiret ist, 2. was die russischen Truppen auf denen Grenzen machen, 3. worin die Propositiones des nach Polen geschickten Brigadiers Lieven und bei ihm seienden Fürsten Wolkonski bestehen, und ob dieselben nicht allerhand Jalousies gegen Se. Königl. Majestät denen Polen und Lithauern zu inspiriren suchen, auch was sonsten deshalb Sr. Königl. Majestät Attention werth sein möchte"...

        Eichel

Auszug aus der Ausfertigung

aus: Politische Correspondenz Friedrich's des Grossen, Bd 5, S. 112: 2248.

ANMERKUNGEN

[1] Heister, Medizinische Chirurgische und Anatomische Wahrnehmungen. Bd 1, S. 8.

[2] Zedler, Grosses vollständiges Universal-Lexikon..., Bd 5, Sp. 2018. Begrifflich hängen Scharlatan und Quacksalber eng zusammen, wie die Definition im gleichen Universal-Lexikon, Bd 1, Sp. 846, zeigt:

"Agyrta, Circumforaneus, Circulator, ein Storger, Quacksalber, Marcktschreyer, Land- und Leut-Betrüger, Schlangenfänger, Wurm-Krämer, der auf den Märckten herumziehet, und seine quacksalberischen Artzeneyen mit vielem Schreyen und Aufschneiden dem ihn angaffenden Volcke anpreiset: In Summa, jeder Pfuscher, welcher wider Wissen und Gewissen die Medicin exerciret, die Leute um das Geld, öfters auch um das Leben bringet. Von allen Profeßionen machen sich die desperatesten Kerl, die mit ihrer erlernten Kunst und Wissenschaft nicht fortkommen können, weiter nichts anzufangen wissen, und die auf das gottloseste gelebet haben, zu Medicis, als entlauffene Apotheker, Barbierer, Bader-Jungen, Feld-Scheerer, unwürdige Pfaffen, alte Weiber, sowol vornehme, als gemeine, Eseltreiber, Hencker und Henckers-Geschmeiß, und viele andere, so in diese Rolle gehören..."

[3] ibidem, Bd 25, Sp. 421.

[4] Eschenbach, D. C.E. Eschenbachs gegründeten Bericht..., S. 22.

[5] Stricker, Der Ritter Taylor, S. 95 f.

[6] Johann Bernhard von Fischer (1685-1772), geboren in Lübeck, aufgewachsen in Riga; dort Arzt seit 1710 und 1733 Stadtphysikus. Von 1734 bis 1742 Leibarzt und Archiater unter der Zarin Anna Ioannovna (1730-1740) und Anna Leopol'dovna.

[7] Antonio Nuñez Ribeiro Sanchez (1699-1783), geboren in Portugal. 1731 von der Medizinischen Kanzlei in Petersburg angestellt; von 1740 bis 1747 Zweiter Leibarzt am Zarenhof, gestorben in Paris.

[8] Nach Schlözer, Münz-, Geld-, und Bergwerks-Geschichte des Russischen Kaiserthums..., S. 135, galt 1749 ein Zolotnik (1/96 Funt) Feingold gleich 2,52 Rubel; entsprechend hatte ein Rubel den Münzwert von 1,69 g Feingold, das heißt, bezogen auf den Ankaufspreis von Barrengold im April 1985, von 17,60 Dollar. Nach Amburger, Die Anwerbung von Ärzten, Gelehrten und Lehrkräften durch die russische Regierung..., S. 37 f. und 43 f., erhielten aus dem Ausland angeworbene Mitglieder der russischen Akademie der Wissenschaften und Ärzte unter Peter I. bis Katharina II. Jahresgehälter zwischen 500 und 800 Rubel. Zum Vergleich: In "Königliches Preußisches und Churfürstl. Brandenburgisches allgemeines und neugeschärftes Medicinal-Edict..., Berlin 1725" ist auf den Seiten 77 bis 80 eine Gebührenordnung (Taxa) für Chirurgen wiedergegeben, die für einfachere wundärztliche Behandlungen Entlohnungen von einem bis 20 Talern vorsah. 1750 entsprach ein preußischer Taler etwa 4/5 Rubel.

[9] Čistovič, Istorija pervych medicinskich škol..., S. CIX.

[10] Johann Hermann Lestocq - Jean Armand L'Estocq (1691-1767), geboren in Celle. Seit 1713 am russischen Hof, 1719 von Peter I. nach Kazan' verbannt; 1725 Leibchirurg der Zarin Katharina I. und der Prinzessin Elisaveta Petrovna, die ihn als Elisabeth I. 1741 zum Ersten Leibarzt und Direktor der Medizinischen Kanzlei ernennt. 1748 bis 1762 in Haft und verbannt.

[11] Čistovič, Istorija pervych medicinskich škol..., S. CIX.

[12] Seit 1744.

[13] James Grieve (1703-1763) aus Edinburgh, seit 1734 in russischem Dienst.

[14] Johann Jakob Lerche (1708-1780) aus Potsdam, seit 1731 in russischem Dienst.

[15] Čistovič, Istorija pervych medicinskich škol..., S. CIX.

[16] ibidem, S. CX.

[17] Der Name seines Leidener Onkels sei - nach Heine, Fragmente aus der Geschichte der Medicin in Russland. S. 129. - auf Abraham Kaau über seinen Bruder Hermann gekommen, weil der nur eine Tochter und keinen männlichen Erben hinterließ.

[18] Richter, Geschichte der Medicin..., Dritter Theil, S. 428 f.

[19] Čistovič, Istorija pervych medicinskich škol..., S. CX.

[20] Josias Weitbrecht (1702-1747) aus Schorndorf in Württemberg. 1725 an die Petersburger Akademie der Wissenschaften berufen, seit 1731 dort Professor für Anatomie und Physiologie.

[21] Willemse, António Nunes Ribeiro Sanches..., S. 95-98.

[22] Büsching, Nachrichten von dem geheimen Rathe Grafen Hermann von L'Estocq. S. 436 f.

[23] Burchard Christoph von Münnich (1683-1767), nahm als Hessen-Kasselscher Offizier an Feldzügen Prinz Eugens von Savoyen teil. 1716 unter August dem Starken Generalinspekteur der polnischen Truppen, ab 1721 in russischen Diensten; 1731 unter Anna Ioannovna Kabinettsmitglied und Präsident des Kriegskollegiums, 1732 General-Feldmarschall. Nach Annas Tod 1740 stürzte er den Regenten des minderjährigen Ivan VI., E.J. Biron, zugunsten der Regentschaft von Anna Leopol'dovna. Unter Elisabeth im Januar 1742 zum Tode verurteilt und zu sibirischer Verbannung begnadigt, aus der ihn Peter III. 1762 zurückruft. Unter Katharina II. Generaldirektor der baltischen Ostseehäfen.

[24] Willemse, António Nunes Ribeiro Sanches..., S. 96 f. Das Hochzeitsdatum ergibt sich indirekt aus datierbaren Angaben des Briefes.

[25] Biographisches Archiv Prof. Amburger.

[26] Katharina II., Mémoires..., S. 47 und 98. In "Deutschbaltisches Biographisches Lexikon 1710-1960" ist auf Seite 730 angegeben: Baron Carl von Sievers heiratete 1745 die Kammerjungfer am Kaiserlichen Hof Benedikte Elisabeth Kruse aus Holstein (wie C.F. Kruse). Sievers wurde 1752 Hofmarschall, 1762 unter Katharina II. Oberhofmarschall und Genral-en-chef.

[27] Kirill Grigor'evič Razumovskij (1728-1803), Präsident der Petersburger Akademie der Wissenschaften von 1746 (!) bis 1765.

[28] Willemse, António Nunes Ribeiro Sanches..., S. 98.

[29] Stolpjanskij, Ärzte des alten Petrograd, S. 321.

[30] Nach Stender-Petersen, Den Russiske Litteraturs Historie, Bd II, S. 12, hatte solches Unvermögen einen Übersetzer Peters des Großen in den Tod getrieben: "Die armen Übersetzer waren oft am Rande der Verzweiflung. Es muß nicht nur eine gute Geschichte sein, daß viele von ihnen an Selbstmord dachten. Einer von ihnen... Boris Volkov, der seit 1704 eine ganze Reihe geographischer, historischer, artilleristischer und anderer Werke aus dem Französischen übersetzt hatte, nahm sich tatsächlich sein eigenes Leben (irgendwann zwischen 1716 und 1720), weil er nicht imstande war, 'Jardinage' von De la Guintiny zu übersetzen".
(Zitat aus dem Dänischen übersetzt von Anna de Steen Hansen)

[31] Boerhaave, Cancellariae Medicae acta..., S. 15.

[32] ibidem, S. 25.

[33] ibidem.

[34] ibidem.

[35] ibidem, S. 29.

[36] ibidem.

[37] ibidem, S. 119.

[38] ibidem, S. 123.

[39] ibidem, S. 131.

[40] ibidem, S. 124.

[41] Der Genitiv von *pellucidus* gibt im angegebenen Zusammenhang keinen Sinn.

[42] Boerhaave, Cancellariae Medicae acta..., S. 130.

[43] ibidem, S. 114.

[44] ibidem, S. 150.

[45] ibidem, S. 14.

[46] ibidem, S. 114.

[47] ibidem, S. 150.

[48] ibidem, S. 151.

[49] ibidem, S. 114.

[50] ibidem, S. 13.

[51] ibidem, S. 151.

[52] ibidem, S. 5.

[53] ibidem, S. 115.

[54] ibidem.

[55] ibidem, S. 153.

[56] ibidem, S. 29.

[57] ibidem, S. 38.

[58] ibidem, S. 77.

[59] ibidem, S. 114.

[60] ibidem, S. 125.

[61] Vasmer gibt in "Russisches etymologisches Wörterbuch" auf Seite 515 an: "ресни́ца 'Augenwimper', ukr. *rasny̌ća, rasy̌ća* 'Falte (im Kleid)'..." Die zweite Bedeutung erhellt womöglich die dargestellte begriffliche Unschärfe.

[62] Boerhaave, Cancellariae Medicae acta..., S. 153.

[63] ibidem, S. 149.

[64] ibidém, S. 28 f.

[65] ли́нія (linija) - ein altes Längenmaß = 2,54 mm.

[66] ibidem, S. 29.

[67] ibidem, S. 108.

[68] ibidem, S. 135.

[69] ibidem, S. 132.

[70] ibidem, S. 133.

[71] ibidem, S. 116.

[72] ibidem, S. 119.

[73] ibidem, S. 29.

[74] ibidem, S. 104.

[75] ibidem, S. 80.

[76] ibidem, S. 83.

[77] ibidem, S. 141.

[78] ibidem, S. 142.

[79] ibidem.

[80] Pavlovskij, Russko-nemeckij slovar', S. 1632.

[81] Boerhaave, Cancellariae Medicae acta..., S. 107.

[82] ibidem.

[83] ibidem, S. 135.

[84] Hirschberg, Wörterbuch der Augenheilkunde, S. 3 f.

[85] Boerhaave, Cancellariae Medicae acta..., S. 128; siehe auch S. 129.

[86] ibidem, S. 135.

[87] ibidem, S. 104.

[88] ibidem, S. 112.

[89] ibidem, S. 150.

[90] ibidem, S. 25.

[91] ibidem, S. 150.

[92] ibidem, S. 116.

[93] Heister, De Cataracta..., Tab. II.

[94] Koelbing, Renaissance der Augenheilkunde..., S. 71-74.

[95] Michel Brisseau (1676-1743), Militärwundarzt.

[96] Zitiert nach Bader, Entwicklung der Augenheilkunde..., S. 22. Lorenz Heister hat in "De Cataracta, Glaucomate et Amaurosi tractatio" 60 Seiten der Auseinandersetzung um Brisseau gewidmet. Auf Seite 24 gibt er die Ablehnung der Königlichen Akadamie wieder: "Imprimis vero BRISSAEUS *etiam conqueritur de* D. DUVERNEY, *celebri Anatomico Parisiensi;* nam cum hoc inventum ipsi coram aperiret, illud non solum acriter impugnabat, sed BRISSAEO dicebat, *se ipsi consulere, ne hanc opinionem publici iuris faceret, nisi hominum risus & famae periculum* subire vellet..."

[97] Polnoe sobranie zakonov..., [1. Sammlung] Bd VI, Nr. 3811.

[98] ibidem, Bd VIII, Nr. 5449.

[99] ibidem, Bd XIII, Nr. 9717.

[100] Brückner, Die Aerzte in Rußland..., S. 29.

[101] Richter, Geschichte der Medicin..., Theil 3, S. 117.

[102] Zitiert nach Müller-Dietz, Die Anfänge des Stadtphysikats..., S. 196.

[103] Johann Christoph Rieger, geboren 1669 im westpreußischen Riesenburg. 1730 Leibarzt der Zarin Anna Ioannovna, von 1732 bis 1734 Archiater; die deutschsprachige Ernennungsurkunde gibt Richter auf Seite 589 im dritten Band seiner "Geschichte der Medicin in Russland" wieder:

"Von Gottes Gnaden wir *Anna* Kaiserin und Selbstherrscherin von allen Reussen u.s.w.

Urkunden hiemit. Nachdem unser Leibmedicus Doctor Johann Christoph Rieger annoch weiter auf zwei Jahre von dato dieser Bestellung in unsere Dienste zu verbleiben sich verbunden, so haben wir ihn anbei zu *unsern Archiater* allergnädigst declariert und demselben die *Direction des Medicinalwesens* in unserm Reiche anvertraut, anbei versprochen, dass er von Niemand als immediate von uns und unserm Befehle dependieren solle, wobei wir accordiert, dass nach Verfliessung solcher zwei Jahre ihm seine Dimission unvorenthalten sei, auch so lange er in unserm Dienste, freie Bedienung, Quartier, Tafel, Holz, Wagen und Pferde, auch ein jährliches Gehalt von *sieben tausend Rubeln* zu erhalten.

ANNA.

St. Petersburg den 1sten Märtz 1732."

[104] Čistovič, Istorija pervych medicinskich škol..., S. 485.

[105] Polnoe sobranie zakonov..., [1. Sammlung] Bd X, Nr. 7245.

[106] Brennsohn, Die Aerzte Livlands..., S. 23.

[107] Brennsohn, Die Aerzte Estlands..., S. 53.

[108] ibidem, S. 159 und 233. Die Stellung der baltischen Stadtphysici beleuchtet deutlich die von Brennsohn in "Die Aerzte Estlands" wiedergegebene Berufung des Dr. Johann Happel zum Stadtphysikus in Reval vom 10. März 1686. Siehe Anhang, S. 333f.

[109] Brennsohn führt auf Seite 55 in "Die Aerzte Estlands" ein aus heutiger Sicht kurioses Beispiel an für die Weisungsabhängigkeit des estnischen Medizinalwesens von Petersburg: "Ein eigenes Licht auf die sozialen Verhältnisse jener Zeit wirft ein Befehl der Medizinischen Kanzellei in Petersburg, den der Garnisons-Medicus Knobloch dem Rat in Reval vorstellte. Es sollte demnach den Chirurgis, Apothekern, Instrumenten-Bedienten, überhaupt allen zu den medizinischen Verrichtungen gehörigen Leuten verboten sein, ohne Vorwissen der Doctoren, Stabs- und Oberchirurgen, unter deren Ressort sie gehören, sich zu verheiraten. Es sollten daher die Prediger der Stadt solche Leute nicht ohne Erlaubnis kopulieren.
Schreiben an den Revaler Rat vom 4. Dezember 1759..."

[110] Flugblatt Josef Hillmers, Stadtbibliothek Frankfurt a. Main, Sign: Hyg.path.Ff. 1; siehe auch Abb. 7, S. 62/63.

[111] Zitiert nach Helm, Die Geschichte der Augenheilkunde in Frankfurt..., S. 44.

[112] Fischer, Chirurgie vor 100 Jahren. S. 56 f.

[113] Jacques Daviel (1696-1762), seit 1749 königlicher Okulist in Paris.

[114] Hirschberg, Geschichte der Augenheilkunde, in: Graefe-Saemisch, Bd 13, S. 502.

[115] ibidem, Bd 14, S. 287.

[116] Diderot, Lettre sur aveugles..., Oeuvres, Bd 4, S. 116: "Le jour même que le Prussien faisait l'opération de la cataracte à la fille de Simoneau..." Eine Fußnote zu "le Prussien" gibt an: "L'oculiste Hillmer."

[117] Berlinische Nachrichten 1747, Nr. CXXVIII vom 26. Oktober, S. 4.

[118] ibidem 1747, Nr. CXXXIII vom 7. November, S. 1.

[119] ibidem 1747, Nr. CL vom 16. Dezember, S. 1 f.

[120] ibidem 1748, Nr. II vom 4. Januar, S. 1. Diese Zeitungsmeldung ist von Buchner in "Ärzte und Kurpfuscher" auf Seite 74 als einzige aus den reichhaltigen Mitteilungen der "Berlinische Nachrichten" (Haude-Spenersche Zeitung) über Hillmers Berlin-Aufenthalt zitiert worden.

[121] Stricker, Der Ritter Taylor, S. 93 f.

[122] Norrie, Oculists in Ancient Times..., S. 232.

[123] Wehrli, Die Bader, Barbiere und Wundärzte..., S. 88.

[124] Berlinische Nachrichten 1751, Nr. XXII vom 20. Februar, S. 1.

[125] ibidem 1751, Nr. XXXVI vom 25. März, S. 2.

[126] ibidem 1752, Nr. XLIX vom 22. April, S. 4.

[127] Petrov, Istorija Sankt-Peterburga..., S. 535. Petrovs Angabe, Hillmer sei von Stockholm nach Petersburg gekommen, ist fragwürdig; siehe S. 81.

[128] Berlinische Nachrichten 1753, Nr. LXXXVI vom 19. Juli, S. 2. Man liest dort: "Leipzig, vom 8. Julii. Da der Archi=Diaconus der hiesigen Kirche zu St. Thomas, Herr D. Wolle, seit einiger Zeit seines Gesichtes beraubt gewesen, von dem Herrn Hofrath Hillmer aber glücklich operirt worden ist; so trat er neulich, vermittelst einer auf seinen Zustand gerichteten vortreflichen Predigt, bey einer ungemein zahlreichen Versammlung von Zuhörern allerley Standes, sein Ammt wieder an."

[129] Hirschberg, Geschichte der Augenheilkunde, in Graefe-Saemisch, Bd 14, S. 287.

[130] Hjelt, Svenska och finska medicinalverkets historia, Teil I, S. 139.

[131] Zitiert nach Helm, Die Geschichte der Augenheilkunde in Frankfurt..., S. 45.

[132] Johnsson, Landfahrer in Dänemark, S. 250.

[133] Hirschberg, Geschichte der Augenheilkunde, in: Graefe-Saemisch, Bd 14, S. 287.

[134] Johnsson, Landfahrer in Dänemark. S. 250.

[135] Stricker, Der Ritter Taylor, S. 102 ff.

[136] Elisabeth Markgräfin von Ansbach, Mémoires de la Margrave d'Anspach, Bd 2, S. 44-47. Deutsche Übersetzung zitiert nach Stricker. Siehe auch Anhang, S. 335 f.

[137] Stricker, Der Ritter Taylor, S. 104.

[138] Zitiert nach Artelt, Medizinische Wissenschaft und ärztliche Praxis im alten Berlin..., S. 133.

[139] Berlinische Nachrichten 1753, Nr. LXXXVI vom 19. Juli, S. 2.

[140] Johann Theodor Eller von Brockhausen, Direktor des Collegium Medico-Chirurgicum, Dekan des Ober-Collegium Medicum, erster dirigierender Arzt der Charité.

[141] Für 1751 führt der "Adres-Calender" auf den Seiten 152 f. als Mitglieder des Collegiums an:

"Hr. Hofrath Eller, Director dieses Collegii, siehe Leib=Medici.
Hr. D. Augustus Buddäus, Hof=Rath und Leib=Medicus, des Ober=Collegii Medici Membrum, erster Professor Anatomiae & Physices, bey dem Collegio-Medico Chirurgico, der Römisch-Kayserl. wie auch der Königl. Preußisch. Academie Mitglied, wohnt auf der Friederichsstadt in der Kochstrasse in seinem Hause.

Hr. Michael Matthias Ludolf, Königl. Hof=Medicus, der Academie der Wissenschaften Mitglied, Professor Botanicus bey diesem Collegio, wohnt in der Spandauer=Strasse in seinem Hause.

Hr. D. Johann Heinrich Pott, der Academie der Wissenschaften Mitglied, Professor Chimiae bey diesem Collegio, wohnt an der Schleuse in seinem Hause.

Hr. Theodor Sprögel, Med. Doct. Königl. Hof=Medicus, Professor Therapiae bey diesem Collegio, Mitglied der Academie der Wissenschaften, wohnt in der Spandauer=Strasse in der Rätzen Gasse in seinem Hause.

Hr. D. Joseph Hillmer, Hofrath und Professor Chirurgiae, wohnt im Sommer in seinem Haus auf der Friederichsstadt im Rondel, und im Winter in seinem Hause in der Stadt.

Hr. Simon Pallas, Professor Chirurgiae, wohnt in der Jerusalems-Strasse hinter der Hauptwache in seinem Hause.

Hr. Friderich Hermann Ludewig Muzel, Doct. & Prof. Phisiol. & Pathol., wohnt hinterm Jägerhofe auf dem Platz von der Jerusalemischen Brücke.

Hr. Heinrich Bonneß, General-Chirurgus von der Königl. Armee, wohnt an der Gertrauten-Brücke in des Brauers Lindemanns Hause.

Johann Gottfried Arnd, Aufwärter, wohnt in der Dorotheenstadt in der Mittelstrasse bei dem Schneider Meschke."

1752 wurde das Collegium Medico-Chirurgicum um den Anatomen Johann Friedrich Meckel den Älteren (1714-1774) erweitert.

Für Eller findet sich auf Seite 154 des "Adres-Calender" 1751 unter "Leib=Medici":

Hr. D. Johann Theodor Eller, Hofrath und würcklicher erster Leib= auch General=Staabs=Medicus, Direktor der Physicalischen Classe bei der Academie der Wissenschaften, und des Collegii=Medici=Chirurgici, wie auch aller medicinischen und chirurgischen Sachen in Konigl. Landen, Decanus des Ober=Collegii Medici, Mitglied der Römisch=Kayserl.

Academiae Naturae=Curiosorum und des Collegii Sanitatis, wohnt auf dem Werder in der Friderichs=Strasse in seinem Hause."

[142] Adres-Calender 1752, S. 163 und ibidem 1753, S. 167.

[143] Berlinische Nachrichten 1748, Nr. VI vom 13. Januar, S. 1.

[144] ibidem 1748, Nr. XI vom 23. Januar, S. 2.

[145] Zentrales Staatsarchiv, Dienststelle Merseburg, Rep 108 D Sekt III Rep III Nr 5a Bl. 31.

[146] "Se. Excellenz, Herr Adam Otto von Viereck, würcklicher Geheimer=Etats und Krieges=Rath, Vice Präsident und dirigirender Minister bey dem General=Ober=Finanz=Krieges= und Domainen=Directorio, Ritter des Preußischen schwarzen Adler=Ordens, Chef des Ober=Collegii Medici, Hauptmann zu Krottorf und Gattersleben, Dohm=Herr zu Halberstadt, Probst des Stifts U.L.F. daselbst, des Johanniter=Ordens Senior und residirender Commendator zu Lagow, Erb=Herr auf Weitendorf und Buch etc. Wohnen in der Spandauischen=Strasse in eigener Behausung. Bey dem dritten Department von Cleve, Geldern, Meurs, Ost=Friesland, Neuschatef, Orangische Successions= auch Müntz= und Invaliden=Sachen."
Zitiert nach Seiten 103 f. des "Adres-Calenders... auf das Jahr MDCCXLVIII".

[147] Zentrales Staatsarchiv, Dienststelle Merseburg, Rep 108 D Sekt III Rep III Nr 5a Bl. 31.

[148] ibidem, Bl. 31v und Bl. 32.

[149] Das Ober-Collegium Medicum ist mit der Inkraftsetzung des preußischen Medizinaledikts von 1725 entstanden aus dem Collegium Medicum, das 1685 zugleich mit dem ersten kurbrandenburgischen Medizinaledikt - erlassen vom Großen Kurfürsten - geschaffen wurde.

[150] Adres-Calender 1748, S. 149.

[151] Der "Adres-Calender" gibt 1748 auf den Seiten 149 ff. an:
"Ober Collegium Medicum versammlet sich des Freytags Vormittags um 10 Uhr auf dem Friderichs=Werderschen Rat=Hause.
Se. Excell. der würckliche Geheime Etats= und Krieges=Minister, Hr. von Viereck, Chef und Ober=Director, dieses Collegii, siehe General=Directorium...
Hr. Philipp Jacob von Beggerow, Geheimer=Finanz=Krieges= und Domainen=Rath und Director des Ober=Collegii Medicum siehe General=Directorium.
Hr. D. Christoph Horch, Geheimer=Rath und Leib=Medicus, siehe Leib=Medici.
Hr. D. Johann Theodor Eller, Hof=Rath, erster Leib=Medicus und Decanus des Ober=Collegii, hat die Expedition von allen Medico=Forensibus, siehe Leib=Medici.
Hr. D. Petrus Carita, Vice Decanus des Ober=Collegii Medici, bestallter Medicus Ordinarius bey dem Französischen Hospital und Maison de Refuge, hat den Vortrag der Französischen Sachen von der Chur= und Neu=Marck...
Hr. D. Christian Bergemann, Hof=Rath und Garnison Medicus, hat den Vortrag von der Chur= und Neu=Marck...
Hr. D. Ehrenreich Wilhelm Kaatzky, Hof=Rath, hat den Vortrag von Preussen...
Hr. D. Otto Kirsteter, Königl. Hof=Medicus, hat den Vortrag von Cleve, Marck und Meurs auch Geldern...
Hr. D. Augustin Buddeus, Hof=Rath und Leib=Medicus, hat den Vortrag von Pommern, siehe Colleg.Medic.Chirurg.
Hr. D. Bartholomäus Pascal, bestallter Medicus Ordinarius bey dem Französischen Hospital und Maison de Refuge, hat den Vortrag der Französischen Sachen von den Provintzien, ausser der Chur= und Neu=Marck...
Hr. D. Christian Siegmund Zeidler, Hof=Rath und Hof=Medicus hat den Vortrag von Magdeburg und Halberstadt...
Hr. Johann George Lesser, Königl. Hof-Rath, Leib= und Feld=Medicus der hiesigen Residentzien und des Niederbarnimschen Creises, Physicus Ordinarius, hat den Vortrag von Berlin und Minden...

Hr. D. Johann Carl Wilhelm Möhsen, des Ober-Collegii Medici und der Römisch Käyserl. Academie Nat. Cur. Mitglied und ordentlich bestalter Medicus des joachimsthalischen Gymnasii...
Die bey dem Ober=Collegio Medico vorfallenden Justitz=Sachen respiciret der Hr. von Jariges als Justitiarius, siehe Französisch Ober=Gericht.
Hr. George Friderich Ascheborn, Mitglied und Rendant wie auch privilegirter Apotheker hat in pharmaceuticis die in Se. Königl. Majestät sämtlichen Landen vorkommen, Votum & Sessionem...
Bey vorfallenden Angelegenheiten und Examinibus in Pharmaceuticis & Chirurgicis sind zu Assessoren benannt.
Hr. Henning Christian Marggraf, privilegirter Apothecker...
Hr. Catter, Stadt=Chirurgus...
Hr. Selge, Stadt=Chirurgus..."

[152] Zentrales Staatsarchiv, Dienststelle Merseburg, Rep 108 D Sekt III Rep III Nr 5a Bl. 31 und Bl. 31v.

[153] ibidem, Bl. 31v.

[154] ibidem, Bl. 31v und Bl. 32.

[155] Berlinische Nachrichten 1748, Nr. XII vom 27. Januar, S. 2.

[156] ibidem 1748, Nr. XIII vom 30. Januar, S. 4.

[157] ibidem 1748, Nr. XXIX vom 7. März, S. 6.

[158] ibidem 1748, Nr. XXXIV vom 19. März, S. 4.

[159] ibidem 1750, Nr. XLIX vom 23. April, S. 1.

[160] ibidem 1750, Nr. CXXXXII vom 26. November, S. 2.

[161] ibidem 1750, Nr. CXXXXIII vom 28. November, S. 2.

[162] ibidem 1750, Nr. CXLIV vom 1. Dezember, S. 1 f.

[163] ibidem 1751, Nr. XLVIII vom 22. April, S. 1 f.

[164] Der Redaktionsschluß des "Adres-Calender" für 1751 läßt sich anhand seiner letzten Seite 243 mit der Rubrik "Veränderungen, so währendem Druck vorgefallen" recht genau einkreisen. Dort ist zu lesen, daß "der Russisch=Käyserliche Gesandte Herr von Grosse von hier abgegangen." Dieser Vorgang wird von den "Berlinische Nachrichten" auf Seite 2 in Nr. CXLV vom 3. Dezember 1750 gemeldet: "Berlin, vom 3. December. Gestern, des Morgens, reisete der Rußisch=Käyserl. gevollmächtigte Minister am hiesigen Hofe, Herr von Groß, von hier nach Petersburg ab."

[165] Berlinische Nachrichten 1747, Nr. CV vom 2. September, S. 4. Vergleiche Anm.[164].

[166] Zentrales Staatsarchiv, Dienststelle Merseburg, Rep 108 D Sekt III Rep III Nr 5a Bl. 47.

[167] Berlinische Nachrichten 1751, Nr. XXII vom 20. Februar, S. 1.

[168] ibidem 1751, Nr. XXXVI vom 25. März, S. 2.

[169] ibidem 1751, Nr. XLVIII vom 22. April, S. 1 f.

[170] Briefliche Auskunft des Krigsarkivet in Stockholm vom 16. April 1983 nach dort befindlichen Unterlagen (Räkenskaper, Amiralitetsinkvarteringskassan 1750-1754:2).

[171] Benjamin Theophil von Graf (1700-1767) aus Groß-Glogau in Niederschlesien. 1734 Garnisonsarzt in Riga, 1735 dort Zweiter und 1751(?) Erster Stadtphysikus.

[172] vom 21. Juni 1752 (nach einer schriftlichen Mitteilung von Herrn David Willemse); Archives Nationales de la Haye, dossier "Légation en Russie". Standort zitiert nach Willemse, Antônio Nunes Ribeiro Sanches..., Leiden 1966, S.79.

[173] Johann David Wissel (1719-1775) aus Wollin in Pommern, seit 1750 Stadtphysikus in Pernau.

[174] Johannes Burchart (1718-1756) aus Reval, seit 1746 Stadtphysikus.

[175] Jean Guyon/Johann Gyon (1701-1763); 1762 Leibmedikus Peters III.

[176] Johann Gottfried Keiling (1687-1766) aus Langensalza in Thüringen. 1726 aus Reval nach Narva als Stadtphysikus berufen.

[177] Der von Keiling beidseitig angegebene Befund (S. 241) legt diese Annahme nahe, dazu der verwendete diagnostische Begriff "Phalangosis". Hirschbergs "Wörterbuch der Augenheilkunde" gibt auf Seite 80 an: "Phalangosis, die Reihenstellung (der Wimpern), von *falanx* die Reihe... Die Galeniker gebrauchen es für Distichiasis, Aetius für Trichiasis ohne Doppelreihen, Paull. Aeg. für das, was die heutigen Aerzte Entropium zu nennen sich gestatten."

[178] Brennsohn, Die Aerzte Estlands..., S. 233 f.

[179] ibidem, S. 150.

[180] ibidem, S. 61.

[181] Brennsohn, Die Aerzte Livlands..., S. 36.

[182] ibidem, S. 434.

[183] Wegen der womöglich preußischen Abkunft Hillmers sind ergebnislos Matrikelverzeichnisse der Viadrina in Frankfurt a. d. Oder geprüft worden. Die Universität Frankfurt a. Main wurde 1914 gegründet.

[184] David Christian Saltzer (gest. 1756), seit 1733 in russischem Dienst. 1737 Chirurg am Petersburger Marinehospital, Hofchirurg seit 1747.

[185] Guillaume Foussadier/Foussatié (1709-1773) aus Orleans. 1737 in Rußland, seit 1741 Stabschirurg in Riga, 1746 Hofchirurg, 1756 Leibchirurg; ab 1770 Erster Leibchirurg.

[186] Zitiert nach Stolpjanskij, Ärzte des alten Petrograd, S. 320.

[187] Berlinische Nachrichten 1752, Nr. XLIX vom 22. April, S. 4.

[188] John Thomas Woolhouse (gest. 1734), Okulist Jakobs II. von England, mit dem er 1688 nach Paris ins Exil ging, und Wilhelms von Oranien.

[189] Richter, Geschichte der Medicin..., Theil 3, S. 14.

[190] Magil'nickij, Očerk istorii oftal'mologii, in: Mnogotomnoe rukovodstvo..., Bd 1, S. 32. Die positive Bewertung Dorofeevs durch Magil'nickij, der nur Augenbehandlungen bei Verwundeten mitteilt, wird von Delov auf Seite 14 seiner "Materialy dlja istorii oftal'mologii v- Rossii" stark relativiert.

[191] Richter, Geschichte der Medicin..., Theil 2, S. 434 f.

[192] Georg Samuel Pohlmann; 1750 Chirurg an der Medizinischen Kanzlei.

[193] Karl Thiemann, gest. 1771.

[194] Celsus, De Medicina, S. 433 f. Siehe auch Anhang, S. 340f.

[195] Die entsprechende Stelle lautet in "Hermanni Boerhaave Praelectiones Publicae De Morbis Oculorum", Göttingen 1746, S. 96:
"Ars haec, quam vetus sit patet ex libro AURELII CELSI cap. de suffusione. Hanc operationem IDEM tam exacte descripsit, ut hodie nihil addi possit, vixit autem tempore CLAUDII TIBERII, quo tempore passus est Christus, ergo supputandum retrogradiendo, quam diu jam haec ars perfecta fuerit."
Und in der zweiten lateinischen Auflage des von Haller edierten Lehrbuches "Hermanni Boerhaave De Morbis Oculorum Praelectiones Publici", Göttingen 1750, S. 126, liest man:
"Ars haec quam vetus sit, patet ex libro AURELII CELSI *cap. de suffusione*. Is enim hanc operationem tam exacte descripsit, ut hodie nihil addi possit, vixit autem tempore CLAUDII TIBERII, quo tempus passus est CHRISTUS, ut facile subputetur retrogradiensi quam diu jam haec ars perfecta fuerit."

Der analoge lateinische Text in den "Cancellariae Medicae acta...", S. 20, ist:
"... operatio est una ex antiqissimis, Aurelio Cornelio Celsi exacte adeo descripta, ut posteri Auctores vix momenti addiderint. Vixit autem Celsus tempore Tiberii, sub quo passus es Servator noster."

[196] Elias Heister versah auf Seite 21 in "Besondere Nachricht wegen des... Okulisten D. Taylors..." das nach ihm zitierte Lobgedicht mit der Anmerkung: "Daß man diesen Taylor auf so übermäßige Art herausstreichen, erheben und groß machen wollen, erhellte unter anderen auch aus folgenden, auf dessen Bildniß verfertigten Lateinischen Ueberschrifft oder epigrammate, wovon sich aber der Autor nicht genant, welches man in Monath November des verwichenen Jahres in die Hamburger Zeitungen eingerücket."

[197] Zitiert nach Stricker, Der Ritter Taylor, S. 112 f.

[198] Stricker gibt in "Der Ritter Taylor" auf Seite 110 f. die vom Scharlatan für sich selbst verfaßte Grabinschrift wieder: "Hier ruhen in Frieden die Gebeine eines Mannes, der der ausgezeichnetste seines Jahrhunderts war durch seine Kenntnisse in einer Kunst, welche die nützlichste ist für das Menschengeschlecht, und für deren Pfleger er nicht, nein, für deren Schöpfer er von der Vorsehung bestimmt schien. Sein Verstand erhellte die Finsternisse, seine Hand drang in die innersten Geheimnisse und schien durch den Geist selbst geleitet zu sein, der den Bau des Körpers geschaffen..."

[199] Heister, Medicinische Chirurgische und Anatomische Wahrnehmungen. Bd 1, S. 7 f.

[200] Diepgen, Geschichte der Medizin, Bd 1, S. 226 ff.

[201] Stricker, Der Ritter Taylor, S. 121 ff.

[202] Heister, Medicinische Chirurgische und Anatomische Wahrnehmungen. Bd 1, S. 204.

[203] ibidem, S. 8.

[204] Hier vermerkt Heister als Fußnote den vollständigen lateinischen Titel: "(a) Der Titel dieser Schrift ist: Cancellariae medicae Acta cum Oculista Iosepho Hilmero, impressa sumtibus Directoris Petropoli, typis Academiae Scient. MDCCLI."

[205] Die dargestellte Situation hat u. a. Eschenbach auf Seite 4 in "D.C.E. Eschenbachs gegründeten Bericht..." zu der Feststellung veranlaßt: "... und daß man daher das jezzige jahrhundert nicht unbillig das Okulisten=seculum betiteln könte."

[206] Elias Heister zitiert auf Seite 27 in "Besondere Nachricht wegen des... Okulisten D. Taylors..." aus einem Brief Passavants an seinen Vater Lorenz Heister, wie Hermann Boerhaave Taylor einschätzte: "... welcher eine solche gute Meynung von ihm hatte, daß er mir schlechterdings riethe mich in seine Cur zu begeben, auch versicherte, daß wann er mir gleich nicht hülffe, doch in der That auch nicht schaden würde..."
Auf Seite 16 des gleichen Werkes gibt der jüngere Heister eine analoge Meinung des Boerhaave-Schülers Albrecht von Haller über den jungen Taylor wieder: "... von welchen auch schon lang vorher nicht wenig Rühmens in dem Nürnbergischen Commercio litterario universali, von einem bekannten habilen Medico aus Bern in der Schweitz, mit Nahmen Haller, ware gemacht worden..."

[207] Norrie, Oculists in Ancient Times..., S. 231 f.

[208] Georg Bartisch (1535-1605) aus Königsbrück in Sachsen. Okulist und Wundarzt, Hofokulist des sächsischen Kurfürsten August.

[209] Bartisch, Ofthalmodouleia..., fol. 60.

[210] ibidem, fol. 10v.

[211] ibidem, fol. 64r.

[212] ibidem, fol. 12v.

[213] ibidem, fol. 61r.

[214] Celsus, De Medicina..., S. 434 f. Siehe auch Anhang, S. 340f.

[215] Eschenbach schreibt in "D.C.E. Eschenbachs gegründeten Bericht..." auf Seite 10: "... er versorget sie mit häuffigen Medicamenten, daß sie noch viele Wochen nach seinem abzug gnug dran haben; und vor derselben endigung kan es ja nicht gut werden!"

[216] Stricker, Der Ritter Taylor, S. 116.

[217] Bartisch, Ofthalmodouleia..., fol. 65-66r.

[218] Stricker, Der Ritter Taylor, S. 111.

[219] Bader, Entwicklung der Augenheilkunde..., S. 17.

[220] Gosky in: "De Catarrhacta, Dissertatio Medico-Chirurgica, Quam Praeside Bernardo Albino, Tuebatur Leop. Dieter. Gosky, Francoforti ad Viadrum 11 Octobris 1695." Zitiert bei Haller, Disputationes chirurgicae selectae, Bd 2, S. 47-62. Auf Seite 61 liest man: "Primo intuito plausibile est rem ita confici possunt, acus enim ipsa tam affabre poliri potest, ut cum qualibet alia certe; quicquid tenacula prehenderis sequatur oportet, ut pellicula e foramine facto commode extrahi posse, aut si in eo haereat, firmari, ne redire possit, debere videatur. Verum ut ut haec largiar, nunquam tamen in praxin vocari poterit: divaricari enim forcipis crura qui poterunt, quae in tunicis oculi haerent? Quae quam solidae & compactae sint experientia docet, aut si extrema vi presso elatere crura deducere & foramen ampliare volueris, vel frangentur, vel exquisitissimos excitabis dolores, qui ipsam operationem impediunt & gravissima deinceps symptomata causabuntur."

[221] "De Cataracta, Dissertatio Medica. Quam Praeside Johan. Boeclero P.P. Tuebatur Jo. Henr. Freytag. Tigurinus. Argen-

torati 7. Februar 1721." Zitiert bei Haller, Disputationes
chirurgicae selectae, Bd 2, S. 63-84.

[222] ibidem, Bd 2, S. 74.

[223] Woolhouse, Dissertationes ophthalmicae..., S. 285 f. Siehe
auch Anhang, S. 342.

[224] Seit 1742 Professor der Medizin und Chirurgie an der 1731
gegründeten Pariser Académie royale de chirurgie.

[225] Joachim Friedrich Henckel (1712-1779), Professor für Chirurgie am Berliner Collegium Medico-Chirurgicum seit 1769,
Leiter der 1751 gegründeten Entbindungsanstalt an der
Charité nach Johann Friedrich Meckel (1774).

[226] "De Cataracta Crystallina Vera, Dissertatio Medica. Quam
Praeside J. Fridr. Cartheuser P.P. Tuebatur Joach. Frid.
Henckell. Chirurgus. Francoforti ad Viadrum 27. Junii 1744."
Zitiert bei Haller, Disputationes chirurgicae selectae,
Bd 2, S. 85-103. Siehe auch Anhang, S.343 f.

[227] Henckel schrieb: "Alteram, priori recentiorem, inventor ejus
Dn. Ferren Doct. Med. Facultat. Parisiens., (cui ob fidelissimam instructionem ad cineres usque devinctus sum), communicavit 1717. Academiae scientiarum Montspeliensi, licet
Dn. *Petit* Doctor Medicinae Parisiensis ejusdem sibi arrogare inventionem non erubescat; quemadmodum in erudito
alias schediasmate, 1728. Academiae Parisiensi exhibito,
evincere allaboravit." Zitiert ibidem, S. 97.

[228] "Eamdem hanc operationem Cel. *Taylor*, oculista Anglus,
(qui superioribus annis multo cum strepitu in erudito orbe
aucupari nitebatur applausum), imitari conatus est; uti
id ipsum ex *Celeber.* Heisteri *instit. chirurg.*, ut & ex
proprio vix nominati authoris libro, Parisiis anno 1738.
mechanismo oculi editio, videre licet; quem posteriorem
avide pervolvens, minime talem methodi descriptionem
reperire potui, quae exspectationi meae satisfieret, sed
potius sat obscure, ne dicam, confuse, eam tractationem
exaratum esse, cum pluribus modeste sentio." Ibidem.

[229] "De Suffusionis Naturae et Curatione Animadversiones. Quam Praeside Jo. Godofr. Guntz Defendet j. Phil. Schnitzlein Pappenheimensis Lipsiae 26 Junii 1750." Zitiert ibidem, Bd 2, S. 105-148.

[230] Die empfohlene Modifikation des Starstichs geht auf Schnitzleins Doktorvater Güntz zurück.

[231] Willburg, Betrachtung über die bishero gewöhnlichen Operationen des Staars, S. 38 ff. Siehe auch Anhang, S. 345 ff.

[232] Charles de Saint-Yves (1667-1736), Pariser Wundarzt und Okulist.

[233] Jean-Louis Petit (1674-1760), seit 1731 Leiter der neugegründeten Académie royale de chirurgie (in Paris).

[234] Hirschberg, Geschichte der Augenheilkunde, in: Graefe-Saemisch, Bd 13, S. 476.

[235] ibidem, S. 484.

[236] Zitiert nach Hirschberg, ibidem, S. 494 f.

[237] Elias Heister, Besondere Nachricht wegen des... Okulisten D. Taylors..., S. 27. Siehe auch S. 113.

[238] Bei Eschenbach liest man in "D.C.E. Eschenbachs gegründeten Bericht..." auf Seite 189: "Ueberhaupt operirt Taylor nicht gerne mit der linken hand. Daher, wenn Leute am rechten auge cataracta laborirt, und das linke noch ziemlich gut gewesen, er, ungeachtet alles Erinnerns, dennoch das linke genommen, welches bey sehr vielen geschehen: z.e. einer Frau, die sich sehr beklaget, daß sie noch wohl auf dem linken Auge sehen können, und das rechte nur seiner cur, nachdem sie ihm sechs und dreißig Ducaten bezahlt, überlassen; Taylor aber nimt, dem ungeachtet, das gute, linke auge, operirt daran, drukt den Kristal nieder, und läßt das rechte sitzen: so daß nunmehr die Frau weit schlechter auf dem linken Auge sieht, als vorher."

239 "Pannus heisst Lappen... Die Araber nannten die trübe röthliche Schicht der Hornhaut bei Trachom Sebel, dies wurde mit panniculus, pannus übersetzt... Bartisch nannte die verschiedenen "Felle" ... Panni." Zitiert nach Hirschberg, Wörterbuch der Augenheilkunde, S. 75.

240 "Margarita, Perle (gr. margarités), eine hervorragende weisse Hornhautnarbe. Vgl. Nubecula." Ibidem, S. 55.

241 "Kopfkräuter" ist eine wörtliche Übersetzung von головныхъ травъ (golovnych- trav-) wie auch der lateinischen Parallele *herbae quaedam cephalicae* (Boerhaave, Cancellariae Medicae acta..., S. 51). Nicolaus Bidloo (siehe S. 56) gab in seiner 1710 für die Moskauer Hospitalschule verfaßten "Instructio de Chirurgia in theatro anatomico Studiosis" ein Rezept mit "Kräutern in einer Kopf-Zusammenstellung" an:

"Rp. Vinum R(ubri)
    Vinum austerum gallum
    Herb(arum) Thymi
    Salviae
    Majoranae
    Rutae
    Flores Lavandulae
    Rosarii rubri
    Lilium Conval
    Misce f. fomentatio
Mit einer Kompresse auf den Kopf legen und so therapieren."

Zitiert nach der russischen Übersetzung der Handschrift: N. Bidloo, Navstavlenie dlja izučajuščich chirurgiju v anatomičeskom teatre. S. 119 f.

242 Hirschberg, Geschichte der Augenheilkunde, in: Graefe-Saemisch, Bd 14, S. 305 f.

243 ibidem, Bd 13, S. 529.

244 Eduard von Jaeger (1818-1884), Ophthalmologe, Nachfolger Ferdinand von Arlts an der Wiener Universitätsaugenklinik (1883).

[245] Friedrich von Jaeger (1784-1871), Schüler Joseph Beers, ab 1825 Professor der Augenheilkunde an der k.k. Josephs-Akademie, Leibarzt Metternichs.

[246] Ferdinand von Arlt (1812-1887), seit 1856 Ordinarius für Ophthalmologie in Wien.

[247] Glaukom als Affektion des Glaskörpers, so Heister in "De Cataracta Glaucomate et Amaurosi tractatio", Seite 165 f.:
"...glaucoma vero, tanquam morbum ab omnibus pro insanabili & desperato habitum, *opacitatem humoris vitrei*, quae opacitas, saepius glauca, translucet per lentem crystallinam eodem modo, ac si corpus quoddam coloratum adamanti, crystallo, vel vitro pellucido supponitur..."

[248] Brückner, Die Aerzte in Russland..., S. 13.

[249] Semenova, Rabočie Peterburga..., S. 27.

[250] Čistovič, Istorija pervych medicinskich škol..., S. LXVI ff.

[251] Biographische Daten der Petersburger Mediziner folgen als Anmerkungen 305 bis 337 zu den im Anhang wiedergegebenen Unterschriften des Gutachtens. Siehe auch S.312 ff.

[252] Stolpjanskij, Ärzte des alten Petrograd, Vrač. gazeta 1915, S. 320.

[253] Polnoe sobranie zakonov..., [1. Sammlung] Bd VI, Nr. 3812.

[254] Die auffällige Bewaffnung galt neben anderem sicher dem Selbstschutz des mit größeren Geldsummen reisenden Scharlatans. Die Vielzahl der Pistolen erklärt sich aus der noch fehlenden Repetiermöglichkeit.

[255] Berlinische Nachrichten 1752, Nr. XXXIV vom 18. März, S. 2.

[256] Carl Lagerflycht, Briefe vom 15. und 22. November sowie vom 6. und 13. Dezember 1751 an den schwedischen Kanzleipräsidenten in Stockholm. Riksarkivet, Stockholm; Muscovitica, Bd No 265.

[257] Berlinische Nachrichten 1752, Nr. XLIX vom 22. April, S. 4.

[258] ibidem 1752, Nr. L vom 25. April, S. 4.

[259] Stolpjanskij, Ärzte des alten Petrograd, Vrač. gazeta 1915, S. 322.

[260] vom 20. September 1752 (nach einer schriftlichen Mitteilung von Herrn David Willemse); Archives Nationales de la Haye, dossier "Légation en Russie". Standort zitiert nach Willemse, António Nunes Ribeiro Sanches..., Leiden 1966, S. 79.

[261] Stolpjanskij zitiert eine entsprechende Ankündigung Taylors, die an verschiedenen öffentlichen Plätzen Petersburgs angeschlagen war. Stolpjanskij, Ärzte des alten Petrograd, Vrač. gazeta 1915, S. 321.

[262] Berlinische Nachrichten 1753, Nr. CXXXVIII vom 17. November, S. 2 f.

[263] Helm, Die Geschichte der Augenheilkunde in Frankfurt..., S. 45.

[264] Johnsson, Landfahrer in Dänemark, S. 250.

[265] Cyrus war 1751 bis Trondheim gereist. Die "Berlinische Nachrichten" brachten in Nr. XCVII vom 14. August 1751 auf den Seiten 2 f. eine ausführliche Meldung: "Trundtheim, vom 13. Julii. Der geschickte Oculist und Chirurgus, Herr Cyrus, der sich seit 7 Wochen allhier aufhält, und morgen nach Bergen abgehet, hat sich durch seine glücklichen Augen=Curen in hiesiger Stadt grossen Ruhm erworben. Vor etlichen Tagen wurde derselbe auf unser Rathhaus eingeladen, wo sich der gantze Magistrat, und der Herr Stifts=Amtmann von Ramzau versammlet hatten. Der Herr Präsident und Justiz Rath Krogh danckte im Namen des gantzen Magistrats durch eine Rede dem erwehnten Herrn Cyrus vor die übernommene beschwerliche Reise, wie auch vor die vielen an armen Blinden umsonst und glücklich verrichteten Augen=Curen, und überreichte ihm zum Zeichen der Gunst und Er-

kenntlichkeit eine von gediehenem Golde künstlich ausgearbeitete und getriebene ovalachtekigte Tabatiere, welche am Gewicht 11 Loth hält, und oben auf dem Deckel mit dem Stadt Wapen in einer Rose eingeschlossen pranget, mit der Ueberschrift: Insigne Civitatis Nitrosiensis! Unter diesem Präsent lag noch ein besonderer in Nordischer Sprache abgefaßter Brief von dem sämmtlichen Magistrat, worinnen derselbe ihm ferneres Gedeyen des Himmels zu seinen ruhmwürdigen Verrichtungen, und eine glückliche Reise, anwünschte. Gedachter Brief war also unterschrieben: Adle Sr. Cyrus! Hans tienste beredvilligste Tienere, C. Krogh. J. Geertsen, und weiter unten: R. Graa. H. Hornemann. Fr. Hamer. J. Thulbin. M. Ramshart."

[266] Bei Mamlock liest man zu diesem Thema in "Zur Geschichte des Charitékrankenhauses in Berlin" als Fußnote auf Seite 68 f.:

"Für Zivilärzte galt das Edikt vom 3. Januar 1718: 'Dass hinfüro in Unserer Chur- und Neumark niemanden, er habe auf Universitäten einen Gradum erhalten oder nicht, ehender verstattet seye solle zu practiciren, bis er sich in Person vor Unserem Collegium Medicum gestellet, sich noch überdiess dem Examini submittiret, und darin nicht allein zur Genüge bestanden, sondern auch geschworen, dass er die Resolvierung derer Casuum Practicorum ohne jemandes Beyhülfe und Zuthun ganz allein elaboriret habe und deshalb ein Attestat von solchem Collegio erhalten, auch den nach denen vorigen Verordnungen und dem gedruckten Formular zu praestirenden Eyd eines Medici Practici wirklich abgeschworen haben wird'...
Das Medizinaledikt von 1725 ergänzte diese Vorschrift dahin, dass neben der Bearbeitung eines Krankheitsfalles die praktischen Aerzte einen anatomischen, die Wundärzte einen anatomisch-chirurgischen Kurs absolvieren mussten..."

Nach allem, was wir aus den vorgefundenen Dokumenten wissen, scheinen im Fall des Okulisten Hillmer die Vorschriften dieses preußischen Medizinalreglements nicht angewandt worden zu sein. Hier muß auch festgestellt werden, daß das in den "Berlinische Nachrichten" annoncierte Arznei-Depot Hillmers bei dem Gastwirt Theerbusch (siehe S. 75, Anm. [157] und [168]) nach dem preußischen Medizinaledikt von 1725 nicht statthaft war. Siehe auch Anhang, S. 349.

[267] Fischer, Chirurgie vor 100 Jahren, S. 62 f. Vgl. Anhang, S. 349.

[268] Mamlock, Friedrichs des Großen Beziehungen zur Medizin, S. 28.

[269] ibidem, S. 35.

[270] ibidem, S. 38.

[271] Zitiert nach Mamlock, Friedrich des Grossen Korrespondenz mit Ärzten, S. 7.

[272] Mamlock, Friedrichs des Großen Beziehungen zur Medizin, S. 32.

[273] Geheimes Staatsarchiv Berlin, Brandenburg-Preußisches Hausarchiv Rep. 47 Nr. 225, 12. Brief vom Sommer 1753.

[274] Stricker, Der Ritter Taylor, S. 104.

[275] ibidem, S. 103.

[276] Graf von Reuß wird im "Adreß-Calender" der Königlichen Preußischen Akademie der Wissenschaften ab 1759 als "Ober-Director" des Collegium Medicum aufgeführt.

[277] Zitiert nach Mamlock, Friedrich des Grossen Korrespondenz mit Ärzten, S. 90 f.

[278] Siehe Anm. [225].

[279] Die Einschätzung Hillmers als ordentlicher und außerordentlicher Professor basiert - neben der Aussage der Merseburger Dokumente über ihn als "Professor ordinarius" - auf der

Rangfolge der im "Adres-Calender" für die Jahre 1751
bis 1753 aufgeführten Mitglieder des Collegium Medico-
Chirurgicum. Artelt führt auf Seite 62 in "Medizinische
Wissenschaft und ärztliche Praxis im alten Berlin" für
das Collegium anfänglich sechs Professoren an, wozu bald
auch Privatdozenten kamen (siehe S. 66).
1750 stand Pallas als Professor für Chirurgie unter sieben
Professoren des Collegiums an sechster Stelle; 1751 - unter
acht Professoren - verdrängte ihn Hillmer von der sechsten
auf die siebente. 1752 und 1753 nennt der "Adres-Calender"
auf den Seiten 162 f. bzw. 166 f. Pallas unter neun Professoren an sechster und Hillmer an neunter Stelle.

[280] Friedrich II., Der Antimachiavell, in: Die Werke Friedrichs des Großen, Bd 7, S. 109.

[281] Friedrich II., Politische Correspondenz..., Bd 1, S. 440.

[282] Solov'ev, Istorija Rossii, Bd 23, S. 54.

[283] Adres-Calender..., 1751, S. 158 und 159.

[284] Richter, Die Briefe Friedrichs des Grossen an seinen vormaligen Kammerdiener Fredersdorf.

[285] Geheimes Staatsarchiv Berlin, Brandenburg-Preußisches Hausarchiv Rep. 47 Nr. 225, 2. Brief vom 10. März 1747.

[286] Spliet, Russland..., S. 423.

[287] Katharina II., Mémoires..., S. 47 (Übersetzung: A. Henning)

[288] Spliet, Russland..., S. 430.

[289] Stählin, Zapiski Stelina..., S. 90. In den in den "Čtenija"
(Vorlesungen) der Kaiserlichen Gesellschaft für Geschichte
und russische Altertümer an der Moskauer Universität 1866
russisch wiedergegebenen Aufzeichnungen Jacob Stählins über
Peter III. finden sich zahlreiche Details vom Leben des
Kronprinzen am Petersburger Hof. Diese Reproduktion des

Manuskripts ist leider unzulänglich, so bei der Wiedergabe
von holländischen Zitaten. Deshalb werden hier teilweise
Zitate aus Karl Stählins "Aus den Papieren Jacob von Stählins" verwendet, die dieser 1926 a u s z u g s w e i s e
nach Einsicht in sowjetische Archivbestände in der originalen deutschen Fassung wiedergegeben hat.
Auf Seite 85 der "Zapiski" schildert Jacob Stählin pla-
stisch eine schwere fiebrige Erkrankung des Großfürsten,
deretwegen Hermann Kaau Boerhaave als Arzt bemüht worden
war: "Etwa um Mitternacht, als nichts mehr zu tun und zu
hoffen war, begab ich mich zu Boerhaave in dessen Wohnung,
die sich in der Nähe befand, wo er mich bat, bei ihm zu
bleiben, bis gegen Morgen Nachricht käme von der Krisis
oder vom Ableben." In Karl Stählins "Aus den Papieren..."
liest man auf Seite 118 f. weiter: "Wir saßen vor dem Camin,
rauchten eine Pfeiffe Toback und sahen einander fast ohne
ein Wort zu sprechen an. Alle halb Stunde kam ein bestell-
ter Kammerlaquais mit dem raport bey uns, was der Hofchi-
rurgus Guyon sagen ließ. Immer hieß es, der Großfürst liege
noch so ohne Rührung. Gegen 5 Uhr kam er das siebente Mal,
und meldete, daß große Schweißtropffen an der Stirne des
Großfürsten außgebrochen seyen. Auf diesen Bericht sprang
Boerhaave auf einmal vom Stuhl auf, und sagte mir: laat
ons Gott dancken, de Groot vorst sal genesen: und sogleich
ergriff er eine Bouteille Burgunder, schenckte mir ein
paar Pocale auß, und begaben uns wie neuerweckt und ohne
den geringsten Schlaff in Augen wieder nach Hofe zum Großfürsten." Der Hofchirurg Guyon ist der spätere Leibmedikus
Peters III. Jean Guyon (siehe auch Anm. ^{174} und ^{330}).

[290] Friedrich II., Der Antimachiavell, in: Die Werke Friedrichs des Großen, Bd 7, S. 109.

[291] Karl Stählin, Aus den Papieren Jacob von Stählins, S. 229.
Datierung aus Stählin, Zapiski Stelina..., S. 93.

[292] Karl Stählin, Aus den Papieren Jacob von Stählins, S. 229.

[293] Zitiert nach Spliet, Russland..., S. 452.

[294] Stolpjanskij berichtet in "Ärzte des alten Petrograd", Vrač. gazeta 1915, auf Seite 322, daß Taylor 1752 am 6. November in Petersburg eintraf, bald aber nach Moskau reiste, weil dort sich die Zarin mit dem gesamten Hof aufhielt.

[295] Berlinische Nachrichten 1752, Nr. XLIX und L vom 22. und 25. April, jeweils S. 4.

[296] Stricker, Der Ritter Taylor, S. 104.

[297] перлюстрация (perljustracija) war eine gebräuchliche Bezeichnung für die "geheime Durchsicht (der Korrespondenz)." Zitiert nach Pavlovskij, Russko-nemeckij slovar', S. 1049. Fursenko gibt in "Dělo o Lestokě 1748 goda" diesen Begriff mehrfach wieder, so auf Seite 188: "... in den Angelegenheiten der Perlustration und der Korrespondenz der preußischen Diplomaten Mardefeld, Wahrendorf, Goltz und Finkenstein 1746-1750."

[298] Den umständlich angeordneten, etwas ungenauen und lückenhaften Satzgliedern (siehe Klammer-Inhalt) der russischen Vorlage dieser deutschen Übersetzung - дабы о произшествіи такихъ операцей какъ съ тъми, которые лъкарства его употребляли... такъ и коихъ онъ рукою въ разныхъ очныхъ болъзняхъ... съ надежностію знать было можно. - steht die klare Aussage der lateinischen Parallele gegenüber: ... *vt eventus innotescat tam illorum, qui eius medicamentis vsi fuerunt... quam in quibus manu operatus est in diversis oculorum morbis...*
Dieses synoptische Zitat scheint den lateinischen Text als die ursprüngliche Vorlage zu erweisen (siehe auch: Vorwort, S. 6).

[299] Der lateinische Text enthält eine im russischen nicht wiedergegebene Information: *Ubi acus tunicas perforavit, atque reclinata post iridem in ipsa media pupilla apparet...*

[300] Ehrentitel des Protopresbyters. "In Rußland wird dieser Ehrentitel ausschließlich den Erzpriestern der Moskauer Uspenskij- und Blagoveščenskij -Kathedralen verliehen." Übersetztes Zitat aus "Slovar' cerkovno-slavjanskago i russkago jazyka", Bd 3, Sp. 1195.

[301] Johann Jakob Röslein (1718-1784); Chirurg bei der Flotte, 1762 Hofarzt, 1770-1784 Leibchirurg.

[302] Siehe Anm. [317]

[303] Paul Jakob Knieper (1722-1782) aus Reval. Das "R" im Vornamen könnte auf einem Versehen des Übersetzers beruhen, falls er das lateinische "P" zu transkribieren vergaß.

[304] Übersetzt nach dem lateinischen Paralleltext *in ipsam lentem* (Boerhaave, Cancellariae Medicae acta..., S. 150). Siehe S. 46.

[305] Friedrich Nikolaus Marggraf (1728-1762) aus Mitau in Kurland. Seit 2. November 1751 (!) in russischem Dienst.

[306] Christoph Jakob von Mellen (1705-1765) aus Lübeck. Das "I" im Vornamen entspricht Jakob, "S" augenscheinlich dem Vatersvornamen und "F" meint "fon-". 1765 Stadtaccoucheur in Petersburg.

[307] Johann Volrath Reichenau (gest. 1780) aus Berlin.

[308] Nikolaus Martin Lindwurm, gest. 1758.

[309] Heinrich Bacheracht (1725-1806) aus Petersburg. 1764 erster Arzt der Flotte.

[310] Johann Georg Rodet (1706-1775) aus Königsberg, Absolvent des Collegium Medico-Chirurgicum in Berlin.

[311] North Vigor (gest. 1769), promoviert in Edinburgh.

[312] Ludwig Zacharias Dorovius.

[313] Carl Friedrich Kruse, siehe S. 28. Das "S" im Vornamen ist anscheinend der unterbliebenen Transkription des "C" von Carl zu verdanken.

[314] Christian Ulrich aus Breslau.

[315] Johann Andreas Ungebauer (1716-1781) aus Oberpöllnitz in Thüringen. Seit 1741 in russischem Dienst, 1762 Hofmedicus.

[316] Christian Würger (1669-1772).

[317] Friedrich Daniel Bruch (gest. 1753) aus Zweibrücken.

[318] Christian Bernhard Kühlwind (1689-1760) aus Hamburg, 1711 in russischem Dienst.

[319] Johann Friedrich Schreiber (1705-1760) aus Königsberg. Seit 1731 in russischem Dienst, 1739 bis 1742 Stadtphysikus in Moskau, 1756 Mitglied der Leopoldina.

[320] Ehrhard Christian Egidius, geb. 1705 in Engelstein bei Augsburg. Ausbildung am Collegium Medico-Chirurgicum in Berlin? Schiffschirurg auf dänischen Walfängern, seit 1731 in russischem Dienst. 1739-1747 Chirurg der Medizinischen Kanzlei.

[321] Damianus Sinopaeus (gest. 1776), seit 1730 in russischem Dienst als Oberarzt am Kronstädter Marinehospital mit den Pflichten des Stadtphysikus in Kronstadt. 1736 bis 1739 Stadtphysikus in Moskau.

[322] Christian Wilhelm Paulsohn (1708-1768) aus Königsberg.

[323] Johann Schultz (gest. 1762); bis zur Verbannung Menšikovs dessen Hausarzt.

[324] Abraham Ens (gest. 1770) aus Anklam; 1755 Pockenarzt in Petersburg.

[325] Christian Gottlieb Kratzenstein (1723-1795). Professor der Mechanik seit 1748.

[326] Abraham Kaau Boerhaave. Siehe S. 24 ff.

[327] Panaiota Kondoidi (1709-1760); kam mit seinem Onkel Athanasius von Korfu nach Rußland. 1734 Feldarzt unter Münnich, 1738 Generalstabsdoktor der Armee, 1745 Leiter der Medizinischen Kanzlei unter Lestocq, 1747 Hofmedikus; 1753 bis 1760 Direktor der Medizinischen Kanzlei.

[328] Christoph Paulsohn (gest. 1780); betreute 1724 den sterbenden Peter den Großen.

[329] Guillaume Foussadier. Siehe Anm.[185].

[330] David Christian Saltzer. Siehe Anm.[184].

[331] Johann Gyon/Jean Guyon. Siehe Anm.[175].

[332] Heinrich Werre, 1738 Chirurg der Prinzessin Elisaveta Petrovna.

[333] Barré (Barrey?), ab 1738 Hofchirurg in Rußland.

[334] James Grieve. Siehe Anm.[13].

[335] Karl Thiemann. Siehe Anm.[193].

[336] Johann Jakob Lerche. Siehe Anm.[14].

[337] Georg Samuel Pohlmann. Siehe Anm.[192].

Ungedruckte QUELLEN

1) Amburger E., Biographisches Archiv Prof. Amburger.

2) [Friedrich II.] 50 Briefe des Königs an seinen Geheimen Kämmerer aus den Jahren 1747 bis 1755. Geheimes Staatsarchiv Berlin, Brandenburgisch-Preußisches Hausarchiv Rep. 47, König Friedrich der Große, Nr. 225, Friedrich der Große und Michael Gabriel Fredersdorf.

3) Lagerflycht C., vier Briefe aus Petersburg an den Kanzleipräsidenten in Stockholm vom 15. und 22. November sowie vom 6. und 13. Dezember 1751. Riksarkivet Stockholm, Muscovitica Bd No 265, Nr. 37, 38, 40, 41.

4) [Fünf Dokumente zur Ernennung Hillmers zum Professor am Collegium Medico-Chirurgicum in Berlin von 1748 und 1751] Zentrales Staatsarchiv [der DDR], Dienststelle Merseburg, Rep 108 D Sekt III Rep III Nr 5a Bl. 31, 31v, 33, 47.

LITERATUR

5) Adres-Calender, Der Königl Preuß Haupt und Residentz Städte Berlin, und der daselbst befindlichen Hohen und niederen Collegen, Instantien und Expeditionen, Auf das gemeine Jahr MDCCLI. Hrsg. Königl. Preußische Academie der Wissenschaften. Berlin 1751, desgl. 1752 und 1753.

6) Akademija nauk SSSR. Personal'nyj sostav (Die Akademie der Wissenschaften der UdSSR. Mitgliederbestand). Red. G.K. Skrjabin. Bd 1: 1724-1917. Tokyo 1978 (Reprint, 2 Bde).

7) Alexander J.T., Medical Professionals and Public Health in "Doldrums" Russia (1725-62). Canadian-American Slavic Studies, 12(1978) No. 1, p. 116-135.

8) Amburger E., Die Anwerbung von Ärzten, Gelehrten und Lehrkräften durch die russische Regierung vom 16. bis ins 19. Jahrhundert.

In: Amburger E., Beiträge zur Geschichte der deutschrussischen kulturellen Beziehungen. Osteuropastudien der Hochschulen des Landes Hessen. Reihe I, Bd 14. Gießen 1961. S. 24-52.

9) Ders., Geschichte der Behördenorganisation Russlands von Peter dem Grossen bis 1917. Studien zur Geschichte Osteuropas, Bd 10. Leiden 1966.

10) Ders., Ingermanland. Eine junge Provinz Rußlands im Wirkungsbereich der Residenz und Weltstadt St. Petersburg-Leningrad. Beiträge zur Geschichte Osteuropas, Bd 13, Teil I und II. Köln-Wien 1980.

11) Arsen'ev K.I., Statističeskija svedĕnija o Sanktpeterburgĕ (Statistische Angaben über Sankt Petersburg). Sanktpeterburg 1836.

12) Artelt W., Medizinische Wissenschaft und ärztliche Praxis im alten Berlin in Selbstzeugnissen. Berlin 1948.

13) Bader A., Entwicklung der Augenheilkunde im 18. und 19. Jahrhundert mit besonderer Berücksichtigung der Schweiz. Basel 1933.

14) Bartisch G., Ofthalmodouleia, Das ist Augendienst. Dresden 1583.

15) Berlinische Nachrichten von Staats- und gelehrten Sachen. Haudensche, ab 1748 Haude- und Spenerische Buchhandlung, Berlin 1747, 1748, 1749, 1750, 1751, 1752, 1753 und 1754.

16) Bidloo N., N. Bidloo s.c.v. archiatera Nastavlenie dlja Izučajuščich Chirurgiju v anatomičeskom teatre sostavleno 1710 goda, janvarja 3 dnja - na sčast'e - (N. Bidloo s.tz.m. arhiatri Instructio de Chirurgia in theatro anatomico Studiosis proposita a.d. 1710, januarii die 3 - I.J.E. -). Übersetzung des lateinischen Manuskripts von A.A. Sodomor. Moskva 1979.

17) Boerhaave H., Hermanni Boerhaave Praelectiones Publicae De Morbis Oculorum Ex Codice M.S. Editae. Hrsg. A. von Haller. Gottingae 1746.

18) Ders., Hermanni Boerhaave De Morbis Oculorum Praelectiones Publicae ex codicibus auditorum editae. Hrsg. A. von Haller. 2. verbesserte Aufl. Gottingae 1750.

19) Ders., Slavnago Germana Boergava publičnyja lekcii o glaznych boléznjach (Die öffentlichen Vorlesungen des berühmten Hermann Boerhaave über Augenkrankheiten). Übersetzt aus dem Lateinischen von V.I. Titovič (nach der zweiten Göttinger Auflage von 1750). Ridiger i Klaudij, Moskva 1798.

20) [Boerhaave H. Kaau] Cancellariae Medicae Acta cum oculista Iosepho Hillmero (Medicinskoj Kanceljarii Postupki s okulistom Iosifom Gil'merom). Sanktpeterburg 1751 [1752].

21) Brennsohn I., Die Aerzte Livlands von den ältesten Zeiten bis zur Gegenwart. Riga 1905.

22) Ders., Die Aerzte Estlands vom Beginn der historischen Zeit bis zur Gegenwart. Riga 1922.

23) Brokgauz F.A., Efron I.A. (Hrsg.), Ènciklopedičeskij slovar' (Enzyklopädisches Lexikon). Bd 22A. S.-Peterburg 1897 (82 Bde + 4 Erg.Bde, 1894-1907).

24) Brückner A., Die Ärzte in Russland bis zum Jahre 1800. St. Petersburg 1887.

25) Buchholz A., Die Göttinger Rußlandsammlungen Georgs von Asch. Ein Museum der russischen Wissenschaftsgeschichte des 18. Jahrhunderts. Osteuropastudien der Hochschulen des Landes Hessen, Reihe I. Giessener Abhandlungen zur Agrar- und Wirtschaftsforschung des europäischen Ostens, Bd 17. Gießen 1961.

26) Buchner E., Ärzte und Kurpfuscher. Kulturhistorisch interessante Dokumente aus alten deutschen Zeitungen. München 1922.

27) Büsching A.F., Nachrichten von dem geheimen Rathe Hermann von L'Estocq.
In: Magazin für die neue Historie und Geographie. Hrsg. A.F. Büsching. II. Theil. 2. verbesserte Aufl. Hamburg 1769, S. 435-440.

28) Ders., Anton Friedrich Büsching, eigene Lebensgeschichte in vier Stücken. Halle 1789.

29) Burych M.P., Anatomy Rossii. Bibliografičeskij ukazatel' (Die Anatomen Rußlands. Bibliographischer Index). Char'kov 1974.

30) Celsus A.C., Aur. Corn. Celsi De Medicina Libri Octo Cum Notis integris Joannis Caesaris, Roberti Constantini, Josephi Scaligeri, Isaaci Casauboni, Joannis Baptistae Morgagni Ac locis Parallelis. Hrsg. Th.J. Ab Almeloveen. Lugduni Batavorum 1746.

31) Celsus A.C., Über die Arzneiwissenschaft in acht Büchern. Übersetzt von E. Scheller. Darmstadt 1967.

32) Čistovič Ja., Istorija pervych medicinskich škol v Rossii (Geschichte der ersten medizinischen Schulen in Rußland). Sanktpeterburg 1883.

33) Cohen E., Cohen-de Meester W.A.T., Katalog der wiedergefundenen Manuskripte und Briefwechsel von Hermann Boerhaave.
In: Verh. Ned. Akademie v. Wetenschappen afd. Natuurk., tweede sectie, deel XL, No. 2, Amsterdam 1941, S. 1-45.

34) Delov V.S., Materialy dlja istorii oftal'mologii v Rossii (Materialien zur Geschichte der Ophthalmologie in Rußland). Med. Diss. S. Peterburg 1895.

35) Diderot D., Oeuvres. Paris 1962.

36) Duddell B., A treatise of the Diseases of the Horny-Coat of the Eye, and the various kinds of the cataracts. London 1729.

37) [Elisabeth Berkeley Markgräfin von Ansbach] Mémoires de la Margrave d'Anspach, écrits par elle-même, traduits de l'anglais. Paris 1826 (2 Bde).

38) Eschenbach C.E., D.C.E. Eschenbachs gegründeten Bericht von dem Erfolg der Operationen des Englischen Okulisten Ritter Taylors in verschiedenen Städten Teutschlands besonders in Rostock. Rostock 1752.

39) Esso I. van, Hollandsche Artsen in russischen Hof- en Staatsdienst in de 16e, 17e en 18e eeuw. Bijdr. Gesch. Geneesk., Amsterdam 18(1938), S. 40-50, 53-61.

40) Fischer G., Chirurgie vor 100 Jahren. Leipzig 1876.

41) Francesco G. de, Die Macht des Scharlatans. Basel 1937.

42) Freytag J.H., De Cataracta, Dissertatio Medica. Argentorati 1721.
In: Haller A. von (Hrsg.), Disputationes chirurgicae selectae. Bd 2. Lausanne 1755, S. 63-84.

43) Friedländer E. (Hrsg.), Aeltere Universitäts-Matrikeln. 1. Universität Frankfurt a.O. Bd 2. Leipzig 1888 (3 Bde, 1887-91).

44) Friedrich II., Politische Correspondenz Friedrich's des Großen. Hrsg. R. Koser, Oldenburg 1879-1939 (46 Bde).

45) Fursenko V., Dělo o Lestokě 1748 goda (Die Affäre Lestocq von 1748).
In: Žurnal ministerstva narodnago Proveščenija (Journal des Ministeriums für Volksbildung). Neue Serie, Teil XXXVIII. S. Peterburg 1912, H. 4, S. 185-247.

46) Gejster (Heister) L., Sokraščennaja Anatomia (Compendium anatomicum). Übersetzt aus dem Lateinischen von M.I. Šein. Sanktpeterburg 1757 (2 Bde).

47) Gosky L.D., De Catarrhacta, Dissertatio Medico-Chirurgica. Francoforti ad Viadrum 1695.
In: Haller A. von (Hrsg.), Disputationes chirurgicae selectae. Bd 2. Lausanne 1755, S. 47-62.

48) Grombach S.M., Russkaja medicinskaja literatura XVIII veka (Die russische medizinische Literatur des 18. Jahrhunderts). Moskva 1953.

49) Haeser H., Lehrbuch der Geschichte der Medicin und der epidemischen Krankheiten. Dritte Bearbeitung. Bd 2. Jena 1881 (3 Bde, 1875, 1881, 1882).

50) Haller A. von (Hrsg.), Disputationes chirurgicae selectae. Bd 2. Lausanne 1755 (5 Bde, 1755/56).

51) Hampe Th., Die fahrenden Leute in der deutschen Vergangenheit. Leipzig 1902.

52) Heine M., Fragmente aus der Geschichte der Medicin in Russland. St. Petersburg 1848.

53) Heister E.F., Besondere Nachricht wegen des im Frühjahr 1735 in Holland so sehr gerühmten Oculisten D. Taylors und einer von ihm verrichteten sehr merckwürdigen, aber höchst unglücklichen Augen-Cur nebst andren dienlichen Nachrichten von diesem Oculisten. Helmstädt 1736.

54) Heister L., Compendium Anatomicum. 2. verbesserte Aufl. Altorfi et Norimbergae 1719.

55) Ders., Vindiciae sententiae suae de Cataracta Glaucomate et Amaurosi. Altorfi 1719.

56) Ders., De Cataracta, Glaucomate et Amaurosi tractatio. Altorfi 1720.

57) Ders., Chirurgie, in welcher Alles, was zur Wund=Artzney gehöret, Nach der neuesten und besten Art/ gründlich abgehandelt, und In vielen Kupffer-Tafeln die neu erfundene und dienlichste Instrumenten, nebst den bequemsten Handgriffen der Chirurgischen Operationen und Bandagen deutlich vorgestellet werden. 2. verbesserte Aufl. Nürnberg 1724.

58) Ders., Medicinische Chirurgische und Anatomische Wahrnehmungen. Bd 1 und 2. Rostock 1753 und 1770.

59) Helm J., Die Geschichte der Augenheilkunde in Frankfurt am Main bis zum Beginn des 19. Jahrhunderts. Med. Diss. Frankfurt a. Main 1965.

60) Henckel J.F., De Cataracta Crystallina Vera, Dissertatio Medica. Francoforti ad Viadrum 1744.
In: Haller A. von (Hrsg.), Disputationes chirurgicae selectae. Bd 2. Lausanne 1755, S. 85-103.

61) [Hillmer J.] Flugblatt aus Frankfurt vom 18. September 1746. Stadtbibliothek Frankfurt a. Main, Sign: Hyg.path.Ff. 1.

62) Hirsch A. (Hrsg.), Biographisches Lexikon der hervorragenden Ärzte aller Zeiten und Völker. Bd 1-5 und Erg. Bd. Berlin und Wien 1929-1935.

63) Ders., Geschichte der Ophthalmologie. In: Handbuch der gesamten Augenheilkunde. Hrsg. A. Graefe, Th. Saemisch. Bd 7, Teil 5. Leipzig 1877 (7 Bde, 1874-1877).

64) Hirschberg J., Geschichte der Augenheilkunde. In: Handbuch der gesamten Augenheilkunde. Hrsg. Th. Saemisch. 2. Aufl. Bd 13. Leipzig 1908 (15 Bde, 1899-1918).

65) Ders., Wörterbuch der Augenheilkunde. Leipzig 1887.

66) Hjelt O.E.A., Svenska och finska medicinalverkets historia. Bd 1. Helsingfors 1891 (3 Bde, 1891-93).

67) Horstmann C., Geschichte der Augenheilkunde. In: Handbuch der Geschichte der Medizin. Hrsg. M. Neuburger, J. Pagel. Bd 3. Jena 1905 (3 Bde, 1902-1905).

68) Isenburg W.K. von (Hrsg.), Stammtafeln zur Geschichte der Europäischen Staaten. Bd 1. Berlin 1936 (5 Bde).

69) Johnsson J.W.S., Landfahrer in Dänemark. Janus, Leyde 20(1915), S. 235-268.

70) Katharina II., Mémoires de l'imperatrice Catherine II. Écrits par elle-même, et précédés d'une préface par A. Herzen. Londres 1859.

71) Kiparsky V., Russische historische Grammatik. Bd 2: Die Entwicklung des Formensystems. Heidelberg 1967.

72) Knorre A.G., Kuprijanov V.V., Michajlov V.P., Morfologija v Peterburge - Leningrade. IX Meždunarodnyj kongress anatomov Leningrad, avgust 1970 g. (Morphologie in Petersburg - Leningrad. IX. Internationaler Anatomenkongreß Leningrad, August 1970). Moskva 1970.

73) Koelbing H.M., Renaissance der Augenheilkunde 1540-1630. Stuttgart und Bern 1967.

74) Königliches Preußisches und Churfürstlich. Brandenburgisches allgemeines und neugeschärftes Medicinal-Edict und Verordnung, auf Sr. Königl. Majest. allergnädigsten Befehl, herausgegeben von Dero Obercollegio-Medico. Berlin 1725 [wohl 1726].

75) Lachtin M., Medicina i vrači v Moskovskom gosudarstvě. V do-Petrovskoj Rusi (Medizin und Ärzte im Moskauer Staat. In der vorpetrinischen Rus'). Moskva 1906.

76) Lindeboom G.A. (Hrsg.), Analecta Boerhaaviana. Bd 1: Bibliographia Boerhaaviana. Leiden 1959 (8 Bde, 1959-79).

77) Magil'nickij S.G., Očerk istorii oftal'mologii (Abriß der Geschichte der Ophthalmologie).
In: Mnogotomnoe rukovodstvo po glaznym boleznjam (Mehrbändiges Handbuch der Augenkrankheiten). Bd 1, Kniga (Buch) 1. Moskva 1962 (5 Bde, 1959-62). S. 13-129.

78) Mamlock G.L., Friedrichs des Großen Beziehungen zur Medizin. Berlin 1902.

79) Ders., Zur Geschichte des Charitékrankenhauses in Berlin. Charité-Ann., Berlin 29(1905) Teil II, S. 61-68.

80) Ders. (Hrsg.), Friedrich des Grossen Korrespondenz mit Ärzten. Stuttgart 1907.

81) Min'ko L.I., Znacharstvo (Quacksalberei). Minsk 1971.

82) Müller-Dietz H., Die Entwicklung der Medizinalbehörde in Rußland. Berliner Medizin 16(1965) S. 647-651.

83) Ders., Der russische Militärarzt im 18. Jahrhundert. Berichte des Osteuropa-Instituts an der Freien Universität Berlin. Heft 90. Berlin 1970.

84) Ders., Ärzte im Rußland des achtzehnten Jahrhunderts. Esslingen 1973.

85) Ders., Die Anfänge des Stadtphysikats in Moskau und St. Petersburg. Sudhoffs Arch. Gesch. Med. Naturw. 60 (1976) S. 194-206.

86) Münchow W., Augenheilkunde.
In: Geschichte der Medizin. Hrsg. A. Mette, I. Winter.
Berlin [Ost] 1968, S. 411-418.

87) Norrie G., Oculists in Ancient Times Especially in
Scandinavia. Janus, Amsterdam 1(1896/97) S. 227-242.

88) Novi Commentarii Academiae Scientiarum Imperialis
Petropolitanae. Tom. IV. ad Annum MDCCLII et MDCCLIII.
Petropoli 1758.

89) Pagel J.L., Die Entwicklung der Medicin in Berlin von
den ältesten Zeiten bis auf die Gegenwart. Wiesbaden 1897.

90) Palkin B.N., Russkie gospital'nye školy XVIII veka i ich
vospitanniki (Die russischen Hospitalschulen des 18. Jahrhunderts und ihre Zöglinge). Moskva 1959.

91) Pavlovskij I.Ja., Russko-nemeckij slovar' (Russischdeutsches Wörterbuch). 3. Aufl. Riga-Leipzig 1911 (2 Bde).

92) Petrov P.N., Istorija Sankt-Peterburga s osnovanija
goroda, do vvedenija v dejstvie vybornago gorodskago
upravlenija, po učreždenijam o gubernijach. 1703-1782
(Geschichte Sankt Petersburgs von der Stadtgründung bis
zur Einführung einer gewählten Stadtverwaltung, anhand
der Anordnungen über die Gouvernements. 1703-1782).
S.-Peterburg 1884.

93) Polnoe Sobranie Zakonov Rossijskoj Imperii (Vollständige
Sammlung der Gesetze des Russischen Reiches). [1. Sammlung] Bd 6, 7, 8, 10 und 13. Sanktpeterburg 1830.

94) Polovec A.A. (Hrsg.), Russkij biografičeskij slovar'
(Russisches biographisches Lexikon). New York 1962
(Reprint, 25 Bde).

95) Richter J. (Hrsg.), Die Briefe Friedrichs des Grossen an
seinen vormaligen Kammerdiener Fredersdorf. Berlin 1926.

96) Richter W.M. von, Geschichte der Medicin in Russland.
Drei Theile, Moskva 1813, 1815, 1817.

97) Sagov M., Medicinskoj kanceljarii postupki s okulistom
Iosifom Gil'merom (Die Verhandlungen der Medizinischen
Kanzlei mit dem Okulisten Josef Hillmer). Russkij
oftal'm. ž. 5(1926) S. 426-432 und 531-538.

98) Schlözer A.L., Münz-, Geld-, und Bergwerks-Geschichte
des Russischen Kaiserthums, vom J. 1700 bis 1789.
Göttingen 1791.

99) Schnitzlein J.P., De Suffusionis Naturae et Curatione
Animadversiones. Med. Diss. Lipsiae 1750.
In: Haller A. von (Hrsg.), Disputationes chirurgicae
selectae. Bd 2. Lausanne 1755, S. 105-148.

100) Semenova L.N., Rabočie Peterburga v pervoj polovine
XVIII veka (Die Arbeiter Petersburgs in der ersten
Hälfte des 18. Jahrhunderts). Leningrad 1974.

101) Sincerus F., Kurtze Critique über des Parisischen Oculisten Wolhousens von dem jungen D. Le Cerf herausgegebenen Lügen- und Schandschriften/ Zur Defension der Ehr
und Meinung Hn. D. Heisters/ Anat. & Chirurg. Professoris
zu Altdorff. Franckfurt und Leipzig 1719.

102) Slovar' cerkovno-slavjanskago i russkago jazyka (Lexikon
der kirchenslawischen und russischen Sprache). Hrsg.
Kaiserliche Akademie der Wissenschaften. 2. Aufl. Sanktpeterburg 1867.

103) Solov'ev S.M., Istorija Rossii s drevnějšich vremen (Geschichte Rußlands seit den ältesten Zeiten). 3. Aufl.
Kniga pjataja (5. Buch). S.-Peterburg 1911 (6 Bücher mit
1 Registerband).

104) Spliet H., Rußland von der Autokratie der Zaren zur
imperialen Großmacht. Psychische Anomalien der Zaren im
Wandel ihrer Genetik. Lüneburg 1979.

105) Stahnke J., Anfänge der Hebammen-Ausbildung und der Geburtshilfe in Rußland. Med. Diss. Berlin 1975.

106) Ders., Synopsis zur neueren Medizingeschichte Rußlands.
Med. hist. J., Hildesheim 15(1980) S. 121-153.

107) Stählin K., Aus den Papieren Jacob von Stählins.
Königsberg 1926.

108) Stählin J. von, Zapiski Stelina o Petrĕ Tret'em,
imperatorĕ vserossijskom (Die Aufzeichnungen Stählins
über Peter III., den Kaiser aller Reußen).
In: Čtenija v imperatorskom obščestvĕ istorii i drevnostej
rossijskich pri Moskovskom universitetĕ (Vorlesungen
in der Kaiserlichen Gesellschaft für Geschichte und
russische Altertümer an der Moskauer Universität).
Moskva 1866, Kniga četvertaja (4. Buch). V, Smĕs'
(Miscellen), S. 67-118.

109) Stender-Petersen A., Den Russiske Litteraturs Historie.
København 1952 (3 Bde).

110) Stolpjanskij P.N., Vrači starago Petrograda (1703-1825).
III. Vrači okulisty (Ärzte im alten Petrograd (1703-1825).
III. Okulisten). Vrač. gazeta, Petrograd 22(1915) Tom 1,
S. 320-323.

111) Stricker W., Der Ritter Taylor. Ein Beitrag zur Geschichte
der Augenheilkunde vor 100 Jahren.
In: Beiträge zur ärztlichen Culturgeschichte.
Hrsg. W. Stricker. Frankfurt a.M. 1865, S. 91-123.

112) Taylor J., Abhandlungen von denen Kranckheiten des unmittelbaren Werckzeugs des Gesichts. Aus dem Frantzösischen
ins Teutsche übersetzt. Berlin 1735.

113) Tissot S.A., Abhandlung von den Marktschreiern und Dorfärzten. Hrsg. E.G. Baldinger. 2. Aufl. Langensalza 1769.

114) Udincov E.I., Uspechi otečestvennoj oftal'mologii i profilaktika glaznych zabolevanij (Erfolge der vaterländischen Ophthalmologie und Prophylaxe der Augenerkrankungen). Moskva 1966.

115) Vasmer M., Russisches Etymologisches Wörterbuch.
Heidelberg 1950-1958 (3 Bde).

116) Wehrli G.A., Die Bader, Barbiere und Wundärzte im alten
Zürich. Mitteilungen der Antiquarischen Gesellschaft in
Zürich, Bd XXX, Heft 3. Zürich 1927.

117) Willburg A.K. von, Betrachtung über die bishero gewöhnlichen Operationen des Staars, samt der Anzeige einer leichtern und verbesserten Art dieselben zu machen. Nürnberg 1785.

118) Willemse D., Antonio Nunes Ribeiro Sanches - Élève de Boerhaave - et son importance pour la Russie. Leiden 1966.

119) Woolhouse J.Th., Clarissimi Woolhousi Dissertationes ophthalmicae de Cataracta et Glaucomate, contra Systema sic dictum novum Dnn. Brissaei, Antonii, Heisteri & aliorum. Francofurt ad Moenum 1719.

120) Zedler H., Grosses vollständiges Universal-Lexikon Aller Wissenschaften und Künste. Bd 5 und 25. Halle und Leipzig 1732-1754 (64 Bde + 4 Suppl. Bde).

BILDNACHWEISE

Seite

Abb. 1: Titelblatt aus Boerhaave H. Kaau,
Cancellariae Medicae acta... 21

2: Porträt Hermann Kaau Boerhaave; aus
Akademija nauk SSSR (Die Akademie der Wissenschaften der UdSSR). Bd 1, S. 196. 23

3: Porträt Abraham Kaau Boerhaave; ibidem,
S. 15. 25

4: Seite 150 aus Boerhaave H. Kaau, Cancellariae Medicae acta... 41

5: Titelblatt aus Gejster (Heister) L.,
Sokraščennaja Anatomia (Compendium
anatomicum). 50

6: Titelblatt aus Slavnago Germana Boergava
publičnyja lekcii o glaznych- bolěznjach-
(Hermanni Boerhaave de morbis oculorum
praelectiones). 52

7: Flugblatt Hillmers; Stadtbibliothek
Frankfurt a. Main. 62/63

8: Communication des Preußischen Ober-Collegium Medicum über Hillmers Bestallung;
Zentrales Staatsarchiv der DDR. 73

9: Communication Friedrichs II.; ibidem. 79

10: Starstich; aus Bartisch, Ofthalmodouleia..., fol. 62r. 123

11: Starnadeln; ibidem, fol. 65v. 125

12: Starnadeln nach Freytag/Albinus; aus
Haller, Disputationes... Bd 2, S. 62. 126

13: Reklination nach Güntz; ibidem, S. 148. 131

14: Seite 157 aus Boerhaave H. Kaau, Cancellariae Medicae acta... 160

15: Brief Lagerflychts mit codierten Mitteilungen über Hillmer; Riksarkivet Stockholm. 192

NAMENVERZEICHNIS

Ac	290
Acrell	346
Ados	251, 255
Aetius	369
Afanas'eva, Praskov'ja	292
Agnapendente	siehe Aquapendente
Albinus, Bernhard	126, 373
Albert	253
Alekseev, Vasilej	291
Andreev, Trofim	290
Anhalt-Zerbst, Sophie Friederike Auguste Charlotte von	185
Anna Ioannovna	353, 355, 360
Anna Leopol'dovna	20, 353, 355
Ansbach, Elisabeth (Berkeley) Markgräfin von	67, 75, 176, 177, 189, 335
Antipov, Fedor	297
Antonius	128, 342
Antropov, Dmitrej	294
Apajščikov, Karp	151, 271
Aquapendente, Girolamo Fabrizio ab	345
Areskine, Robert	57
d'Argenson	350
Arlt, Ferdinand von	144, 377
Arnd, Johann Gottfried	364
Asch, Friedrich Georg von	35, 86, 88, 171, 304
Ascheborn, Georg Friedrich	367
Avtlek	339
August, Kurfürst von Sachsen	372
August der Starke	355
Bacheracht, Heinrich	312, 384
Baldinger, Ernst Gottfried	176
Baleman	241
Baranov	289
Barré (Barrey)	48, 167, 278-280, 314, 386
Bartisch	114-116, 122-125, 127, 128, 133, 372, 376

Beer, Joseph	377
Beggerow, Philipp Jacob von	72, 366
Berens, August	282
Berg	249
Berg, T.O.	303
Bergemann, Christian	72, 366
Berkeley, Elisabeth	67, 75, 177, siehe auch Ansbach
Bestužev-Rjumin	180, 190, 191
Bidloo, Nicolaus	56, 376
Biron, E.J.	355
Blume(n)	77
Blumentrost, Johannes Deodatus	57
Boecler, Johann	373
Boerhaave, Abraham Kaau	24-30, 32, 37, 83, 100, 107, 161, 172, 191, 314, 355, 385
Boerhaave, Hermann	17, 19, 25, 36, 37, 51, 107, 113, 116, 176, 195, 372
Boerhaave, Hermann Kaau	5, 6, 19, 20, 22-24, 27-37, 53, 54, 58, 61, 66, 82, 83, 85-87, 89, 90, 93-96, 100-102, 104, 106-109, 111, 112, 114, 116-118, 120, 121, 127, 129, 133-135, 137, 138, 142, 145, 148, 154-157, 159, 161, 163-168, 172, 173, 180, 184, 185, 187, 189-191, 194-196, 232, 233, 239, 244, 246, 250, 258, 262, 279, 280, 307, 315, 329, 355, 372, 382
Boerhaave, Hermine Kaau	28
Boerhaave, Margaretha	19
Bonneß, Heinrich	364
Bremer, Christian	254
Brissaeus	118, 128, siehe Brisseau
Brisseau, Michel	48, 118, 128, 215, 342, 359
Brjus, Graf	293
Bruch, Friedrich Daniel	269, 313, 385
Brun, David	99
Bscherer	342
Buddeus, August	69, 72, 363, 366
Budnikov, Jakov	289

Bukov	34, 35, 171, 303
Burchart, Johannes I.	90
Burchart, Johannes V.	90
Burchart, Johannes VI.	33, 87, 90, 143, 153, 244, 300, 368
Burchart, Johannes X.	90
Burdin	279
Burrhius	15
Buturlin	284
Buzzano	72
Bykov, Semen	296
Carita, Petrus	366
Cartheuser, Johann Friedrich	343, 374
Catter	367
Celsus, Aurelius Cornelius	107, 119, 121, 210, 340, 345, 370, 371
Le Cerf	342
von Chambrier	350
de Chauliac, Guy	110
Condoidi	siehe Kondoidi
Creutz, J.B. von	349
Cyrus	109, 174, 345, 378, 379
Danilova, Avdot'ja	145, 149, 150, 263
Danilova, Neonila	288
Daun, Leopold von	187
Daviel, Jacques	64, 130, 132, 133, 143, 144, 346, 361
Deidier	343
Denisov, Stepan	149, 150, 274
Devic	147, 251, 255
Diderot	64
Dorofeev, Fedor	99, 370
Dorovius, Ludwig Zacharias	312, 384
Drap	249
Duddell, Benedict	113
Duverney	359

Efimov, Dmitrij	270
Efimova, Avdot'ja	275
Efimova, Mar'ja	294
Egidius, Erhard Christian	313, 385
Eichel	351
Eisenbart(h), Johann Andreas	17, 68, 109, 128
Elisabeth Berkeley	63, 72, 171, siehe auch Ansbach
Elisabeth I.	5, 20, 25, 27, 29, 53, 54, 99, 100, 106, 156, 159, 168, 180, 185, 187, 188, 190, 200, 300, 354, 355
Elisaveta Petrovna	20, 300, 354, 386
Eller, Johann Theodor	69, 72, 363-366
Ens (Jens?), Abraham	313, 385
Ėrtman, von	254
Eschenbach, C.E.	17, 359, 360, 363
Eugen von Savoyen	355
Fedorova, Ustin'ja	296
Fedorova, Vasilisa	149, 275
Ferren	siehe Ferrein
Ferrein, Anton	129, 343, 344, 374
Finkenstein	383
Fischer, Johann Bernhard von	20, 353
Florov, Pavel	293
Forš, Anna Kristina (Christina)	145, 146, 251, 255
Foussadier, Guillaume	34, 97, 98, 135, 151, 152, 167, 260, 262, 314, 369, 386
Fredersdorf, Michael Gabriel	176, 181
Freytag, Johann Conrad	128
Freytag, Johann Heinrich	126, 128, 132, 373
Friedrich II.	67, 72, 76, 79, 100, 174-177, 179-183, 185, 188-191, 194, 195, 335
Friedrich Wilhelm (Großer Kurfürst)	174, 365
Friedrich Wilhelm I.	70, 175, 348, 349
Friesel	85, 92, 253
Furst	254
Fusadej	siehe Foussadier

Galen	48
Gan (Hahn?)	293
Garriėn, Andrej	256
Gavrilova, Domna	275
Gedeon	269
Geertsen, J.	379
Geißler, Daniel	342
Giller, Lauki	248
Gnillsmau (Jacques Guillemeau?)	345
Goeckel	342
Gofman (Hofman)	303
Goldobin	103, 320, 325, 326
Goltz	383
Gosky, Leopold Dieter	373
Gouil'et	86, 304, siehe Goulliette
Goulliette	86, 87, 92, 252, 331, 332
Graa, H.	379
Graf, Benjamin Theophil von	33, 82, 83, 246, 368
Grieve, Jakob	22, 24, 32, 93-96, 161, 204, 223, 233, 314-317, 342, 354, 386
Grigor'ev, Ignatij	241
Grigor'ev, Nikita Stepanovič	151, 152, 262, 278
von Groß	181, 368
Grube	249
von Güldenstoph	81, 170, siehe Güldenstube
Güldenstube	35, 81, 86, 87, 92, 145, 149, 154, 171, 189, 303-305, 330, 332
Güntz, Justus Gottfried	131, 375
Guliėt	86, 88, 252, 331, 332, siehe Goulliette
Guintiny, de la	356
Guyon, Jean	88, 245, 314, 369, 382, 386
Habermaass, Christian	70
Hamer, Fr.	379
Haller, Albrecht von	17, 36, 37, 51, 128, 176, 372
Happel, Johann	333, 361
Heister, Elias	113, 132, 372

Heister, Lorenz	5, 49, 108, 109, 111, 113, 116, 118, 128, 130, 132, 133, 141, 143, 169, 210, 215, 342, 345, 359, 372, 374, 377
Henckel, Joachim Friedrich	129, 178, 343, 374
Heno	253
Hildanus	345
Hippokrates	112, 211; 228, 229
Hofman	34, siehe Gofman
Horch, Christoph	72, 366
Hornemann	379
Ivan Alekseevič	99
Ivan III.	59
Ivan IV. Groznyj	55
Ivan VI.	20, 355
Ivanova, Akulina	295
Ivanova, Anna	293
Ivanova, Avdot'ja	294
Ivanova, Dar'ja	295
Ivanova, Elisaveta	283
Ivanova, Palageja	292
Ivanova, Praskov'ja	239
Jakob II.	370
Jaeger, Eduard von	144, 376
Jaeger, Friedrich von	144, 377
von Jariges	366
Jungman	248
Jūris, Dorna	146, 252
Kaatzky, Ehrenreich	72, 366
Kaau, Jacob	19
Kändler(n)	64
Katerina	290
Katharina I.	58, 354
Katharina II.	29, 53, 55, 185, 186, 190, 354, 355

Keiling, Johann Gottfried	33, 59, 88-90, 96, 144, 146, 238, 300, 369
Keith	335
Kelner	254
Kinberg, Jagan	286
Kirstetter, Otto	72, 366
Klingen, Balthasar Heinrich	74
Klinggräffen	350
Kljuev, Ivan	297
Knieper, Paul Jakob	303, 384
Knobloch	361
Koch, I.S.	303
Köhring	68, 69, 174
Kolens	247
Kondoidi, Athanasius	386
Kondoidi, Panaiota	161, 314, 386
Korygin, Andrej	267
Kratzenstein, Christian Gottlieb	161, 313, 385
Kriger	101, 162
Krogh, C.	378, 379
Krüdener	86, 145, 146, 251, 252
Krumpejn	239
Kruse (Cruse)	28, 29
Kruse, Benedikte Elisabeth	356
Kruse, Carl Friedrich	28, 29, 161, 312, 356, 385
Krusenstiern, Karl Adolf	303
Kühlwind, Christian Bernhard	313, 385
Kulebjakin, Vasilij	273
Kurakinskij	291
Lagerflycht, Carl	169, 191, 192, 193
Lajja, Danil	281
Landrau, Rivaud	144
Larionova, Irina	294
Lasnier	48
Le Cerf	siehe unter C
Lefeberova	292
Leo	345

Lerche, Johann Jakob	24, 105, 133, 135, 161, 166, 167, 223, 257, 263, 314, 321, 326, 342, 354, 386
von Leskin	252
Lesser, Johann George	72, 366
Lessius, Graf	301, 302
Lestocq, Johann Hermann	22, 24, 25, 27, 58, 156, 180, 190, 191, 354, 386
Leveaux	351
Libken (Libke)	32, 103, 320, 325, 326
Lieven	340
Lindwurm, Nikolaus Martin	135, 167, 263, 312, 384
Lochner	342
Löwenwolde, Graf	20
Loginov, Nikita	292
Ludolf, Michael Matthias	364
Maitre-Jean	345
Malhorn, Johann	99
Mardefeld, Baron	180, 383
Marggraf, Friedrich Nikolaus	312, 384
Marggraf, Henning Christian	367
Markov, Varfolomej	283
Marshal	335
Matrena	284
Mat'veev, Aleksej	150, 269
Matveeva, Agrafena	151, 273
Meckel, Johann Friedrich	364, 374
Mecklenburg-Schwerin, Herzog von	338
Meier	248
Meiners	109, 105, 345
Melachovskij, Nikita	284
Mellen, Christoph Jakob von	135, 167, 257, 263, 312, 384
Mencke	12
Meners	345, siehe Meiners
Menšikov	385
Menšikov(a)	145, 153, 264
Meschke	364
Messer, Jakov Fedor	268
Metternich	377
Michajlovna, Avdot'ja	294

Minster	281
Mitrofanov, Aleksej	291
Mjakinin, Semen	285
Möhsen, Johann Carl Wilhelm	72, 367
Mohrenheim	346
Münnich, Burchard Christoph von	27, 191, 355, 386
Muzel, Friedrich Hermann Ludwig	364
Nobelingh, Wendelina Maria	20
Nordermann, Conrad	99
Nuk	249
Obradovik	296
Or	253
Ovčinnikov, Nikolaj	272
Ozerov	290
Pachomova, Akulina	290
Pallas, Simon	78, 178, 364, 381
Panova, Marija	149, 266
Paracelsus	85
Pascal, Bartholomäus	366
Passavant, Chrétien	113, 372
Paulos Aiginetes (Paulus von Ägina)	369
Paulsohn, Christian Wilhelm	313, 385
Paulsohn, Christoph	314, 386
Pavlinov, Ivan	292
Perkin	298, 300
Petit, Jean Louis	130, 375
du Petit, François-Pourfour	129, 374
Peter I.	20, 36, 53, 54, 56-59, 90, 99, 159, 162, 180, 196, 200, 209, 354, 356
Peter II.	54
Peter III.	161, 185-190, 195, 355, 369, 381, 382
Peterson	86, 87, 305
Petr Feodorovič	185, 187, 189, 190, siehe auch Peter III.

Petrov, Andrej	151, 277
Petrova, Pelageja	294
Platter, Felix	48
Podewils	350
Pohlmann, Georg Samuel	105, 133, 135, 161, 167, 257, 263, 314, 321, 370, 386
Polikarpova, Katerina	34, 97-99, 101, 135, 147, 152, 156, 167, 187, 260, 278
Pos(t)nikov, Petr Vasil'evič	56
Postnikov(a)	291
Pott, Johann Heinrich	346, 364
Prinz Eugen	355, siehe auch Eugen von Savoyen
Prjadunov, Fedor	54
Prochorov, Isaj	289
Puškin	283
Quarré	48
Ramshart, M.	379
Razumovskij, Kirill Grigor'evič	29, 56
Reichenau, Johann Volrath	312, 384
Repnin, Fürst	186
von Reuß	177, 380
Rezakovyj, Prokofij	239
Richter	278
Rieger, Johann Christoph	6, 57, 360
Rode	296
Rodet, Johann Georg	135, 167, 263, 312, 384
Röslein, Johann Jakob	267, 384
von Rosen, Baronin	88, 89, 91, 136, 146, 154, 168, 239, 240, 242, 245, 300-303
von Rosen, Major Baron	301
von Rosen, Johann Hinrich	34, 301, 302
Saint-Albans, Duc de	335
Saint-Surin	351
Saint-Yves, Charles de	siehe unter Y
Saltzer, David Christian	97, 135, 152, 167, 257, 260, 314, 369, 386

Sanchez, Antonio Ribeiro Nuñez	20, 25, 28, 29, 191, 353
Schäffer	60
Schartling, Johann	99
Schein (Šein), Martin	49, 51, 167, 257
Schmid	90, 243
Schnitzlein, Johann Philip	130, 375
Schouerman	109, 210, 211
Schreiber, Johann Friedrich	313, 385
Schultz, Johann	313, 385
Schulz	293
Selge	367
von Sickingen	64
Sievers, Carl von	28, 29, 356
Simoneau	361
Sinopaeus, Damianus	313, 385
Slonskij	34, 96, 138, 148, 149, 167, 257, 278, 317
Sophie Friederike Auguste Charlotte von Anhalt-Zerbst	185
Sprögel, Theodor	364
Stählin, Jacob	186, 187, 381, 382
Stepan	240
Stepanov, Fedor	267
Stepanova, Avdot'ja	295
Stupišin, Petr Aleksandrovič	302
De Swart	29, 83, 172
Šaplinskij, Michajla	145, 151, 276
Šein	siehe Schein
Špor	248
Špreng, Anna	239
Šulin	249
Taylor, John	17, 18, 27, 28, 30, 65-68, 75, 76, 84, 88, 89, 90, 100, 108-113, 124, 127, 129, 132, 143, 172, 173, 176, 177, 179, 181, 188, 189, 191, 242, 246, 247, 335, 337-339, 345, 357-359, 371, 372, 374, 375, 378, 383

Tenel	86, 252
Theerbusch	75, 380
Thiemann, Karl	105, 133, 135, 161, 167, 257, 263, 314, 321, 370, 386
Thomasius	342
Thulbin, J.	379
Thurant	132
Tiberius	107, 210, 370, 371
Tichmenev(a), Anna	287
Tichmenev(a), Katerina	295
Timofeev, Egor	295
Timofeev, Timofej	151, 272
Titovič, Vasilij	37, 51
Tyrconnel	335
Ulrich	85, 142, 254, 256
Ulrich, Christian	312, 385
Ungebauer, Johann Andreas	313, 385
Valescus	110
de Valory	350
Varing	315, 325, 326
Vasil'ev, Il'ja	302
Vasiliev, Vasilej	290
Venediktova, Elena	295
Viereck, Adam Otto von	71, 80, 365, 366
de Vigo, Johann	110
Vigor, North	312, 384
Vil'sonova, Katerina	248
Vogel	249
Volkov, Boris	356
Voltaire	67, 335, 336
Vonnenberg	282
Vossadjeu	98, siehe Foussadier
Wagner, Bogdan	99
Wahrendorf	181, 383

Walter	248
Weitbrecht, Josias	25, 26, 354
Werre, Heinrich	314, 386
Widmann	342
Wilhelm von Oranien	370
Willburg, Anton Carl von	130, 345
Wissel, Johann David	33-35, 84-87, 91, 146, 147, 171, 251, 255, 256, 303, 330, 331, 368
Wolkonski	351
Wolle	66, 362
Woolhouse, John Thomas	99, 128, 133, 143, 345, 370
Würger, Christian	313, 385
St. Yves, Charles de	118, 130, 215, 217, 345, 375
Zeidler, Christian Siegmund	71, 366
Zorin, Nikifor	153, 264
Zuev, Fedor	286
Zumfeld	297

www.ingramcontent.com/pod-product-compliance
Ingram Content Group UK Ltd.
Pitfield, Milton Keynes, MK11 3LW, UK
UKHW022211230426
12048UKWH00016BA/785